强直性脊柱炎问答

主 编

徐 军

副主编

汪玉萍 贾 勤 叶翔尔

编著者

（以姓氏汉语拼音为序）

曹卫众 陈能芳 陈玉申 戴雅琴

高 玮 高艳明 贾 勤 李大军

李 哲 刘 冰 商丹英 汪四花

汪玉萍 王晓飞 夏 燕 徐 军

叶翔尔 于增志 张晓春 朱红英

金盾出版社

内容提要

　　本书以问答的形式,简要介绍了与强直性脊柱炎相关的解剖、生理、病理和发病因素等基础知识;详细介绍了强直性脊柱炎的诊断和鉴别诊断方法,中西医及各种康复治疗方法和注意事项;并配有相关的示意图。全书通俗易懂,图文并茂,科学实用,适合强直性脊柱炎患者及基层医务人员阅读参考。

图书在版编目(CIP)数据

　　强直性脊柱炎防治问答/徐军主编 . — 北京 :金盾出版社,2015.6

　　ISBN 978-7-5186-0120-2

　　Ⅰ . ①强… 　Ⅱ . ①徐… 　Ⅲ . ①脊柱炎—防治—问题解答 Ⅳ . ①R593.23-44

　　中国版本图书馆 CIP 数据核字(2015)第 042057 号

金盾出版社出版、总发行

北京太平路 5 号(地铁万寿路站往南)

邮政编码:100036　电话:68214039　83219215

传真:68276683　网址:www.jdcbs.cn

北京军迪印刷有限责任公司印刷、装订

各地新华书店经销

开本:850×1168 1/32　印张:10.5　字数:263 千字

2015 年 6 月第 1 版第 1 次印刷

印数:1～4 000 册　定价:32.00 元

(凡购买金盾出版社的图书,如有缺页、

倒页、脱页者,本社发行部负责调换)

前　言

　　强直性脊柱炎作为一种风湿疾病，在临床上并非鲜见。同时，由于其发病部位广泛，脊柱及髋关节、膝关节等外周关节均可累及，甚至眼、心和肺等多个器官也可出现不同程度的损害，临床上又表现为疼痛、僵直，甚至残疾等严重问题，因此强调强直性脊柱炎的诊断、防治十分重要。

　　然而，由于强直性脊柱炎的发病机制复杂，多种因素导致其发生或加重，因此目前通常采用非药物治疗、药物治疗、康复治疗和外科治疗等多种手段作为防治措施。本书即以上述治疗手段为编写框架，在简要介绍与强直性脊柱炎相关的解剖、生理、病理和发病因素等知识的基础上，详细介绍了强直性脊柱炎的诊断，鉴别诊断方法，中西医治疗方法，并配有相关的示意图。其中，着重突出了强直性脊柱炎的康复治疗方法和注意事项等内容。

在编写过程中，我们力图通俗易懂、图文并茂、科学实用，以使广大患者、读者能够在书中寻找到解决部分困扰问题的思路。同时，基于编写所涵盖的内容，本书也可供基层医务人员参考。

由于知识的深度与广度所限，本书难免疏漏与错误杂陈，因此殷请广大读者批评指正，以求在今后不断修正、提高。

作　者

目 录

一、基础篇

二、诊 断 篇

一、基础篇

1. 人体脊柱是如何构成的

脊柱是人体的中轴,上接头部,中部接肋骨等以支持上肢,下部接髋骨以支持下肢。因此,脊柱是人体最重要的支柱。同时,脊柱参与胸廓、腹腔和盆腔的构成,对呼吸系统、循环系统、消化系统和泌尿系统的器官也起到支持和保护作用。此外,脊柱作为人体结构的主干,为四肢提供所依附的支架。

正常成人的脊柱由 7 个颈椎,12 个胸椎,5 个腰椎,1 个骶骨,1 个尾骨和它们之间的连接组织构成。其中,骶骨由 5 个骶椎融合而成,与两侧髋骨形成骶髋关节(图 1),尾骨由 3~4 个尾椎合

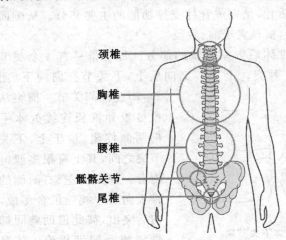

颈椎

胸椎

腰椎

骶髋关节

尾椎

图 1　正常脊柱组成

成,故正常椎骨有 32~33 个。

脊柱的椎骨由坚强的韧带、椎间关节和椎间盘相连,椎体占脊柱长度的 3/4,椎间盘占 1/4,脊柱的曲度和椎间盘可以大大减轻外力或剧烈运动时对脑和其他脏器的震荡。两个相邻椎骨之间的连接是稳固的,本身的运动范围很小,但各个椎骨之间运动的总和则使运动的范围变得很大,使脊柱可适应前屈、后伸、侧屈、旋转和环转运动。

总体而言,脊柱具有支持功能、保护功能和运动功能。支持功能包括承托头颅、支持体重、维持姿势等;保护功能包括容纳脊髓、保护神经、保护胸腹腔与盆腔脏器、吸收震荡、缓冲暴力等;运动功能包括脊柱各个方向的运动功能和平衡机体等。

2. 典型的脊椎骨有哪些基本构造

每个脊椎骨可分为椎体和椎弓两部分。

(1)椎体:位于脊椎骨的前部,呈圆柱状,主要由松质骨构成,表面覆有薄层密质骨,是完成脊柱支撑功能的主要部分。从侧面看,椎体略呈楔状,横径大于前、后径。

(2)椎弓:是椎体后方呈弓状的部分。每个椎弓有 4 个关节突、2 个横突、1 个棘突。上关节突向后上,下关节突向前下(图2),构成椎间关节。横突从椎弓根和椎板连接处水平向两侧伸出,位于上、下关节突之间,其上有很多肌肉附着。棘突由左、右两侧的椎板向后中线处汇合形成,向后突出,彼此借助棘间韧带和棘上韧带相连。棘突

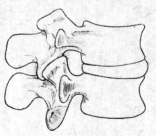

图 2　椎体下关节突

也是许多肌肉的附着点,肌肉过度收缩或脊柱极度后伸运动可造

成棘突骨折。在触摸后背部中线时,可扪及自上而下排列的一个个突起(即棘突)。但棘突尖部不一定位于正中线上,约50%向脊柱一侧倾斜。

此外,由椎体的后方和椎弓共同形成椎孔。椎孔的前壁为椎体的后部,后壁和侧壁为椎弓。所有椎孔借助韧带等组织相连构成椎管,容纳脊髓及其被膜,脊椎骨骨折或脱位时可损伤脊髓。由上一椎体的椎弓根下切迹与下一椎体的椎弓根上切迹共同构成椎间孔,其间有脊神经通过。

3. 脊柱不同节段的椎骨有哪些形态特点

脊柱不同节段的椎骨形态基本相似,但因其所承受的压力及邻近的结构不同,各部位的椎骨有不同的形态特点。

(1)颈椎:颈椎骨是脊椎骨中最小的,共7块,其横突的根部有横突孔,内行椎动脉。第1~2颈椎较为特殊。第一颈椎也称为寰椎,呈环状,无椎体、关节突和棘突,由前弓、后弓和两侧块构成,椎动脉由后弓内面的椎动脉沟进入颅内,当寰椎后弓骨折时,可损伤椎动脉或压迫脊髓,严重时可致命。第二颈椎也称为枢椎,其椎体的上面向上发出一个指状突起称为齿突,向上插入寰椎前弓的后侧,形成寰枢关节。寰枢关节是头部旋转运动的解剖学基础。

(2)胸椎:共12块,椎体自上而下逐渐增大。上部类似颈椎,下部类似腰椎,其椎体的两侧和横突末端有肋凹,分别与肋骨小头和肋结节的关节面构成关节。其棘突细长,呈垂直位向下,似瓦片状重叠排列。

(3)腰椎:共5块,椎体高大,横突薄而长,横突根部有副突,相当于其他椎骨的横突。棘突为长方形扁板,水平位伸向后方。

(4)骶椎:由5块骶骨融合而成,略呈三角形,底朝上,尖向下。骶椎的底宽大呈椭圆形,与第五腰椎形成腰骶关节。骶骨的外侧面左右各有一耳状面,与髂骨形成骶髂关节(图3)。在骶骨的骨

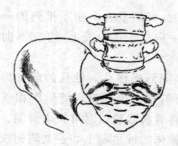

图3　骶椎骨与周边构成

盆面和背面分别有8个孔，左右两两对称排列，分别称骶前孔、骶后孔，其间有血管及神经走行。背面正中的纵棘叫骶中棘，为骶椎棘突融合的痕迹，其下端有一缺口称为骶管裂孔，是骶管的下口。

（5）尾椎：由3～5块椎体融合而成，呈三角形，上宽下窄，为脊柱的终末部分，是人类的退化之骨。尾骨有时也和骶骨融合在一起。

4. 椎骨最常见的连结方式有哪些

（1）不动关节的韧带连结

①前纵韧带。位于脊柱的前面，贯穿整个脊柱。前纵韧带是人体中最长的韧带，较宽，非常坚韧，具有限制脊柱过伸的功能。

②后纵韧带。较前纵韧带薄弱，位于椎体的后部，也贯穿整个脊柱。

③黄韧带。又称为弓间韧带，呈黄色膜状，位于相邻两个椎弓之间，两侧韧带间在中线处有一裂隙，中间有小静脉穿过。

④棘上韧带。是一条连接棘突的坚强韧带，上端起于第七颈椎棘突，下端至骶中嵴。腰椎的棘上韧带较为发达，能控制脊柱过度前屈。由第七颈椎棘突向上，棘上韧带移行为项韧带。

⑤棘间韧带。位于相邻椎骨的棘突间，向前连接黄韧带，向后连接棘上韧带。

棘间韧带和棘上韧带有防止腰椎屈曲时椎骨前移和腰椎后伸时椎骨后移的作用。但在腰部旋转时，这两个韧带离旋转轴最远，受到的拉力也大，故在周围肌肉软弱时，这两个韧带容易受伤。

强直性脊柱炎中晚期,前、后纵韧带在颈部常有骨化。骨化后除影响运动外,前纵韧带还可以向前压迫食管,后纵韧带可向后压迫脊髓。

(2)关节连接:关节突关节,由上下相邻关节突的关节面构成,属于滑膜关节。关节突关节在颈椎接近水平位,稳定性能差,在外力作用下易脱位;在胸部几乎成额状位,比较稳定;在腰部则近矢状位,前方有黄韧带加强,后方为部分棘间韧带加强。关节突关节的神经支配为脊神经后支,有小分支到关节突关节囊,因此当小关节移位时,这些神经有可能受压迫,而引起腰背痛。此即为临床上所谓的"小关节紊乱"引起疼痛的原因。

(3)椎间盘连接:椎间盘在人体的脊柱上,椎体之间除了第一颈椎、第二颈椎、骶椎和尾椎以外,在其他椎体之间均以椎间盘相互连结。颈部和腰部的最厚,具有增加脊柱活动和缓冲震荡的弹性垫作用。椎间盘的结构一般分为以下 3 部分。

①软骨板。即覆盖于椎体上、下的软骨面,构成髓核的上、下界,与相邻的椎体分开。

②纤维环。围绕在髓核的四周,由纤维软骨构成,其纤维组织穿入相邻的骨质之中。纤维环前部较宽,结构坚固,紧密附着于软骨板上,使脊柱在运动时成为一个整体,保持脊柱的稳定性。但纤维环后部较薄弱,髓核易于向后突出。

③髓核。是一种富有弹性的半流体胶冻状物质,其中大部分成分为水分。纤维环和软骨板将髓核固定,使整个椎间盘呈密封状态,髓核在其中滚动,将所受的压力均匀地传递到纤维环和椎体软骨板,起到吸收震荡的作用。椎间盘的弹性和张力与其所含水量的改变密切相关,当含水量减少时,其弹性和张力均减退。椎间盘在受压状态下,水分可通过软骨板外渗,含水量减少;压力解除后,水分再次进入椎间盘使体积增大,弹性和张力增高。随着年龄的增长,水分的脱失和吸收失调,髓核逐渐呈脱水状态,其弹性和

张力减退,因而易受损伤。

5. 椎骨是否还有特殊的连结方式

(1)椎骨与颅骨的连结:包括寰枕关节和寰枢关节。

①寰枕关节。是由枕骨髁和寰椎侧块上面的关节面构成,是左、右侧两个关节的联合关节,周边有韧带固定。寰枕关节可使头部沿额状轴做屈伸运动,沿矢状轴做侧屈运动。

②寰枢关节。寰枢关节背侧由寰椎后弓和枢椎上关节面组成,其前侧由寰椎的前弓、枢椎的齿突和寰椎横韧带构成。寰椎横韧带将枢椎齿突围绕固定在寰椎前弓的内面,由横韧带中部向上下各发出纵向韧带,分别附着于枕骨大孔前缘和枢椎体后缘,与寰椎韧带合称十字韧带。十字韧带可限制齿突后移,并有限制头部运动的作用。

(2)椎骨与肋骨的连结:包括肋椎关节和肋横突关节。

①肋椎关节。脊椎在胸段与相应的肋骨形成肋头关节及肋横突关节。每个肋骨头与其相应椎体的肋凹及椎间盘构成肋头关节,但因肋骨上移,所以第2～9肋骨不但与相应的椎体构成关节,还与其上一节段的椎体组成关节。

②肋横突关节。肋骨的结节于相应的胸椎横突的肋凹组成的关节。

(3)椎骨与骨盆环连结:脊柱通过骶髂关节和骨盆环连结,骶髂关节是由骶骨和髂骨构成的关节。通过骶髂关节下肢连于脊柱,从而将体重从躯干传至下肢,骶髂关节因此非常稳固。骶椎通过骶髂关节与骨盆环后部连结构成骨盆。

6. 什么是骶髂关节

骶髂关节由骶骨和髂骨的耳状面相对而构成,髂骨的耳状面在上3个骶椎的侧部(图4)。骶髂关节属于滑膜关节,前下2/3

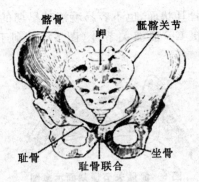

图4　骶髂关节组成

为滑膜部分,后下 1/3 为韧带部分。滑膜部关节软骨在骶骨关节面较厚,髂骨的关节软骨则较薄,仅为骶骨关节软骨面厚度的1/3。滑膜部关节软骨主要为纤维软骨,纤维软骨下是一薄层致密骨,含有与软骨表面平行的骨单位,异常刺激可形成骨组织,导致软骨下硬化。

　　在关节面的后部,为粗糙的骶粗隆和髂粗隆,是韧带的附着点。骶髂关节周围韧带均为短而坚韧的纤维束,起固定和加强关节稳定性的作用,包括骶髂前韧带、骶髂后韧带、骶髂骨间韧带、髂腰韧带、骶结节韧带、骶棘韧带。

　　骶髂关节是微动关节,但它的少量活动在妊娠和分娩时起相当重要的作用,耻骨联合的轻度分离,也是依靠骶髂关节的功能。骶髂关节在胚胎第五个月开始发育,从这以后至 2 岁生长很快。肌肉的作用,特别是站立的结果,使得骶髂关节的活动主要沿两个方向,即垂直滑行运动和左右摆动,而前后活动很少发生。

　　由于骶髂关节的关节腔狭小,呈裂隙状,因此小的穿孔即可使髂骨骨髓与软骨接触,引起骶髂关节炎。

　　同时,因为骶髂关节的关节面本身粗糙,关节腔狭小,骶骨面和髂骨面的关节软骨又不对称,在透照骶髂关节 X 线片时,即便是斜位片让开髂骨耳状面,也不容易看清楚早期的轻微病变,所以很多学者强调拍摄 CT 骶髂关节片(图 5),以利于骶髂关节炎的早期发现。

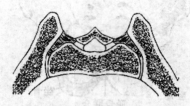

图 5　骶髂关节横截面示意图

7. 骶髂关节有哪些功能

(1)稳定性强:虽然两个关节面大部分平滑,但有许多隆起与凹陷部分,相互密切镶嵌,附着于关节的周缘,由此增加了关节的稳定性。而其关节囊紧张,并有坚强的韧带加固,则进一步增加了骶髂关节的稳定性,因此骶髂关节甚少脱位。

(2)传递重力:骶髂关节上述特点在一定程度上限制了骶髂关节的活动度,但也十分有利于重力通过骶髂关节向下肢传递。体重向下压迫骶骨的力量,由骶髂关节强有力的骨间韧带、骶髂后韧带及耳状面相互交锁承受。体重加于骶骨前部的力量有使骶骨底下倾和尾骨尖上旋的趋势,但为骶结节韧带和骶棘韧带所防止。

(3)缓冲冲击力和震荡:下肢传达的震荡通过骶髂关节经骨盆至脊柱,骶髂关节可以很好地在高处着地或跳跃时起缓冲冲击力和震荡的作用。

(4)防止异常活动:身体直立时重量加于脊柱,骶骨有以骶$_2$椎为支点向前旋转的倾向。骶髂关节的韧带在抵抗这种旋转时,关节面的前部较后部更为分开,因此在负重位置下,髂骨倾向于向前移位,为防止这种倾向,骨间韧带及骶髂韧带较为坚韧。

8. 什么是外周关节

中轴关节是指位于脊柱中轴线上的关节,包括颈椎关节、胸椎关节、腰椎关节、寰枕关节、寰枢关节、胸锁关节、胸骨柄体关节、耻骨联合和骶髂关节。

相对于中轴关节,外周关节则是指位于脊柱中轴线以外的关节,主要是指四肢关节,包括下肢的髋关节、膝关节、踝关节、跗骨间关节、跗跖关节、跖间关节、跖趾关节和趾骨间关节;上肢的肩关节、肘关节、腕关节、腕骨间关节、腕掌关节、掌指关节、近端指间关节及远端指间关节。

与强直性脊柱炎关系较为密切的外周关节主要为髋关节、膝关节、踝关节、足部关节等下肢关节和肩关节、肘关节和手关节等上肢关节。

(1)髋关节:由髋臼和股骨头组成,髋臼的边缘附有纤维软骨构成的髋臼唇,由此增加髋臼的深度。髋臼切迹被髋臼横韧带封闭,使关节面扩大为环形,增加了髋臼与股骨头的接触面。髋关节关节囊紧张而坚韧,周围韧带丰富。髋关节的结构及周围强大的韧带和肌肉保证了其稳固性,并极好地适应其支持功能和下肢行走功能。

(2)膝关节:是人体最大、最复杂的关节,由股骨下端、胫骨上端和髌骨组成。膝关节关节囊薄而松弛,由囊内、囊外韧带加强,从而限制膝关节活动,增加关节稳定性。膝关节滑膜囊面积大,可形成多个滑膜囊,有利于膝关节各方向的运动。

(3)踝关节:由胫骨和腓骨下端、距骨滑车组成,关节囊附着于关节面周围,内外两侧由韧带加强。踝关节属于滑车关节,可完成背屈及跖屈运动。

(4)足部关节:包括跗骨间关节、跗跖关节、跖间关节、跖趾关节和趾骨间关节,这些关节的活动度都不大。这些关节帮助足部实现减轻震荡、缓冲压力和承重的功能。

（5）肩关节：由肱骨头和肩胛骨关节盂组成，属于球窝关节。肩关节关节盂小而浅，关节囊薄而松弛，因此肩关节的活动范围较大，是全身运动最灵活的关节。肩关节关节囊的滑膜层可形成滑膜鞘或滑膜囊，有利于肌腱活动。

（6）肘关节：由肱尺关节、肱桡关节和桡尺近侧关节组成，属于复合关节。上述三个关节共同包在一个关节囊内，周围由韧带加强。

（7）手关节：包括腕关节、腕骨间关节、腕掌关节、掌指关节、近端指间关节及远端指间关节。手关节的结构保证了运动的灵活性，有利于人类的抓握动作。

9. 什么是肌腱附着点

每一块骨骼肌都具有肌腹和肌腱两部分，肌腹由肌纤维组成，色红质软，具有收缩能力；肌腱由致密结缔组织构成，色白质硬，基本没有收缩能力。一块肌肉的肌腱分别附着于两块或两块以上的不同骨骼上，因此通过肌腱可以使得肌肉得以附着和固定。肌腱在肌肉活动过程中起着十分重要的作用，只有通过肌腱的牵引作用，才能使肌肉收缩并带动不同骨骼的运动。

肌腱附着点，也称为肌腱端，是韧带、肌腱和关节囊附着于骨骼的终端。

肌腱附着点炎是该处发生炎症、变性、新骨形成及纤维化、骨化的过程，临床表现为肌腱在骨骼附着点局部的疼痛及压痛。强直性脊柱炎发病过程中，常有肌腱附着点炎发生，具体发生部位包括骶髂关节、椎间盘的韧带结构、胸锁关节、肋脊关节、胸骨柄胸骨关节、横突关节、耻骨联合、棘上韧带、髂嵴、股骨粗隆、髌骨、锁骨、跟骨（跟腱炎或足底筋膜炎）、大的滑膜关节的关节囊及囊内韧带等处，其中，以跟腱、足底肌腱、髌腱附着点及脊柱旁最易受累。肌腱附着点炎可为强直性脊柱炎的早期病变,也可在疾病的活动期出现。

10. 什么是强直性脊柱炎

强直性脊柱炎是一种以中轴关节和肌腱韧带骨附着点的慢性炎症为主的全身性疾病,以炎性腰痛、肌腱端炎、外周关节炎表现为特点。主要累及骶髂关节、脊柱及四肢关节,表现为关节和关节周围组织、韧带、椎间盘的钙化,椎间关节和四肢关节滑膜的增生,最终发展为骨性强直。因其类风湿因子阴性,故归类为血清阴性脊柱关节病。

强直性脊柱炎是一个古老的疾病。据考古学家发现,在几千年前古埃及人的骨骼上就发现有强直性脊柱炎的证据。我国早在2 000多年前的黄帝内经《素问·痹论篇》中就有"肾痹者,善胀,尻以代踵,脊以代头"(图6)的记载。但对本病的明确认识是最近20多年的事。由于以前对该病的认识并不充分,曾有过许多命名,如变形性脊柱炎、关节强直性脊柱炎、骨化性骨盆部脊柱炎、脊柱关

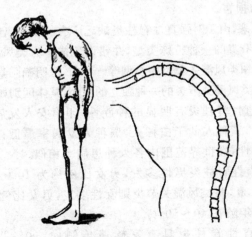

图6 "脊以代头"示意图

节强直、青春期脊柱炎及类风湿关节炎中枢型、类风湿脊柱炎等，并以后两种病名流传最广、影响最大。

1963 年，国际抗风湿联盟会议确定该病命名为"强直性脊柱炎"，以替代类风湿脊柱炎，说明强直性脊柱炎与类风湿关节炎是两个完全不同的疾病。随着医学的发展，发现该病与人类白细胞抗原（HLA-B27）高度相关，多数患者 HLA-B27 阳性。同时，X 线骶髂关节的影像学改变进一步确认强直性脊柱炎与类风湿关节炎之间存在很大的区别。时至今日，由于本病独特的发展过程，进一步表明它是一个独立的疾病。

11. 为什么说强直性脊柱炎不是类风湿关节炎

强直性脊柱炎原因尚不十分明确，以脊柱为主要病变，病理改变主要发生于骶髂关节，引起脊柱强直和纤维化，造成脊柱屈曲活动等障碍，也可有不同程度外周关节受累，且眼、肺、心血管、肾等多个器官的损害。

长期以来，由于对强直性脊柱炎缺乏应有的认识，曾一度被认为是类风湿关节炎的一种特殊类型，并错误地描述为类风湿脊柱炎、畸形性脊柱炎和类风湿关节炎中心型等。目前，已明确强直性脊柱炎是完全不同于类风湿关节炎的一种独立的疾病，具体区别如下。

（1）强直性脊柱炎有明显的种族性，印第安人发病率最高，其次为白种人，黄种人低于白种人，黑种人发病率最低；类风湿关节炎则无种族性，在世界范围内各人种患病率相似。

（2）强直性脊柱炎男性多发，男女比例约为 10∶1，发病高峰年龄在 20～30 岁；类风湿关节炎则女性多发，男女比例为（3～4）∶1，发病高峰年龄在 40～50 岁。

（3）强直性脊柱炎具有家族遗传倾向，90％ 以上的患者 HLA-B27 阳性；类风湿关节炎遗传倾向远不如强直性脊柱炎那么明显,患者 HLA-B27 阳性率与正常人群相同,并与 HLA-DR4 相关。

（4）两种疾病影响的关节不同,强直性脊柱炎主要影响骶髂关节和脊柱,而且基本上以上行性发展为主,即从脊柱的下方向上发展,如果累及其他部位的关节也主要以下肢大关节多见;类风湿关节炎很少有骶髂关节受累,即使影响脊柱也只是在颈椎关节。

（5）强直性脊柱炎患者类风湿因子阴性,类风湿关节炎多为阳性。

（6）在病理学上,强直性脊柱炎主要是肌腱附着点炎,类风湿关节炎为炎症性滑膜炎。

12. 什么是血清阴性脊柱关节病

血清阴性脊柱关节病是指血清类风湿因子阴性,脊柱关节受累的一组疾病的总称。除了强直性脊柱炎之外,瑞特综合征、银屑病关节炎及肠病性关节病等关节疾病血清类风湿因子也为阴性,故也属于血清阴性脊柱关节病。血清阴性脊柱关节病在临床上存在许多共同之处。

（1）血清中类风湿因子阴性。

（2）均以脊柱（包括骶髂关节）为主要受累部位。同时,可累及各外周大关节,尤其以下肢大关节居多。

（3）病理改变主要集中在肌腱端周围和韧带附着于骨的位置,以肌腱、韧带、筋膜与骨连接的附着点炎症为基本病理改变。可以伴眼部、口腔、肠道、生殖器溃疡及尿道炎、前列腺炎等皮肤黏膜改变。

（4）具有一定的家族聚集倾向,并与 HLA-B27 有不同程度的关联。

正是因为这组疾病在临床上的这些共同特点,为了区别血清类风湿因子阳性和主要以脊柱关节之外受累的一些关节疾病,尤

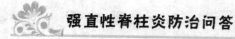
其是类风湿关节炎,因此临床上专门设定了血清阴性脊柱关节病的病名。

13. 血清阴性脊柱关节病病理改变有哪些

血清阴性脊柱关节病的病理改变主要有肌腱附着点炎、骶髂关节炎、外周关节滑膜炎、眼色素膜炎、皮肤和黏膜病变、主动脉纤维化、肺上叶纤维化等。其中,肌腱附着点炎为最具特征性的病理改变。

肌腱附着点炎的炎症起始于肌腱或韧带附着于骨的部位,如脊柱骨突、椎间盘、耻骨联合、股骨大粗隆和跟腱等。局部炎性渗出,炎性细胞浸润,肉芽组织增生,逐渐纤维组织增多。慢性及反复炎症的结果最终致局部纤维化、骨化和骨赘形成。椎间盘纤维环前外侧形成的纤维骨赘纵向延伸,在 X 线摄片上呈现出连接相邻两个椎体的"骨桥"(图 7),成为这组疾病独特的改变。发生在跟腱则可形成跟骨骨刺。

肌腱附着点炎主要发生部位为跟腱、胸肋关节、脊椎骨突、椎间盘、髂嵴、股骨大粗隆、耻骨联合、坐骨结节和胫骨结节等处。临床表现由上述部位的炎症过程及最终的纤维化和骨化所致。患者早期主诉足底或足跟痛、胸痛、腰背痛,以及可向大腿内侧放射的臀部疼痛等。局部常有压痛,跟腱炎有时还可见局部红、肿、热现象。后期因肌腱、韧带及周围筋膜骨化,可引起关节强直,活动受限。脊椎骨突、椎间盘和胸肋关节的病变可致患者脊柱前屈、侧屈和后伸受限,

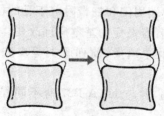

图 7　椎体两侧骨赘生长,最终形成骨桥

胸廓扩展度减小。跟骨骨刺形成可致足跟痛。

14. 血清阴性脊柱关节病发病的相关因素有哪些

(1)细菌感染:细菌感染在血清阴性脊柱关节病发病机制中的作用越来越受到重视。有许多发现提示,细菌感染的作用可能很重要。1916年,有专家描述了痢疾后出现的关节炎,以后人们逐渐观察到伴随福氏志贺痢疾杆菌、耶尔森菌属、沙门菌属、沙眼衣原体等感染出现的关节炎。虽然未能从关节液或滑膜中培养出致病菌,但通过电子显微镜、分子杂交技术等在关节内找到了这些病菌的抗原成分。目前,这种关系比较明确的是上述病原菌引起的血清阴性脊柱关节病中的反应性关节炎,尤其是瑞特综合征,关节炎出现在肠道和泌尿生殖道感染后的1~4周。此外还发现,肺炎克雷伯菌感染与强直性脊柱炎的发病有一定关系,这些病菌可能是诸多综合性致病因素中的一个,而非唯一因素。它们通过何种机制激发关节炎及关节以外的病变,仍在进一步的探索中。

(2)HLA-B27:HLA-B27在血清阴性脊柱关节病发病机制中的作用可从HLA-B27在这组疾病中的分布窥见一斑。已知强直性脊柱炎患者HLA-B27阳性率达90%以上,瑞特综合征为60%~80%,银屑病脊柱炎为50%左右,远远高出正常人群的6%~8%。目前已肯定HLA-B27参与了这组疾病的发生,与环境中的其他因子共同致病,但具体作用机制尚不清楚,有以下主要的学说:分子模拟学说,致病微生物与HLA-B27有某些相似的抗原结构而引起交叉反应致病;HLA-B27与某种疾病易感基因连锁而致病;表达HLA-B27的转基因动物出现了与人类血清阴性脊柱关节病相似的症状。尽管人们进行了大量的研究,仍不能证实HLA-B27本身即是易感因子,还是与真正致病基因连锁失衡的标记。有倾向认为,HLA-B27结构与功能上的某种特点有利于或是参与了发病。

15. 强直性脊柱炎好发于哪一年龄段

强直性脊柱炎是一种慢性炎性疾病,有明显的家族聚集现象,并与 HLA-B27 密切相关。强直性脊柱炎呈世界范围分布,是关节病中最常见的疾病之一。在不同种族及国家,人群患病率不尽相同,印第安人发病率最高,其次为白种人,黄种人低于白种人,黑种人发病率最低。除了种族特点外,强直性脊柱炎发病更多地显示年龄特点。具体特点如下。

(1)强直性脊柱炎可以发生在任何年龄,但通常在 10～40 岁发病。

(2)10%～20%的强直性脊柱炎患者在 16 岁以前发病,发病高峰在 15～35 岁,平均发病年龄为 25 岁。

(3)50 岁以后及 8 岁以前儿童发病则相对少见。

(4)40 岁以上发病的患者,发病初期常因为症状轻微而不被重视。一旦症状明显而就诊时,追问病史可发现,患者实际上已患病数月或数年。

(5)近年来,由于人们对强直性脊柱炎的重视和诊断水平的提高,临床上也发现不少 6～10 岁的儿童发病,形成发病年龄呈低龄化的趋势。而幼年发病的强直性脊柱炎患者与成年发病的患者病情严重程度也不同,年龄小的患者首发症状以髋部受累多见;幼年起病的强直性脊柱炎全髋人工关节置换术的发生率高。

一般而言,起病年龄越早,病情越严重。但是,对于症状较轻或无症状的患者,可能确诊偏晚,从最初症状出现到明确诊断之间的间隔时间平均可延误 3～4 年。

16. 强直性脊柱炎发病存在性别差异吗

强直性脊柱炎男性患病率相对较高,女性发病相对缓慢,病情较轻。

虽然强直性脊柱炎被认为是一种容易发生于男性的疾病,但是近年报道女性发病比例增加,这可能与女性患者起病更加隐匿、症状不够典型、病情较轻且呈良性过程、脊柱竹节样变较少有关。这些因素往往容易导致女性强直性脊柱炎患者误诊、漏诊。大多数情况下,男性患者发病后平均3年可以确诊,而女性则需要长达10年才能确诊。

因此,根据近年来的研究表明,强直性脊柱炎的发病在两性中相差并不悬殊,只不过女性发病相对缓慢,病情较轻,临床表现不甚典型,往往容易延误诊断,甚至漏诊。

当然,两性的疾病临床表现不尽相同。男性患者脊柱和骨盆最常受累,表现为典型的腰背痛而出现脊柱强直,胸壁、髋部、肩部和足部也可受累。相反,女性患者发病年龄相对较晚,脊柱的累及情况少于男性患者,且病变程度相对较轻,发生脊柱强直也少,更多地表现在四肢关节,尤其是膝关节、腕关节、踝关节、髋关节,且四肢关节病变无论在发病初期还是发病过程中都明显高于男性患者。

17. 强直性脊柱炎遗传吗

近年来大量的研究显示,强直性脊柱炎具有遗传倾向,遗传基因在其发病中起了主导作用,所涉及的遗传因素除了 HLA-B27 外,尚有 HLA 区域内及 HLA 区域外的其他基因参与。

(1)家族聚集性:强直性脊柱炎的发病存在家族聚集性。强直性脊柱炎家系中,父代病情比子代病情重,男性患者病情比女性重。多子女强直性脊柱炎家系中,晚生子女较早生子女患病率高,末胎子女较首胎子女患病率高。家庭中只有一个患者的,患者多为末胎子女;家庭中有两个以上患者的,越接近末胎的患病率越高,病情也以末胎者为重。这可能与携有强直性脊柱炎遗传基因的父母生育时年龄越大,其遗传危险度越大,其不良基因更易传递下移有关。因此,对于多子女强直性脊柱炎家系中的晚生子女应加强医疗监护,定期随访,尽量减少环境及其他可避免因素(如寒冷、潮湿及肠道感染等)的影响。此外,强直性脊柱炎家系发病风险与 HLA-B27 相关,HLA-B27 的遗传因素在强直性脊柱炎的发病中占有重要地位,尤其表现在强直性脊柱炎发病的家族聚集倾向方面。

(2)与强直性脊柱炎相关的基因:HLA-B27 在强直性脊柱炎发病中是一个重要的遗传因素。现已证实,90%的强直性脊柱炎患者 HLA-B27 阳性,而普通人群 HLA-B27 阳性率仅 6%~8%。除 HLA-B27 与其呈强关联外,HLA-Ⅰ类、Ⅱ类、Ⅲ类及非 HLA 区域均可能存在易感基因。

18. 什么是 HLA-B27

HLA 是 3 个英文单词的大写字头(Human Leukocyte Antigen),分别代表人类、白细胞、抗原,因此整个缩写表示人类白细胞抗原。HLA 是组织细胞上受遗传控制的个体特异性抗原,最早是在白细胞和血小板上发现,现在发现该抗原广泛分布于皮肤、肾、脾、肺、肠道和心脏等组织器官有核细胞的细胞膜上。

HLA-B 即人类白细胞抗原(HLA)的 B 位点,是人类主要组织相容性复合体Ⅰ类基因表达于白细胞表面的产物,通过血清学方法可对其进行检测。目前已知它有多个亚型,依次命名为 HLA-B2701、HLA-B2702……正常人群 HLA-B27 的阳性检出率为 6%~8%,并与种族有关;在强直性脊柱炎患者中,阳性率高达90%以上。临床流行病学及动物实验的发现认为,它与血清阴性脊柱关节病的发病有密切关系。

在血清阴性脊柱关节病中,尤其是有脊柱受累的患者,其出现频率远远高于正常人群。这种相关性在不同种族间有很大差异。白种人和北美一些印第安部落人群中的阳性率可高达13%,其强直性脊柱炎患者 HLA-B27 几乎 100％阳性,而黑种人强直性脊柱炎患者中仅 50％阳性。流行病学调查还发现,HLA-B27 阳性者血清阴性脊柱关节病发病率也上升,可达 10％～20％,而正常人群仅为 0.1％～0.2％。HLA-B27 阳性的强直性脊柱炎患者的阳性亲属中,发病危险度高达 25％～50％。因此,血清阴性脊柱关节病与 HLA-B27 有密切关系,但并非绝对相关,因为 HLA-B27 阴性者也可患血清阴性脊柱关节病,而阳性者也可不发病,故还有其他的因素在影响疾病的发生。

19. 为什么 HLA-B27 与强直性脊柱炎有关联

关于 HLA-B27 与强直性脊柱炎关联的机制有如下假说。

(1)连锁基因假说:最初的观点认为,HLA-B27 只不过是一种遗传标志,与有关的致病基因紧密连锁并处于连锁不平衡状态。目前这一观点已被否定。

(2)免疫应答基因假说:主要认为,Ir 基因就是强直性脊柱炎的易感基因,已发现强直性脊柱炎患者有多种体液免疫和细胞免疫异常。

(3)分子模拟假说:该学说认为,与强直性脊柱炎相关的 HLA 抗原与病原体之间存在交叉反应性,因而宿主免疫系统对病原体产生免疫耐受性,宿主因不能清除病原体以致感染发病。耶尔森菌属、志贺菌属、克雷伯菌属、沙门菌属及衣原体属的许多微生物与 HLA-B27 之间存在抗原交叉反应性。在一些细菌蛋白 HLA-B27 分子之间存在同源性蛋白质顺序区域,一些细菌感染对疾病的发生具有引发作用。因此,认为强直性脊柱炎是由于抗细菌的免疫应答所激发的抗自身 HLA-B27 抗原的免疫反应的结果。

(4)关节源性致病肽假说:关节源性致病肽只存在于关节组织中,特异性地由 HLA-B27 递呈。但在正常情况下其递呈水平太低,既不能诱导克隆删除,也不能激发免疫应答。当带有某些具有结构同源性的蛋白的病毒或细菌感染时,则可致敏耐受的 T 细胞,从而识别以低水平递呈的关节源性致病肽,引起抗自身的免疫而损伤组织。组织损伤所释放的自身抗原又可进一步扩大这种自身免疫,如此逐步放大而致病。已知沙门菌、福氏志贺菌、沙眼衣原体等感染可引发反应性关节炎,而所有这些细菌都是可以刺激细胞毒 T 细胞应答的。

(5)T 细胞受体库和超抗原假说:该学说认为,疾病是因 T 细胞对关节组织中的自身抗原反应的结果,HLA-B27 的作用是影响 T 细胞受体库的形成。

总之,强直性脊柱炎是一种以 HLA-B27 基因为主的、由多个基因参与的遗传性疾病。

20. 强直性脊柱炎还有哪些特点

(1)发病隐袭:强直性脊柱炎起病隐匿,常无明显诱因。由此,造成发病年龄虽早,但诊断相对延迟的情况。一般患者都要在症状出现数年后才能确诊。强直性脊柱炎患者的腰背部疼痛或骶髂部疼痛、晨僵等症状逐渐出现。患者主要表现为夜间因疼痛影响睡眠、翻身困难、晨起或久坐后起立时腰部发僵,但活动后减轻。

(2)主要累及骶髂关节和脊柱:强直性脊柱炎是一种主要累及骶髂关节和脊柱的慢性炎性疾病。

(3)外周关节受累:24%～75%的强直性脊柱炎患者在发病初期或病程中可出现髋关节、膝关节、踝关节和肩关节等外周关节病变,肘关节、手和足的小关节偶有受累。外周关节病变多为非对称性,常只累及少数关节或单个关节。其中,以下肢大关节关节炎为主要特征。

(4)外周关节中髋关节最易受累:髋关节受累占强直性脊柱炎外周关节病变的 38%～66%,表现为髋部疼痛、活动受限、屈曲拳缩及关节强直,并且髋关节的症状常见于强直性脊柱炎发病后的前5年。在发病年龄方面,虽然统计学显示发病年龄对放射学改变、疾病活动、需要外科手术干预和伴随疾病发生率无显著影响,但提示幼年起病的强直性脊柱炎总的髋关节置换发生率明显增加,脊柱影像学变化在有髋关节受累者比无髋关节受累者明显增加,功能随年龄增长而退化。所以,对有较长病程的患者而言,髋关节受累是一个较重要的预后指标,而在年轻起病患者中,髋关节受累更常见。

(5)眼部及其他器官病变:1/4的强直性脊柱炎患者在病程中可发生眼色素膜炎,单侧或双侧交替,反复发作,甚至可导致视力障碍。心血管系统和呼吸系统也可以受累。

(6)致残率较高:由于强直性脊柱炎具体发病机制尚未阐明,目前尚缺乏理想的治疗方法,因此致残率较高。例如,强直性脊柱炎患者髋关节受累,致使髋关节功能障碍,久之使髋关节骨性强直,造成终身残疾。由于髋关节受损而致残者约占髋关节病变的30%,故强直性脊柱炎的总致残率为15%～20%。

21. 强直性脊柱炎患者主要易感因素有哪些

强直性脊柱炎的病因迄今为止不明确,其发病易感因素也十分复杂,主要为遗传因素、环境因素(如感染)等。

(1)遗传因素:大量研究显示,强直性脊柱炎基本上是一个遗传病,遗传因素在其发病中起到了主导作用。首先是在一个家族中常有2个以上的成员发生强直性脊柱炎,强直性脊柱炎患者的第一代亲属中,发生强直性脊柱炎的危险性比一般人群高出20～40倍。其中,尤其是与HLA-B27存在十分密切的关系,HLA-B27检查也成为强直性脊柱炎诊断的辅助方法。同时,强直性脊柱炎所涉及的遗传因素除了HLA-B27以外,尚有HLA区域外的其他基因参与。

（2）环境因素：由于10％强直性脊柱炎患者HLA-B27阴性，表明环境因素也有一定作用。非基因致病因子中，以感染较多。强直性脊柱炎患者粪便中的肺炎克雷伯菌阳性率明显较高，且与病情活动有关。强直性脊柱炎的病变部位主要由骶髂关节开始，进而累及腰椎或以上脊柱，而骶髂关节正好位于下胃肠道系膜淋巴结的引流区，在下胃肠道系膜淋巴结内产生的抗体，首先到达邻近的骶髂关节和腰椎部位，与HLA-B27有关结构发生抗原抗体反应，激活补体级联，诱发关节炎症。当抗体产生较多时，则进入外周循环，引起周围关节炎反应。

22. 为什么说肺炎克雷伯菌感染与强直性脊柱炎的发生有关

肺炎克雷伯菌感染与强直性脊柱炎的发生可能有关，这方面的依据主要来自较为肯定的实验室发现。

强直性脊柱炎患者粪便培养肺炎克雷伯菌阳性率达79％，而在正常人群中则为30％，说明强直性脊柱炎患者肺炎克雷伯菌感染的频率明显高于正常人。

同时，强直性脊柱炎患者血清抗肺炎克雷伯菌抗体水平明显升高，阳性率明显高于正常人。1987年，科学家证实克雷伯菌属固氮酶第188～193位氨基酸序列与HLA-B27抗原的第72～77位氨基酸序列完全相同；在29％HLA-B27阳性的强直性脊柱炎患者中测到针对该6肽的抗体，正常人中却无此抗体。尤其是活动期强直性脊柱炎患者血清中针对肺炎克雷伯菌的IgA抗体滴度高于对照组，并与病情呈正相关。

柳氮磺吡啶治疗强直性脊柱炎具有较好的疗效，也进一步支持肠道感染与强直性脊柱炎有一定的关系。

因此，肺炎克雷伯菌感染可能参与了强直性脊柱炎的发生，推测其通过分子模拟学说而致病,但对于 HLA-B27 阴性的强直性脊柱炎的发生仍是个谜。

除了肺炎克雷伯菌感染之外,其他感染因素也与强直性脊柱炎发病有关。强直性脊柱炎患者常有腹泻、泌尿道感染的病史,尤其是 HLA-B27 阳性者在腹泻、痢疾或泌尿道感染后患强直性脊柱炎的可能性加大,有强直性脊柱炎家族史者风危险性也加大。20～30 岁的男性如反复肠道感染、泌尿道感染,又有强直性脊柱炎家族史,且又为 HLA-B27 阳性者,则应特别警惕强直性脊柱炎的发生。

23. 免疫因素在强直性脊柱炎发病中起什么作用

强直性脊柱炎的发生除了与遗传基因和病原微生物感染关联外,还涉及机体的免疫因素。从病原学角度来说,慢性感染性疾病大多涉及病原体或其成分与机体免疫应答的相互作用,而其在发病机制中的作用,大多是激发机体对它的炎性应答和免疫应答。强直性脊柱炎的发病同样涉及机体的诸多免疫应答反应。

强直性脊柱炎的基本病理是伴有慢性炎症的肌腱附着点炎。在此炎症过程中,许多免疫细胞或免疫因子对微生物或自身抗原的应答起作用,引起肌腱附着点炎部位的纤维化、骨化。

强直性脊柱炎存在多种抗体和细胞免疫改变,具有自身免疫性疾病的特征。强直性脊柱炎患者多有迟发型超敏反应低下,血清中虽然缺乏抗自身变性 IgG 抗体(类风湿因子阴性),但活动期血清 IgG、IgM,尤其是 IgA 水平经常增高,强直性脊柱炎患者血清中抗体的升高提示该病涉及体液免疫,可能与克雷伯菌感染有关。强直性脊柱炎患者体内存在免疫细胞比例失衡,且随着炎症的活动,这一失衡更为明显。

总之,强直性脊柱炎的发病与免疫因素机体免疫应答存在密切关系,这种免疫应答包括体液免疫和细胞免疫应答(或机体的获得性和天然性免疫应答)两个方面。

24. 强直性脊柱炎还有其他哪些发病机制

强直性脊柱炎的发病除了遗传因素之外,还可能涉及其他因素。其中,外源性因素也可能诱发强直性脊柱炎,尽管由外源性因素引发强直性脊柱炎慢性炎症的机制尚不明确。肺炎克雷伯菌和其他微生物通过肠道起作用,因为 60% 以上的强直性脊柱炎患者出现肠道的亚临床炎症改变,抗克雷伯菌抗体与强直性脊柱炎患者的肠道损害是密切相关的。强直性脊柱炎肠道肺炎克雷伯菌检出率增高且与病情活动相关,可能由于持续性或复杂性肠道感染,肠道细菌过量生长,加上黏膜通透性改变,有可能促进细菌抗原或代谢产物进入循环,激发免疫性或非免疫性炎症机制,导致关节炎症改变。也可能由于肠道某些细菌抗原成分与宿主 HLA-B27 分子存在分子模拟,产生交叉免疫反应而导致强直性脊柱炎的发生。

此外,寒冷、潮湿、外伤可能也是强直性脊柱炎发病的诱发因素,体内激素代谢紊乱也可能对强直性脊柱炎的发病起一定的作用。

总之,强直性脊柱炎是一种自身免疫性疾病,具有遗传倾向,遗传及免疫因素在其发病中起主导作用。同时,也涉及感染、环境、外伤、内分泌等因素,但强直性脊柱炎的病因和发病机制至今仍不清晰。

25. 强直性脊柱炎的基本病理变化是什么

强直性脊柱炎的最基本病理变化是肌腱附着点炎,具体表现为关节囊、肌腱、韧带的骨附着点炎症,可导致患者韧带骨赘形成、脊柱椎体方形变、椎骨终板破坏、跟腱炎和其他改变。这种以关节囊、肌腱、韧带的骨附着点为中心的慢性炎症是强直性脊柱炎的特征性病理变化。

肌腱附着点炎初期以淋巴细胞、浆细胞浸润为主，伴少数多核白细胞；炎症过程引起附着点的侵蚀，附近骨髓炎症、水肿，乃至造血细胞消失；继而在韧带、骨膜、骨小梁等处有肉芽组织增生，逐渐纤维化，并使关节和关节附近有显著的新骨形成。在此基础上，又发生新的肌腱附着点炎症和修复，如此反复多次，使整个韧带完全骨化，形成骨桥和骨板，最终发生关节的骨性强直。椎骨的炎症变化同关节，椎骨的软骨终板和椎间盘边缘炎症，可引起局部骨化；椎间盘纤维环前外侧外层纤维形成韧带赘，可不断纵向延伸，最后可成为连接相邻两个椎体的骨桥结构；椎骨的骨质疏松、肌肉萎缩造成胸椎后凸畸形。

肌腱附着点炎可以作为判断强直性脊柱炎病情活动性的重要指标之一，因此在强直性脊柱炎患者的体格检查中，诊察肌腱附着点有重要意义。肌腱附着点炎可见于软骨关节和双合关节，尤其是活动性较小的关节，如骶髂关节和脊椎关节突关节。常见的中轴关节肌腱附着点炎发生部位为颈椎、胸椎、腰椎棘突、髂前上棘、髂后上棘、脊肋关节、胸肋关节、肋软骨连结、耻骨联合。常见的外周关节肌腱附着点炎发生部位为肱骨大结节、内上髁、外上髁、股骨和胫骨粗隆、内收肌结节、股骨和胫骨内外侧髁、腓骨头、足跖筋膜和足跟跟腱附着点，以及坐骨结节。

强直性脊柱炎肌腱附着点炎病理标本上可见，淋巴细胞和单核细胞浸润的肉芽组织，小血管增生和纤维化。随着病情发展，可见新骨形成，导致肌腱附着点完全骨性强直。

26. 强直性脊柱炎有哪些特征性病理改变

骶髂关节炎是强直性脊柱炎最具有特征性的病理改变之一。

骶髂关节病变一般为对称性,常常由骶髂关节的中下部开始。髂骨侧常先受侵犯,可能的原因为髂骨面的关节软骨较薄。首先开始的是滑膜炎,伴有炎性细胞的浸润,但强直性脊柱炎的滑膜炎不像类风湿关节炎那样具有破坏性。病变进一步进展,出现软骨小灶性坏死,继而软骨面破坏,软骨变薄,1～2 年出现软骨下骨板硬化和侵蚀。由于软骨在 X 线下不显影,故早期的骶髂关节炎不易被发现,只有当出现软骨下骨硬化或骨侵蚀(图 8)时,才能由骶髂关节 CT 发现。表现为局限的关节面侵蚀或硬化,小的囊性变,但关节间隙无变化。此时发现的所谓"早期"骶髂关节炎也并非很早,已达到 X 线骶髂关节炎分级的Ⅱ级。故也可采用磁共振(MRI),加造影剂的方式来发现很早期的骶髂关节炎。

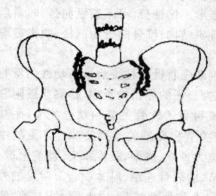

图 8　骶髂关节骨侵蚀

随后,伴随软骨的破坏和变薄,软骨下骨的骨质破坏、肉芽组织增生、不断的纤维化。X 线摄片出现关节破坏与重建的表现,如关节面模糊,明确的囊性变或虫蚀样变,关节两侧硬化和密度增高,关节间隙变窄,这时进入Ⅲ级骶髂关节炎。随着病变的进展,以上病理过程不断重复,最终导致关节间隙完全消失,出现关节融合和骨性强直,此时为Ⅳ级骶髂关节炎。

27. 强直性脊柱炎脊柱有哪些病理改变

强直性脊柱炎的脊柱病理改变主要集中于韧带在骨的附着处,表现为非特异性炎症,韧带及其附着点处的骨质被破坏,取而代之的是纤维结缔组织。这一病理改变沿韧带内血管扩散,在邻近的骨髓组织内也出现水肿和淋巴细胞、浆细胞浸润,造血细胞减少。同时,被侵蚀的骨组织反应性产生新骨,并向附着的韧带延伸,形成骨赘。

早期损害多见于椎间盘的纤维环和脊柱骨的软骨终板附着处,炎性细胞浸润,外纤维环被侵蚀,骨赘形成,发生软骨内骨化,在纤维环前外侧外层纤维形成韧带骨赘,并纵向延伸,形成连接相邻两个椎体的骨桥结构。随着椎旁韧带和棘间韧带,特别是前纵韧带的骨化,最终导致相邻椎体的外周呈现骨性连接,形成典型的"竹节样"脊柱(图9)。由于脊柱关节的骨性连接使关节丧失了正常的运动功能,脊柱可出现广泛的骨质疏松。脊柱的其他病变包括,椎间盘边缘椎体的侵蚀、椎体方形变、椎间盘-骨边缘的炎症与破坏。

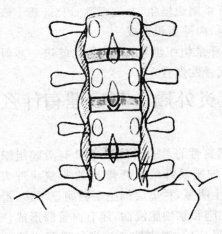

图9 "竹节样"脊柱

晚期可见椎骨内有局灶性破坏区,椎间盘相连处椎体中心部出现缺损,部分椎间盘软骨突入骨质内,形成骨疝。原因可能由于骨质疏松,软骨下骨质的炎症浸润,且患者应力方向的改变反复损伤椎间盘与椎骨的连接面,使部分椎间盘组织突入椎体内所致。

椎间小关节首先表现为轻度滑膜炎,出现关节囊骨化,导致椎间小关节完全强直。

28. 强直性脊柱炎外周关节病理改变分几个阶段

(1)滑膜炎期:表现为急性或亚急性滑膜炎。关节腔内滑液渗出,关节肿胀、变形,关节囊、肌腱和肌肉等关节周围组织出现水肿,关节囊紧张,并导致关节功能障碍、活动受限。由于关节活动受限,可进一步导致局部骨质疏松。镜下可见滑膜细胞肥大、增生,滑膜充血、水肿,纤维蛋白样变性渗出,大量淋巴细胞、浆细胞浸润。

(2)肉芽肿期:这一阶段开始,炎症反应消退,渗出逐渐吸收,滑膜修复过程中出现肉芽肿,即血管翳。血管翳覆盖并粘连软骨,血管向软骨内侵入,软骨内纤维组织增生,并逐渐软骨化。镜下表现为滑膜细胞显著增生、肥厚,肉芽组织形成。

(3)纤维化期:血管翳中纤维组织增殖,并软骨化或进一步骨化,最终导致关节纤维强直或骨性强直。

29. 强直性脊柱炎外周关节病理有什么特点

在普通病理学检查中,强直性脊柱炎外周关节具有滑膜组织增生、血管翳形成,伴有炎症细胞及纤维素样渗出的典型病理表现。具体表现为滑膜组织增生明显,衬里层细胞层数明显增多,滑膜细胞肥大,有明显的淋巴细胞和浆细胞浸润,还有血管翳形成。

与类风湿关节炎的滑膜炎比较,强直性脊柱炎的滑膜炎病理变化有以下特点。

(1)滑膜乳头样增生少见,少有纤维素样渗出物。

(2)普通显微镜检查可见炎症细胞浸润不如类风湿滑膜炎明

显,其他表现相似。

(3)组织免疫学检查可见强直性脊柱炎滑膜炎浆细胞浸润以 IgG 型和 IgA 型为主,而类风湿关节炎滑膜炎则以 IgM 型为主。

(4)滑液中多核白细胞数较类风湿关节炎低,而淋巴细胞较类风湿关节炎滑液高。

(5)典型强直性脊柱炎滑膜可见细胞吞噬性单核细胞(即吞噬了多核白细胞的巨噬细胞),而类风湿关节炎细胞少见。

总之,滑膜炎作为强直性脊柱炎的另一个主要病理变化,虽然与肌腱附着点炎相比不占主导地位,但也不像类风湿关节炎那样具有破坏性。

30. 影响强直性脊柱炎预后的因素有哪些

强直性脊柱炎是主要累及青少年男性的自体免疫性疾病,也是一种自限性疾病,多数强直性脊柱炎患者经非手术治疗会停止发展,症状缓解或消失。大多数强直性脊柱炎患者预后良好,病变局限在骶髂关节及少数外周关节,关节功能保持尚好,日常生活基本不受限。如果髋关节在强直性脊柱炎发病后 10 年仍正常,则预后良好。但仍有一部分强直性脊柱炎患者会发展到严重的畸形,而影响脊柱和关节功能,最终需要手术矫形治疗,以最大限度恢复功能。极少数患者进行性累及脊柱而致残。影响预后的因素有以下几种。

(1)未能尽早开始正规治疗者预后差。

(2)有关节外表现者预后较差。

(3)HLA-B27 阳性患者较阴性者预后差。

(4)男性患者较女性预后差。

(5)脊柱受累较早者较无脊柱受累者预后差。

(6)儿童患者髋关节病变严重者预后差。

(7)对慢作用药物过敏或无效的患者预后差。

(8)有吸烟等不良生活习惯者预后差。

(9)各种不良姿势(如长期屈曲、扭转)或身体震动的职业活动(如驾驶卡车或操作重型设备)者预后差。

(10)诊断延迟、治疗不及时和不合理,以及不坚持长期功能锻炼者预后差。

需要注意的是,任何治疗均不能改变强直性脊柱炎的自然病程,强直性脊柱炎患者伴有下述情况时有可能发展为较严重的畸形:伴有严重的皮肤损害,如神经性皮炎、银屑病等;发病年龄小,多关节受损;有害的手术干预,如对髋关节、膝关节进行不必要的滑膜切除及关节清创,使受累关节可迅速发展到强直而使关节功能完全丧失;早期即有周围关节受累。

31. 强直性脊柱炎对患者的个人生活有哪些影响

(1)对受教育的影响:典型的强直性脊柱炎发病于青春期或青春后期,大多数患者已完成或将要完成正规教育,因此大部分强直性脊柱炎患者的受教育情况不会受到太大的影响。但是,约有10%的强直性脊柱炎患者在儿童期或青春早期发病,这在一定程度上会因为其功能受限而影响患者受教育的情况。

(2)对婚姻、家庭的影响:强直性脊柱炎患者可因疼痛、功能受限及抑郁等,造成对自身形象的过度关注而影响其对异性的感觉。强直性脊柱炎患者还可能会有不同程度的性功能问题,包括部分患者存在性欲下降,部分患者存在性交疼痛。与男性患者或正常女性相比,女性强直性脊柱炎患者在性功能、性刺激及性生活不适感上存在更为明显的问题。强直性脊柱炎患者的生育能力基本正常,但部分男性患者可因为服用柳氮磺吡啶而可能出现少精症,并使生育能力降低。虽然由于强直性脊柱炎具有一定的遗传性,部分患者可能担心子女有潜在发生强直性脊柱炎的可能性,但是现有的数据大致表明,这并不影响患者生育问题。强直性脊柱炎女性患者在照顾新生儿和婴幼儿方面,尤其是完成抱举孩子、给孩子洗浴等动作时,存在一定的困难。此外,来自于配偶的支持常有助于强直性脊柱炎患者躯体功能的改善。

(3)社会交往的影响:强直性脊柱炎患者容易发生社会活动限制,具体可表现在与朋友和同事的交往、工作和社区生活等方面,从而导致患者的社会功能能力低于正常人。强直性脊柱炎患者的社会功能能力降低与低教育水平、功能受限、疲劳和疾病的活动性有关,与年龄、性别无关。强直性脊柱炎患者社会交往问题突出的表现为,与家人或朋友交往能力弱、社交活动少和易造成他人沮丧等。

(4)对休闲的影响:强直性脊柱炎患者的休闲活动相对比工作活动可能更早、更普遍地受到影响。部分患者担心病情会影响参与运动和休闲活动,因此会采用牺牲参与运动和休闲活动为代价,而换取控制症状,保持体力、精力和维持工作状态。建议患者不要参与具有接触性、冲击性的运动或具有潜在脊柱损伤的体育活动,如骑马和弹跳活动。

32. 强直性脊柱炎患者会有工作上的困扰吗

(1)就业:强直性脊柱炎患者就业时的病假比例相对较高。对于功能受限较为严重的强直性脊柱炎患者而言,良好的就业指导、职业康复和工作场所、住宿条件等有助于工作。接受就业指导和职业康复的强直性脊柱炎患者可以较大限度地避免丧失劳动能力,并使永久丧失工作能力的风险明显降低。此外,调整工作任务技术和人体工程学是有效改善患者就业的措施。

(2)劳动能力丧失:强直性脊柱炎患者丧失劳动能力的风险是

同年龄、同性别普通人群的 3 倍。强直性脊柱炎患者劳动能力永久丧失的可能性取决于患者病情的严重程度、患者个人的社会地位、工作特点及社会对其功能受限的反应。当然,强直性脊柱炎患者工作能力的永久丧失是一个日积月累的过程。一般而言,随着病程的延长,丧失劳动能力的风险增加;起病较晚的强直性脊柱炎患者丧失劳动能力的风险增加,这可能是因为此类患者患病后不能适应新的环境。

同时,社会经济地位和职业是强直性脊柱炎患者丧失劳动能力最常见的风险因素。接受教育程度高的患者保持就业的可能性高于教育水平低的患者。这主要与低教育水平的患者从事体力劳动的比例相对较高有关,重体力劳动或长时间站立工作的患者丧失劳动能力的风险较高。

此外,强直性脊柱炎患者若处于活动期,或存在抑郁症状、严重功能受限,也容易造成劳动能力丧失。髋关节受累患者劳动能力丧失的比例较高。

二、诊断篇

33. 强直性脊柱炎有哪些常见临床表现

(1)腰背痛:因为本病起病较为隐匿,因此初期症状多不明显,疼痛常为隐痛,难以定位,常不为患者所注意。随着病情发展,症状逐渐加重,疼痛可发展为双侧及持续性,并可上行至胸椎、颈椎。如胸椎受累,可出现胸痛、胸廓扩张受限等改变;如颈椎受累,可出现不能低头、后伸和左右旋转困难。严重时,患者容易在睡眠中因疼痛而惊醒,且翻身困难。

(2)晨僵:是强直性脊柱炎的另一个常见表现。患者清晨或久坐起立时腰背发僵,轻微活动后可缓解。晨僵常为患者的早期症状,同时也是检测患者疾病活动性的一个指标。

(3)脊柱活动受限:晚期由于整个脊柱自上而下发生强直,患者的脊柱活动明显受限,腰椎不能屈曲,甚至驼背畸形(图 10)及整个脊柱强直,但大部分患者只限于部分脊柱受累,甚至仅限于骶髂关节病变。

(4)四肢关节表现:强直性脊柱炎虽然以脊柱为主要病变部位,但四肢关节

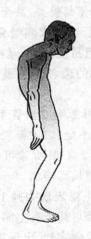

图 10　驼背畸形

病变的发生率并不少见。四肢关节作为首发症状的患者占比为43%,患者在整个病程中出现四肢关节病变者为24%~75%。强直性脊柱炎的四肢关节病变主要以髋关节、膝关节、踝关节及肩关节受累较多,而肘关节、手和足等小关节很少受累。其四肢关节常表现为非对称性,可仅一个关节受累,也可几个关节受累,常以下肢大关节(髋关节、膝关节)受累居多。疾病早期常可有双髋关节受累。除关节疼痛外,活动受限、屈曲挛缩,甚至最终出现功能丧失。由于强直性脊柱炎的病理特点是肌腱、韧带附着点的病变,所以还有关节周围组织的炎症改变,可有足跟、足底和坐骨等处的疼痛。

34. 强直性脊柱炎有哪些全身表现

强直性脊柱炎早期可有乏力、低热、食欲缺乏、体重下降等全身症状。除中轴关节(脊柱)受累外,还有其他系统受累。

(1)眼睛:眼睛是强直性脊柱炎最易侵犯的器官之一,约2%的患者出现眼部病变,表现为虹膜炎或葡萄膜炎,甚至先于脊柱症状出现。眼部多为急性发病,常为单侧,也可双侧受累,且与强直性脊柱炎的轻重无关,一般为自限性,但易复发。一般需要局部或全身糖皮质激素治疗。HLA-B27阳性的患者发生眼部病变的可能性大。

(2)心血管系统:强直性脊柱炎也可影响心血管系统,包括上行性主动脉瓣膜下纤维化、主动脉关闭不全、二尖瓣脱垂及二尖瓣关闭不全、心脏扩大和心脏传导障碍等。心脏听诊可有杂音。心脏病变的发生率随病程延长及年龄的增长而增加。

(3)肺部:强直性脊柱炎累及肺的主要表现为肺上叶纤维化、肺大疱,有的表现为斑片状或条索状阴影,甚至有空洞形成。

(4)肾脏:强直性脊柱炎可有肾淀粉样病变,出现尿蛋白等。

(5)神经系统:强直性脊柱炎如影响到神经系统,则可表现为马尾综合征,即脊髓的尾部受累,表现为小腿和臀部疼痛,肠道和膀胱症状及神经功能丧失。马尾综合征是比较罕见的并发症。

35. 强直性脊柱炎患者有什么样的起病形式

强直性脊柱炎一般起病较为隐匿,早期可无任何临床症状,有些患者在早期可表现为轻度的全身症状,如乏力、消瘦、长期或间断低热、厌食、轻度贫血等。由于病情相对较轻,患者多不能及时到专科就诊,以至于不能早期发现,导致病情延误,从而失去最佳的治疗时间。

部分患者初期临床表现与急性风湿热相类似,或出现大关节肿痛,或伴有长期低热、体重减轻,以高热和外周关节急性炎症为首发症状的也不少见,但此类患者多见于青少年,也容易被长期误诊。

个别患者初期类似结核病,表现为低热、盗汗、虚弱、乏力、体重减轻、贫血,有时伴有单侧髋关节炎症,并容易被误诊为结核病。出现这一情况时,如果抗结核治疗无效,而患者对吲哚乙酸等非甾体抗炎药反应良好,应考虑强直性脊柱炎的可能。

值得注意的是,有些患者在偶然的一次外伤、受凉或受潮、消化道或呼吸道感染之后,随即发病。此时应引起注意,不能掉以轻心,如果当时不能确诊,也应密切观察,定期随访,以期早期诊断,及时治疗。

36. 强直性脊柱炎的最常见首发症状是什么

腰背痛是强直性脊柱炎最常见首发的症状,是病情活动的指标之一。疼痛的位置包括腰部、下背部及腰骶部。因为强直性脊柱炎主要侵犯中轴关节且病变发展趋势大部分是由下而上,所以骶髂关节和腰椎受累几乎见于所有该病患者,其发生率在90％以上。骶髂关节炎症早期一般比较隐匿,所以早期腰背痛之表现为腰骶部不适或隐痛,或表现为臀部深处不适感。有些患者只在劳累后发作。初期疼痛可为单侧,以后逐渐进展为双侧,或呈间歇性或两侧交替性酸痛。疼痛严重时可放射至髂嵴、耻骨联合、双侧腹股沟部、坐骨结节和大腿后方,咳嗽、喷嚏、弯腰等动作的牵拉可使疼痛突然加重。另有一些患者,可能有外伤或其他诱因,表现腰骶部疼痛突然发作,疼痛剧烈不能活动,或伴发热,似机械性腰背痛或急性炎症改变,卧床休息数日后,疼痛可缓解或消失。这种情况可反复出现,有逐渐加重的趋势。

随着病情进一步发展,隐痛或间歇痛会变成持续性腰骶部酸痛、刺痛和臀部深处钝痛或腰、骶、臀等部位难以言状的酸胀不适感,夜间较重,影响睡眠,甚至在睡眠中痛醒,常常不得已下床活动以减轻疼痛。晨起或长时间保持一个姿势,会出现腰背部僵硬感,疼痛也会加重,稍事活动后又会减轻。有些患者腰背部怕风怕凉,常喜多加衣被,遇风寒潮湿疼痛加重,遇温遇热则疼痛减轻。疼痛严重时患者不能下床活动,翻身困难。夜间休息痛是病情活动的指征之一。

一般而言,腰背痛或僵硬休息不能缓解,适当的活动反而能够减轻症状,这是炎症性腰背痛的特点,可依此与机械性腰痛相鉴别。后者活动或劳累后加重而休息能使症状缓解。但当疼痛严重以致不能活动时,这个特点常常被掩盖,临床上需仔细鉴别。

有些患者腰背痛或不适症状较轻未引起重视。患者仅表现腰部僵痛或腰肌酸痛,或有椎旁压痛时很容易与风湿性多肌痛、肌筋膜炎、纤维织炎神经痛或精神性疼痛相混淆。当出现单侧臀部或大腿后侧疼痛时,又容易被误诊为坐骨神经痛或腰肌劳损。强直性脊柱炎臀腿疼痛一般很少放射至膝关节以下。

37. 为什么强直性脊柱炎患者会发生腰背痛

脊柱周围存在许多组织结构,当这些组织结构因为损伤、感染、自身免疫性等因素发生炎症时,局部可产生组胺、5-羟色胺、缓激肽、血清素、乙酰胆碱、白介素、前列腺素 E1、前列腺素 E2 等许多致痛物质,这些致痛介质对伤害感受器起作用,引起临床疼痛症状。因细胞的退行性变和死亡、局部循环被干扰等因素影响,可使炎症持续时间延长,程度和范围加大。强直性脊柱炎患者由于自身免疫性因素导致的脊柱周围组织结构的炎症,因此如上腰背痛机制也同样是强直性脊柱炎患者腰背痛的原因之一。

此外,当强直性脊柱炎患者炎症累及椎间盘时,可能会加速或加重椎间盘内盘的破裂,导致纤维环裂隙形成,髓核突出或脱出,由此出现神经根炎症反应。炎症介质的释放及其损伤作用可引起神经纤维广泛改变、增加神经根机械敏感性和引起周围神经功能障碍,导致与炎症有关的神经源性疼痛。一旦纤维环破裂,炎症介质弥散到椎间盘外部,刺激伤害感受器,继而出现椎间盘源性腰背痛。

同时,炎症改变可引起神经根和脊髓背侧根神经钠通道密度电导增加,提高异位放电和神经干机械敏感性。

38. 什么是强直性脊柱炎患者的夜间痛

如前所述,强直性脊柱炎患者经常表现为夜间发作的腰背部疼痛症状。这种夜间发生的疼痛症状也称为夜间痛,是强直性脊柱炎炎性关节痛区别于其他腰背痛的一个特点。

强直性脊柱炎患者夜间痛可表现为隐渐性疼痛,疼痛部位相对固定,初期为腰骶部,可为单侧,以后逐渐进展为双侧,疼痛严重时可放射至髂嵴、耻骨联合、坐骨结节和大腿后方。

强直性脊柱炎夜间痛的另一个主要特点是影响睡眠,如患者可夜间痛醒,严重时可导致患者无法入眠,甚至需要下床活动使疼痛缓解,更严重者翻身和下床困难。

导致强直性脊柱炎患者夜间痛的原因是肌腱、韧带、关节囊的骨附着点炎。

强直性脊柱炎患者夜间痛是患者病情活动的指征之一。除了夜间痛之外,强直性脊柱炎患者的休息痛也是上述原因导致的一种疼痛。所谓休息痛就是强直性脊柱炎患者休息时疼痛不仅无缓解,反而加重,而脊柱大量活动后疼痛症状可缓解或消失。这一休息不能缓解疼痛,活动反能缓解疼痛的特点是强直性脊柱炎有别于机械性腰痛的区别点。但是,当疼痛症状严重以致患者活动受限时,休息痛的特点往往会被掩盖。

39. 由骶髂关节炎导致的疼痛有什么特点

强直性脊柱炎标志性症状是骶髂关节炎症状,骶髂关节炎导致的疼痛通常具有如下特点。

(1)部位特点:强直性脊柱炎患者的骶髂关节炎可导致患者在腰椎以下、肛门以上,两臀之间产生疼痛症状。

(2)性质特点:臀部深处的放散性的而非局限性的钝痛,并逐渐加重,呈现为深层渐隐性疼痛。

(3)发作特点:初始时是间歇性的,仅发生在一侧臀部,或双侧臀部交替发生,表现为左右交替、轻重不一的特点,即所谓的交替性臀部疼痛。虽然臀部疼痛交替发作,但最严重的部位仍在骶髂关节。

(4)病情变化特点:疼痛可上移出现腰椎部疼痛,或下移至坐骨或大腿髂部等处,也可放射至髂嵴或大腿髂部。此外,患者疼痛症状数月后逐渐变为持续性疼痛并于双侧发生,疼痛性质转变为持续性深部钝痛、刺痛、酸痛伴疲劳感。

（5）诱发或加重因素：患者可因咳嗽、打喷嚏或其他牵拉性动作而加重疼痛。休息、劳累或阴天后加重，活动、遇热后缓解。

（6）体征特点：多表现为臀部压痛，伴腰背部僵硬、活动受限。

强直性脊柱炎患者交替性臀部疼痛的发病原因是患者早期肌腱附着点炎及骶髂关节本身炎症导致的臀部疼痛。

40. 强直性脊柱炎患者疼痛症状有什么演变特点

强直性脊柱炎患者早期的疼痛也许仅为臀部、腹股沟等局部的酸痛，最初的症状通常始于青春期后期和成年期早期。

逐渐地，随着炎症播散到腰椎，下背部变得僵硬和疼痛。数月或数年，背部疼痛渐渐向上扩展到整个脊柱，包括胸椎和颈椎。同时，疼痛的性质与发作情况也发生改变。

但是，许多患者最初始的疼痛症状往往容易被忽略。大部分强直性脊柱炎患者最初就诊的原因是腰背部明显的疼痛和僵硬，且变得持续和无法忍受。特征性症状是慢性腰背部疼痛和僵硬逐渐加重，且无明确诱因。

此外，强直性脊柱炎的疼痛变化较大。部分患者仅仅有短暂的腰背部疼痛发作后就变得问题严重；而部分患者可能慢性腰背部疼痛持续很长时间才出现不同程度的脊柱僵硬和脊柱活动能力的下降。脊柱也并非都会出现完全融合，部分患者可能病理改变仅局限在骶髂关节和腰椎。有时，炎症也可发生于髋关节和肩关节等外周关节，但最初始的症状可能还是腰背部疼痛，而非外周关节疼痛。

当腰背部疼痛不明显时，强直性脊柱炎有时很难与其他风湿性疾病相鉴别，往往典型的腰背部疼痛症状出现较晚。因此，有时就诊的原因还可能是与强直性脊柱炎相关的疾病，如眼部炎症（急性虹膜炎）或肠炎。

41. 强直性脊柱炎还有哪些早期症状

（1）晨僵：晨僵是指关节经过夜间一段时间不活动后，晨起再次活动关节时感到僵硬不适的感觉，活动后可缓解，是病情活动的指标之一，也是强直性脊柱炎早期常见的症状之一。强直性脊柱炎患者清晨起床时，或久卧久坐之后站起时，腰骶部常感到僵硬不适、活动不利，有时需持物借力方能活动，活动一段时间后，这种僵硬感会逐渐减轻、缓解或消失。病情轻者持续时间较短，病情严重者可持续全天。除活动以外，局部按摩、热敷、热水浴也可使晨僵缓解。晨僵不只表现在腰骶部，脊柱及全身其他关节也会发生晨僵。

（2）肌腱附着点疼痛：强直性脊柱炎的特征性病理变化是附着点炎症。附着点是指肌肉、韧带与骨骼或关节囊的附着处。附着点炎症是肌腱端的非细菌性炎症。这种炎症可导致肌腱韧带的疼痛和肿胀。由于附着点都在关节周围，所以常常引起关节周围肿胀。附着点病变可见于软骨关节或双合关节，尤其是活动性较差的关节，如骶髂关节和脊椎的关节突部位等。很多部位的附着点炎症都可引起临床症状。临床常见的附着点炎症多发生于胸肋连接处、颈椎棘突、胸椎棘突、腰椎棘突、髂嵴和髂骨前后棘、股骨和胫骨粗隆、坐骨结节、耻骨联合、胫骨外侧髁、足跖筋膜、足跟腱附着点等。

42. 为什么会发生晨僵

医学上将患者在早晨起床后，发生关节发僵、活动困难，活动后才能逐渐好转的现象称为晨僵。晨僵可见于强直性脊柱炎等关节炎患者，晨僵持续的时间计算一般应从患者清醒后开始活动算起，直到患者晨僵明显减轻时为止，通常以分钟计算。

出现晨僵的原因是由于患者在睡眠或运动减少时，关节周围炎性组织存在炎性渗出物蓄积，关节内压力升高，同时炎性渗出物渗透到周围组织,并使关节周围组织肿胀所致。患者清醒后,活动关节,使得肌肉收缩,随着肌肉收缩,炎性渗出物被淋巴管和小静脉吸收,由此使得晨僵得以缓解。因此,只要强直性脊柱炎患者受累关节活动减少或长时间处于一个位置时,均可发生僵硬现象,这种白天也可出现的关节发僵,实际上与晨僵是一类情况。

同时,由于强直性脊柱炎的病理改变是韧带、骨膜、骨小梁等处发生肉芽组织增生,可导致局部血液循环障碍。这会进一步加重晨僵的发生与发展。

此外,睡眠时迷走神经兴奋,使血液循环减缓,病变区域淤血、水肿、渗出,这也是晨僵发生与发展的原因之一。

晨僵持续的时间一般与病情的严重程度呈正比,随着病情的缓解,晨僵的持续时间缩短,程度减轻,所以晨僵是反映全身炎症严重程度的一个很好的指标。

医生在怀疑患者可能为强直性脊柱炎时,会询问患者是否存在晨僵,以及晨僵持续的时间等问题,对医生诊断很有帮助。一般而言,随着强直性脊柱炎患者病情的缓解,晨僵持续的时间会逐渐缩短,程度也会相应减轻。

但是,除了强直性脊柱炎之外,类风湿关节炎、骨关节炎、系统性红斑狼疮等患者均可出现晨僵现象。因此,医生需要对此进行必要的鉴别诊断。

43. 强直性脊柱炎的晨僵有什么特点

强直性脊柱炎患者在急性期或者病情活动期均可出现晨僵现象,因此晨僵是强直性脊柱炎非常突出的一个临床表现。强直性脊柱炎的晨僵特点如下。

(1)与类风湿关节炎的晨僵相比,强直性脊柱炎患者的晨僵发生于腰背部,因此不会像类风湿关节炎手部晨僵一样容易引起注意。

（2）强直性脊柱炎的晨僵出现的时间一般在下半夜出现，并逐渐加重。在夜间睡眠时，患者上半夜基本无异常，下半夜逐渐出现背部僵硬症状，一般晨僵从3:00～4:00开始，逐渐加重，至5:00～6:00最为严重，患者不能继续睡眠。严重者可伴有背部疼痛。

（3）强直性脊柱炎的晨僵表现为早晨醒后腰背部僵硬不适，轻度活动可缓解，持续时间与患者的病情轻重有关。轻者数分钟可以缓解，重者不但持续时间长，而且还伴有早晨起床困难，需要帮助才能起床。晨僵时间越长，说明病情越严重，患者往往处于强直性脊柱炎的病情进展期。

（4）部分早期和轻症患者，尤其是女性患者容易忽视晨僵，甚至会将其视为睡眠姿势不当或腰背肌肉软组织劳损问题。

（5）缓解晨僵最好的方法是药物控制。此外，轻度活动、按摩、理疗和热水浴也可缓解部分晨僵。若治疗后晨僵的时间缩短，说明治疗具有效果。

44. 强直性脊柱炎的脊柱关节表现有哪些

（1）骶髂关节炎：约90％的强直性脊柱炎患者最先表现为双侧对称的骶髂关节炎。以后可上行发展至颈椎，症状轻重差异很大，或可表现为反复发作的腰背痛，腰骶部僵硬感，间歇性或两侧交替出现腰痛和两侧臀部疼痛，可放射至大腿，也可双侧对称。患者一般无阳性体征，直腿抬高试验阴性。但直接按压或伸展骶髂关节可引起疼痛，所以不像坐骨神经痛的临床表现。有些患者无骶髂关节炎症状，仅X线摄片发现有异常改变。约3％强直性脊柱炎颈椎最先受累，以后下行发展至腰骶部，7％强直性脊柱炎为几个脊柱段同时受累。

（2）腰椎病变：脊柱腰段受累时，多表现为腰背部疼痛或活动受限。腰部前屈、后伸、侧屈和旋转活动受限。体检可发现腰椎棘突压痛，腰椎旁肌肉痉挛；后期可有腰肌萎缩。

(3)胸椎病变:胸椎受累时,表现为背痛、前胸和侧胸痛,最后可呈驼背畸形。如肋椎关节、胸骨柄体关节、胸锁关节及肋软骨间关节受累时,则呈束带状胸痛,胸廓扩张受限,吸气、打喷嚏或咳嗽时胸痛加重。严重者胸廓保持在呼气状态,胸廓扩张度较正常人降低50%以上,因此只能靠腹式呼吸辅助。由于胸腔容量缩小,可造成心肺功能和消化功能障碍。

(4)颈椎病变:少数患者首先表现为颈椎炎症,具体表现为颈椎部疼痛,沿颈部向头臂部放射。颈部肌肉开始时疼挛,以后萎缩,病变进展可发展为颈胸椎后凸畸形。头部活动受限,常固定于前屈位,不能后仰、侧屈或旋转。严重时仅能看到自己足尖前方的小块地面,不能抬头平视。

45. 强直性脊柱炎中轴关节受累有哪些临床表现

(1)炎性腰背痛:强直性脊柱炎患者的炎性腰背痛常隐匿发生,起始部位位于腰部区域,常伴有晨僵,轻度活动后可改善,通常在40岁前出现,持续时间3个月以上。炎性腰背痛是强直性脊柱炎最具有标志性的特点之一。

(2)脊柱强直:主要是由于椎体韧带、椎骨、肋骨和胸肋关节的骨化所致,常导致脊柱的活动度受损,并增加骨折风险。脊柱强直是强直性脊柱炎疾病进展的特征之一。

(3)骶髂关节炎:也是强直性脊柱炎的特征之一。X线摄片上出现骶髂关节炎是强直性脊柱炎分类诊断标准中最重要的条件,并且具有很高的特异性。对于早期怀疑脊柱关节炎的患者,可选择更敏感的磁共振成像,以便于发现骶髂关节早期骨水肿。

(4)前胸壁炎症:前胸壁疼痛是由于胸骨柄关节、胸锁关节和肋胸关节炎所致,常常导致强直性脊柱炎患者的扩胸度下降。

(5)交替性臀部疼痛:强直性脊柱炎患者的臀部疼痛与其他腰

背部疼痛不同之处是,其更特异性地表现为先一侧臀部疼痛起病,然后逐渐交替性臀部疼痛。

此外,强直性脊柱炎中轴关节受累还可表现为晨僵、肌腱附着点炎、遗传家族史、对非甾体抗炎药反应好、C反应蛋白增高、HLA-B27阳性、骨骼影像学异常等临床表现。

46. 为什么强调发现强直性脊柱炎中轴关节早期受累

与类风湿关节炎不同,强直性脊柱炎是一个以中轴关节受累为主的疾病,尽管它也累及外周关节和肌腱附着点部位。强直性脊柱炎受累的中轴关节范围包括骨盆至颈椎。强直性脊柱炎的中轴关节受累分为早期和晚期两个阶段。

强直性脊柱炎中轴关节受累晚期的患者临床表现非常明显,包括骶髂关节炎、脊柱部分或全部受累、患者姿势变化、活动受限、影像学变化,容易被临床确诊。但是,由于此时已经错过了最佳的治疗时间,或者患者已经出现了功能受限或残疾,严重影响患者的生活质量。因此,注意关注强直性脊柱炎中轴关节受累的早期表现十分重要。

强直性脊柱炎中轴关节受累的早期表现往往具有强直性脊柱炎或未分化脊柱关节炎的特点,但影像学上还未出现骶髂关节炎的表现,这些患者通常容易被误诊或漏诊。

当强直性脊柱炎中轴关节受累患者首次出现临床症状时,大部分患者的影像学检查结果无异常,可能需要经过数年的时间才能发展到影像学显示确诊强直性脊柱炎的骶髂关节炎征象,这一过程往往需要2～5年的时间。因此,诊断尚未在影像学上显示骶髂关节炎征象的中轴脊柱关节炎(中轴受累大关节影像学未显示骶髂关节炎)十分重要。

47. 强直性脊柱炎病变好发于哪些外周关节

强直性脊柱炎的外周关节受累也极为常见，30％以上的强直性脊柱炎患者有周围关节症状，尤以女性和青少年发病的强直性脊柱炎更为常见。此外，强直性脊柱炎以外周关节受累为首发症状者，约占 20％，而在病程中出现外周关节受累的比例约占全部患者的 50％以上。

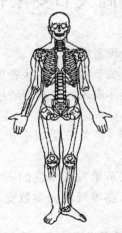

图 11　强直性脊柱炎好发关节

临床上，强直性脊柱炎受累的外周关节以髋、膝、踝等下肢的关节较为常见，且多不对称（图 11）。其中，髋关节最易受累。髋关节受累时，患者主诉髋部或大腿内侧疼痛，以致下肢活动受限。近 1/3 的患者可因髋关节严重的侵蚀性病变引起关节强直、功能丧失而致残。膝、踝、足等关节也可受累，出现急性关节炎症状。上肢大关节，如肩、肘、腕等关节也可累及。强直性脊柱炎其他外周关节受累发生频率依次为膝关节、肩关节、腕关节、肘关节、胸锁关节、手足关节。

强直性脊柱炎极少侵犯指、趾、掌指等小关节，遗留畸形更为少见。这是区别类风湿关节炎的一个重要特征。但是极个别的强直性柱炎患者也可出现指关节、趾关节、颞颌关节、肋椎关节、胸锁关节的受累表现，其病理学基础在于关节周围肌腱附着点炎症，而非关节局部的滑膜炎。临床表现为急性起病的非对称性足跟痛、跖底痛和胸锁、胸肋关节疼痛,造成胸痛和呼吸减弱,一般无侵蚀,随着强直性脊柱炎的治疗趋于缓解,关节肿胀消失,不留畸形。

总之,强直性脊柱炎合并的外周关节受累,多出现于强直性脊柱炎的病情活动期,呈现以下肢非对称性单关节受累为主的特征。除了髋关节受累外,其他外周关节症状不会最终造成受累关节的侵蚀、破坏,致残性不强。一旦全身症状得到控制,绝大多数患者外周关节症状也很快随之消失,很少造成患者残疾或功能障碍。

48. 强直性脊柱炎外周关节受累有哪些临床特点

（1）女性及青少年强直性脊柱炎患者多见。

（2）幼年性强直性脊柱炎以外周关节为首发症状者更为多见,因此发病率高低与患者年龄相关,具体表现为发病年龄越小,外周关节受累越明显,致残性越高。

（3）下肢关节受累多于上肢关节,单关节受累多于多关节受累,不对称受累多于对称受累。

（4）表现为下肢为主的四肢大关节单发或多发的不对称性肿胀、疼痛及活动受限,但无明显的红、热等现象。多数受累关节呈良性病程,预后较好,不留后遗症。

（5）与类风湿关节炎不同,除了髋关节外,膝关节和其他外周关节的关节炎或关节痛症状多为间歇性的,临床症状较轻。

（6）与类风湿关节炎的发展情况有很大区别,强直性脊柱炎外周关节受累预后要远好于类风湿关节炎。

（7）X线摄片检查主要以关节周围软组织肿胀为主,很少发现骨质破坏的影像学证据。

（8）在关节镜下常可看到不同程度的滑膜增生及炎性渗出,很少出现或罕见受累关节骨质侵蚀、破坏及关节残毁的严重后果。

（9）部分患者在病程中首先出现外周关节受累症状,经过数年后才出现脊柱受累症状,从而容易被误诊为其他类型的关节炎而延误治疗,甚至造成患者的残疾。

(10)患者四肢小关节很少受累,偶有侵犯掌指、手指、足趾等小关节,也呈非对称性,无侵蚀性骨破坏,病情缓解后关节肿胀可改善,一般不遗留永久性畸形。如果小关节病变与上述特点不符,应考虑是否合并类风湿关节炎。

(11)踝关节受累表现为关节肿胀、疼痛,行走时更甚,背屈、跖屈活动受限;肩关节受累时,关节活动受限较疼痛更为显著,上举、外展等活动难以完成。

49. 强直性脊柱炎髋关节受累有哪些临床表现

我国强直性脊柱炎累及髋关节的发病率高达60%以上。一般认为,强直性脊柱炎患者髋关节受累绝大多数发生在发病的最初10年内,超过10年未发生髋关节病变者此后再发生的可能性很小。而且,发病年龄越小,髋关节受累发生率越高,预后也越差。随着年龄增加,髋关节受累发生率也随之降低,严重性也越来越低。强直性脊柱炎的髋关节具体临床表现如下。

(1)一般以单侧髋关节受累多见,但随后也会有部分患者最终出现双侧髋关节受累表现。

(2)髋部隐痛或剧痛,有的患者表现为臀部疼痛或腹股沟疼痛;负重体位(站立、行走或持重时)疼痛症状加重;夜间症状明显;晨起适度活动后,疼痛症状减轻。

(3)髋关节屈伸、旋转、内收和外展活动受限,病情自然进展的结果将导致髋部呈屈曲挛缩状,臀部、大腿或小腿肌肉逐渐萎缩,直至发生关节强直。

(4)X线摄片检查可发现,髋关节关节面侵蚀、破坏,周围反应性骨质增生硬化,关节面边缘可继发骨赘形成,关节间隙逐渐变窄。

（5）儿童或青年男性强直性脊柱炎患者若以髋关节病变为首发，或发病不久就出现髋关节的破坏性炎症，则可能伴有发热、血沉增快、C反应蛋白增高、免疫球蛋白异常等持续性炎症和免疫功能异常的表现。这种患者病情进展快，症状较严重，预后较差。

50. 为什么强直性脊柱炎髋关节受累后容易致残

髋关节是人体重要的大关节，连接着躯干和下肢，承受着身体的大部分重量，具有支撑、枢纽等多项非常重要的生理作用，也是强直性脊柱炎受累频度最高、程度最重的外周关节。强直性脊柱炎髋关节受累患者轻者关节疼痛、活动受限、行走困难，重者步履艰难、生活难以自理。因此，髋关节受累的患者致残率高。

大约30%的髋关节受累者最终发生骨性强直，这是强直性脊柱炎致残的重要原因。股骨头是髋关节最重要的组成部分，髋关节受累的强直性脊柱炎患者由于股骨头内大量纤维组织增生，导致关节软骨长期承受超正常的压力，造成软骨营养障碍，若同时存在外伤、饮酒或长期服用激素等原因，则更易导致局部血管受损、血液运行障碍。

强直性脊柱炎受累髋关节的关节面侵蚀同时发生在髋臼面和股骨面的负重处和非负重处，这一特点有别于骨关节炎和股骨头无菌性骨坏死。因此，不能将强直性脊柱炎髋关节病变误诊为股骨头无菌性坏死。若按照股骨头坏死治疗原则，患者需要长期制动，由于这两种疾病治疗原则的巨大差别，将会错误地导致强直性脊柱炎髋关节病变进展，因此这两者的鉴别十分重要。

晚期髋关节受累和强直的患者，可伴有严重的骨质疏松，容易形成局部骨质疏松性骨折。

因此，对于已经确诊为强直性脊柱炎的患者，一旦出现髋关节活动受限体征，如"4"字试验（图12）阳性，但无髋关节疼痛症状，X

线摄片也正常,则建议患者常规进行髋关节 CT 扫描检查,可以早期发现髋关节受累,有助于早期防治髋关节病变进展,改善患者预后。

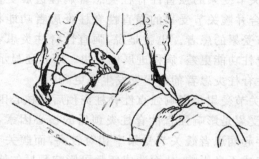

图 12 "4"字试验检查示意图

51. 强直性脊柱炎患者发生髋关节受累意味着什么

(1)髋关节受累是强直性脊柱炎致残的关键病变:强直性脊柱炎患者中约有 30% 合并存在髋关节受累,以外周关节起病和发病年龄小是其重要危险因素。强直性脊柱炎合并髋关节受累起病多隐匿,早期症状不典型,可表现为单侧或双侧髋关节间歇性疼痛,此时常难以引起重视。当出现明显髋关节疼痛甚至活动受限时,多已发生关节软骨破坏、关节间隙狭窄等。虽然强直性脊柱炎最主要的损害表现为脊柱强直,但单纯的脊柱强直主要是对患者体型造成影响,导致一定的活动障碍,并不会使患者丧失更多的生活自理能力。然而,髋关节受累晚期则会导致患者的严重残疾,可使患者部分或完全丧失生活自理能力,严重影响患者的生活质量。此外,除髋关节外,强直性脊柱炎患者的膝关节和其他关节病变多为暂时性,极少或几乎不引起关节破坏和残疾。因此,如果说脊柱受累是强直性脊柱炎最普遍的症状,那么,髋关节受累则是其致残最为关键的病变。

(2)髋关节受累的强直性脊柱炎患者病程进展更快、更严重:研究表明,合并髋关节受累的强直性脊柱炎患者功能状况明显低于无髋关节受累的患者。也就是说,强直性脊柱炎患者合并髋关节受累后脊柱功能更差,病程进展也更快。研究还显示,髋关节受累的强直性脊柱炎患者葡萄膜炎发生率更高。

(3)髋关节受累是影响强直性脊柱炎预后的核心因素:研究发现,髋关节受累是影响强直性脊柱炎预后的核心因素,而非年龄。因为青少年起病患者髋关节受累率相对较高,而髋关节损伤可对患者预后造成不良影响,从而造成年龄可影响预后的错觉。另外,在髋关节受累患者中,5%~8%的患者最终需通过人工髋关节置换改善运动功能,这给患者身心带来沉重负担。

52. 强直性脊柱炎膝关节受累有什么临床表现

强直性脊柱炎以膝关节疼痛为首发症状者占11%,病程中出现膝关节受累的发生率为32.5%~50%。

(1)绝大多数患者膝关节受累会单侧或双侧交替,很少出现双侧性膝关节同时受累表现。

(2)膝关节症状多出现在强直性脊柱炎患者活动期,较少表现为持续性。

(3)受累膝关节可以出现局部不同程度的疼痛、肿胀症状,有时皮肤温度稍高。

(4)造成患侧膝关节代偿性弯曲,行走和其他日常生活不同程度受限,甚至活动困难。

(5)由于滑膜肥厚和关节软骨面破坏较轻(相对于类风湿关节炎),通常X线摄片检查仅见膝关节软组织肿胀影,很少出现骨质侵蚀、破坏改变,由此可与类风湿关节炎相鉴别。

(6)个别患者由于受累膝关节大量关节积液,形成膝关节后侧腘窝囊肿。

(7)一旦病情得到控制,膝关节肿痛随之消失,关节功能大多恢复良好。

(8)如果不能得到及时治疗,进一步发展会造成膝关节屈曲挛缩畸形,也同样会导致残疾。

53. 强直性脊柱炎患者会出现眼部损害吗

眼球结构包括外膜、中膜、内膜三层结构。眼中膜有丰富的血管丛和色素细胞,故又称为血管膜、葡萄膜。

眼部损害是强直性脊柱炎最常见的关节外表现,以急性前葡萄膜炎和急性虹膜炎多见,也可发生畸形结膜炎。其中,约25%的患者可发生眼葡萄膜炎,是强直性脊柱炎最常合并的眼部损害。

(1)眼葡萄膜炎表现:常见的临床表现为急性发作,常单侧发病,也可双侧交替发作,有不同程度的眼球疼痛、充血、畏光、流泪及视物模糊。体检可见角膜周围充血和虹膜水肿,如虹膜有粘连,则可见瞳孔收缩、边缘不规则、眼压降低、眼球压痛。裂隙灯检查见前房有大量渗出和角膜沉积。每次发作4~8周,多为自限性,但有复发倾向。经过适当治疗后,眼部受累常可以得到缓解,且一般不遗留后遗症,对视力影响不大;如治疗不当或延误治疗,也可发生视力障碍。极少数患者病情严重且未经恰当治疗可出现失明。

(2)强直性脊柱炎眼部损害的其他特点

①强直性脊柱炎的眼部病变以男性多见,男女比例为(3~5):1。

②成年患者比幼年患者常见,幼年性强直性脊柱炎患者眼部损害发病率较成年人低。

③25%~30%的患者在患病后某一阶段出现眼部损害,也有

部分患者的眼部损害出现在强直性脊柱炎关节病变之前。

④存在眼部损害的强直性脊柱炎患者 HLA-B27 阳性,且属于外周关节型的患者多见,病情相对严重。但总体而言,与强直性脊柱炎严重程度无关。

⑤病程越长,发生率越高,但眼部病变的发生与疾病严重程度无关。

54. 强直性脊柱炎患者会出现心脏功能损害吗

强直性脊柱炎是一种系统性炎症,存在很多心血管高危因素。心血管系统受累是强直性脊柱炎内脏受累的一组重要临床表现。

心血管系统受累特点是:侵犯主动脉和主动脉瓣,使主动脉瓣膜增厚,血管内膜损伤、纤维化,主动脉瓣环扩大,引起上行性主动脉炎、主动脉瓣膜下纤维化、主动脉瓣关闭不全等;累及二尖瓣,可引起二尖瓣关闭不全;三尖瓣很少受累。强直性脊柱炎患者发生心脏瓣膜功能不全的概率会随着患者年龄和病程的增长而增加,病程 10 年者的发生率为 2%,而病程 30 年者的发生率可达 12%。随着疾病进展,患者多年以后终将发生心力衰竭。如果出现了明显的心脏瓣膜功能不全,心脏瓣膜置换是一种选择。

强直性脊柱炎患者还可出现多种类型的房室传导阻滞。心脏传导阻滞患者可能需要安装心脏起搏器治疗。心脏传导阻滞的预后较好,并且通常认为不影响寿命。

另外,强直性脊柱炎也可累及心肌和心包,引起心脏扩大、扩张型心肌病和心包炎。也有心律失常的问题发生,包括心动过缓或窦性停搏。但总体而言,强直性脊柱炎心脏病变以主动脉瓣关闭不全和传导阻滞最为常见。

55. 强直性脊柱炎患者心脏功能损害有什么临床特点

（1）强直性脊柱炎心脏功能损害发病率不高。

（2）与病程长短有一定关系，通常在发病多年以后才出现心脏病变。

（3）与骨骼病变的活动情况关系不大。

（4）强直性脊柱炎心血管受累与 HLA-B27 密切相关，大部分有心脏受累的患者是 HLA-B27 阳性患者。

（5）有性别与地区差异，男性远多于女性，欧美国家累及率高于我国。

（6）强直性脊柱炎的血沉、C 反应蛋白等系统性炎症参与了从动脉粥样硬化的发生到最终出现血栓的全过程，并促进了心血管疾病传统危险因素的致病作用。

（7）心脏受累的临床表现根据受累部位不同而异。轻度主动脉瓣关闭不全可无症状，较严重时可出现心悸、气短、乏力，甚或胸痛、晕厥，心脏听诊在主动脉听诊区可听到舒张期杂音，容易诱发心功能不全。累及心脏传导系统可出现传导阻滞，患者表现心慌、头晕、心率变慢，严重者因完全性房室传导阻滞可发生阿-斯综合征。病变累及冠状动脉口时，可发生心绞痛，类似冠心病。少数患者可发生主动脉瘤。

（8）早期临床症状大多不明显，常常通过体检和辅助检查才能发现，所以需要仔细进行心脏听诊，并借助心电图、动态心电图、心脏影像学检查等手段予以确诊。

（9）强直性脊柱炎的整体死亡率是普通人群的 1.6～1.9 倍，其中源自心血管疾病的额外死亡率高达 20%～40%。

56. 强直性脊柱炎患者有哪些呼吸系统改变

强直性脊柱炎患者呼吸系统改变的确切发病率不高,但属于强直性脊柱炎晚期常见的关节外表现,一般多发生于病程 20 年以上的患者。强直性脊柱炎呼吸系统改变包括胸廓和肺实质异常,一般不会出现明显的临床症状。强直性脊柱炎患者呼吸系统改变的原因可能主要为严重的骨骼病变所致。

(1)由于强直性脊柱炎患者胸椎强直、肋椎及胸肋关节的炎症,使得胸廓扩张受限。胸廓扩张度的下降可导致限制性通气障碍和呼吸功能降低。肺功能试验结果常显示轻度异常。肺功能的异常程度与胸廓的移动度及病程有关。肺活量减少源于胸壁的固定导致胸廓的顺应性降低,而非肺实质疾病,因为肺部弥散功能未受影响。为了维持正常的肺功能,需要通过以下因素弥补胸壁固定带来的影响:胸壁固定于较大肺容积处,通过膈肌的运动来增加通气量,保持胸廓对称及肋骨的运动垂直于中线。

(2)强直性脊柱炎患者可存在肺胸膜疾病,其中最常见的是双上肺的纤维化病变,尤其是肺上叶的纤维囊性变。肺尖部纤维囊性病变常出现于成年期,从出现脊柱受累表现到发生肺部病理改变的时间为 6~25 年。肺尖部纤维囊性变主要发生于男性,男女比例 50∶1。肺尖部纤维化通常没有症状,当肺空洞继发细菌或真菌二重感染时,患者会出现症状。肺空洞的二重感染可见于 1/3 以上的患者。引起肺尖部纤维空洞病变的原因不明,可能的原因包括:胸廓固定引起肺上叶通气减少,肺尖部的机械应力发生改变,反复肺部感染,由于食管肌肉功能失调导致反复吸入性肺炎及气道感染等。

57. 强直性脊柱炎呼吸系统受累有哪些临床表现

(1)胸廓改变:由于胸锁关节、胸肋关节、脊肋关节等胸廓关节骨化,使胸廓活动度明显变小,胸廓僵直,胸骨后压痛,吸气时肋骨提升活动减弱或消失;晚期由于胸廓活动严重受限,使肺功能进一步下降,容易继发呼吸道感染,严重者可因呼吸衰竭而致死。

(2)肺部表现:可出现双肺肺尖纤维化、囊性变,甚至空洞形成,有时肺部 X 线检查已出现异常,但呼吸系统症状仍不明显。随着病情的发展,患者可出现咳嗽、咳痰、气短,甚至咯血等症状,也可出现反复发作肺炎、胸膜炎。

(3)其他特点

①因临床表现不明显或缺乏特异性,常容易被忽视。

②部分晚期患者由于胸廓活动极度受限,需要膈肌代偿性呼吸,腹腔压力明显增加,可导致腹股沟疝的发生。

③强直性脊柱炎晚期死于呼吸系统疾病的患者是正常人群的2~3倍。

58. 强直性脊柱炎肺部影像学特点有哪些

(1)早期影像学改变:肺尖部小结节或线性渗出及胸膜增厚,渗出很少达到肺叶下半部。这一过程可能起初为单侧病变,而单侧受累时更常见于右上肺叶。

(2)肺部受累进展期影像学改变:可以看到肺实质和胸膜的囊性变、空洞及纤维化。严重的肺纤维化可导致肺上叶支气管扩张及肺门上拉。

(3)病变后期影像学改变:常进展为双侧受累,典型的病变进程为结节融合成大片阴影。还可发现胸锁关节狭窄、融合,肋骨和椎体横突融合等胸廓骨关节改变。

（4）与肺结核相鉴别：强直性脊柱炎肺部影像学的如上改变（包括上肺条索状或斑片状阴影或两肺纹理增粗、囊性变和空洞形成、累及双肺但左右轻重程度不一等）可与慢性肺结核相混淆，有时很难相鉴别，因为后者也表现为肺尖部纤维空洞管变和囊肿形成。因此，鉴别诊断时不能局限于 X 线检查表现，应结合临床。肺结核有低热、乏力、消瘦等明显的结核中毒症状。另外，结核菌素抗体、痰液抗酸杆菌涂片和培养等检查可帮助诊断，必要时可行支气管肺组织活检以明确诊断。

（5）较少见的肺部表现：有胸膜增厚、粘连，肺部或膈肌顶部模糊，条状肺，膨胀不良等。

59. 强直性脊柱炎有哪些原因导致泌尿生殖系统受累

强直性脊柱炎也可累及泌尿生殖系统。其中，肾脏受累并不多见，发生率为 4.3%～21.4%。一般见于病情高度活动和伴有外周关节受累的患者。肾脏损害可表现为血尿、蛋白尿、管型尿，严重者还可出现高血压和肾功能不全。

（1）肾脏淀粉样变：最常见的是继发淀粉样变性，发生率为1%～3%。患者通常表现是蛋白尿，并有可能进展到肾功能不全。一旦发生肾衰竭，预后非常差。

（2）IgA 肾病：强直性脊柱炎患者血中可测出循环免疫复合物，因 IgA 水平升高，IgA 循环免疫复合物水平升高，循环免疫复合物沉积在肾脏系膜区、肾小球和小血管壁，导致肾脏损害。另外，某些肠道致病菌，如克雷伯菌、志贺菌、耶尔森菌等的感染在导致强直性脊柱炎发病的同时，通过针对与 HLA-B27 分子相同的细菌氨基酸系列的自身免疫反应而诱发肾脏损害，导致 IgA 肾病。患者表现为血尿和蛋白尿，通常伴或不伴轻度肾功能损害。

（3）药物性肾间质改变：强直性脊柱炎患者因疼痛可能会服用

非甾体抗炎药,长期大量服用此类药物可导致肾间质损害。传统改善病情的柳氮磺吡啶等也会导致患者肾脏病变。

(4)其他:除肾脏损害外,生殖系统受累情况包括:男性强直性脊柱炎患者并发慢性前列腺炎的患者比正常男性多见;男性强直性脊柱炎患者精索静脉曲张比例增加;性功能障碍,可能与晨僵有关。还有动脉硬化、炎症和药物(如糖皮质激素、甲氨蝶呤等)及躯体功能受限。

60. 强直性脊柱炎脊柱骨折类型有哪些

(1)强直的脊柱发生骨折:这种骨折即使是在轻微的创伤前提下也可引起。椎体骨折高峰发生在强直性脊柱炎确诊后的20～30年,累积发生率可达15%,最常见的部位为颈$_{5\sim7}$节段,下位腰椎骨折较为罕见。大多数患者的骨折既累及脊柱前方,也累及脊柱后方结构。这种骨折通常不稳定,如发生在颈椎水平,可能因颈髓损伤而引起瘫痪等灾难性后果,甚至导致死亡率增加。骨折发生初期可以没有错位,临床表现轻微,X线摄片容易漏诊,CT和磁共振可用于检出隐性骨折。由于此类骨折的不稳定性,必须对患者进行制动以促进骨折愈合,避免导致脊髓损伤。

(2)应力骨折:骨折发生的典型部位靠近颈胸连接处和胸腰连接处。病程较长的患者通常表现为新出现的疼痛或者脊柱活动度增加。骨折初期的X线摄片表现可以不明显。后期在应力骨折部位可发生假关节炎,在X线摄片上表现为椎骨终板的侵蚀和破坏。

(3)其他:髋关节骨质疏松性骨折,以及寰枢关节、寰枕关节的自发性半脱位及枢椎向上半脱位也可见于强直性脊柱炎患者。如果不加固定,可导致脊髓受压。相对于仅有中轴关节受累的患者,自发性半脱位更常见于有外周关节炎的患者。

61. 强直性脊柱炎脊柱骨折有什么危害性

（1）骨折原因：由于脊柱固定、韧带骨化、骨质疏松等因素，强直性脊柱炎患者脊柱的生物力学性能发生了明显的改变，抗压能力严重下降，稍有不慎就有可能产生损伤。患者骨质疏松严重时，容易发生病理性骨折，甚至轻微的外伤也可引起。

（2）危害性：一旦强直性脊柱炎患者发生脊柱骨折，会产生较大的危害性。

①由于强直性脊柱炎脊柱骨折不多见，一般没有明显的外伤史，医生和患者对此均缺乏足够的认识，且骨折症状易被原发病症状所掩盖，所以很容易漏诊、误诊。因此，若强直性脊柱炎晚期患者近期突然腰腿痛症状加重，活动后疼痛更为严重，应警惕应力性骨折。

②由于强直性脊柱炎晚期患者脊柱畸形，一旦骨折难以复位。

③脊柱骨折可同时合并脊髓、神经根等神经功能损伤。

④脊柱骨折以颈椎最常出现，死亡率也最高。如果患者在外伤或剧烈活动后出现颈部、背部疼痛或肢体麻木等症状，应警惕脊柱骨折的可能性。另外，枕部疼痛伴或不伴脊髓压迫症状，还要警惕自发性寰枢椎半脱位，颈椎 X 线摄片、CT、MRI 等检查都可以帮助确定诊断。

⑤骨折严重者，特别是合并椎体脱位或骨折后假关节形成、脊髓损伤者，危险程度较高。

62. 强直性脊柱炎有哪些全身症状

强直性脊柱炎是一种慢性、系统性、全身炎症反应性疾病，病程中除了出现脊柱、关节和脏器受累外，还会出现一些全身症状。

（1）发热：可见于强直性脊柱炎早期或疾病活动期，多表现为不规则的低热，体温在 37℃～38℃，发热时间不固定，午后和夜间较为常见，一般晨起体温降至正常。也有部分患者出现上午低热。

这种发热对非甾体抗炎药反应良好。如果患者出现持续发热或高热，而非甾体抗炎药治疗效果不佳时，应注意检查血常规，以除外合并感染。

（2）贫血：强直性脊柱炎患者可出现慢性单纯性贫血，程度相对较轻，且长期保持稳定，一般不需要特殊治疗。实验室检查通常为正细胞正色素性，偶尔呈现小细胞低色素性，白细胞总数和血小板数一般均正常，而血清铁和总铁结合力下降。

（3）其他全身症状：由于发热或其他原因，患者可出现食欲下降、消瘦、身体虚弱、疲劳、自汗或盗汗等症状。但一般处于一种相对稳定状态，不呈进行性加重的趋势。

63. 强直性脊柱炎患者为什么出现疲劳症状

疲劳是强直性脊柱炎临床较为常见的全身表现。作为一种非特异性症状，强直性脊柱炎患者在体力上表现为对日常生活力不从心，以及活动前后身体的疲倦与不适。当然，患者所表现的疲劳感觉，主要是根据与平时的日常活动相比而获得的，如上楼梯出现以往未曾出现的气喘、双腿发软等。强直性脊柱炎导致疲劳的原因如下。

（1）强直性脊柱炎本身的病理进程，体内潜在的炎症，分泌的多种炎性因子，可以导致极度的疲劳。

（2）贫血通常与炎症共同存在，并成为导致疲劳的一个原因。

（3）疼痛，尤其是慢性疼痛，会增加疲劳感。

（4）夜间疼痛和僵硬导致患者失眠，增加疲劳程度。

（5）一些治疗关节炎的药物可能导致嗜睡，影响注意力集中，加重疲劳。

（6）伴随的肌肉无力症状也会加重疲劳。

（7）强直性脊柱炎所引发的心理问题不但造成情绪低落，而且在一定程度上产生疲劳。

64. 强直性脊柱炎晚期有哪些临床表现

强直性脊柱炎是一种致残率较高的疾病,晚期会出现如下一系列临床表现。

(1)关节:受累各关节强直。

(2)全身性症状:轻微发热、疲劳、体重减轻等。

(3)皮肤:部分强直性脊柱炎患者有干癣症状。

(4)肺脏:胸腔扩张不佳,加上严重的脊柱变形,会造成限制性肺疾病;在严重且病程长的强直性脊柱炎患者,则可能发生上肺叶纤维化。

(5)肾脏:部分强直性脊柱炎患者有 A 型免疫球蛋白肾病变,但通常是没有症状的显微性血尿或蛋白尿,大多不会造成肾衰竭的状况。

(6)心脏:少数强直性脊柱炎患者有轻微的主动脉关闭不全、心脏传导阻滞,通常没有症状。

(7)肠道:部分强直性脊柱炎患者有炎性大肠疾病,表现为腹泻或血便、便秘、腹痛等。

(8)生殖泌尿道:有些强直性脊柱炎患者有经常性的生殖道或泌尿道的感染。

(9)葡萄膜炎:大约有 1/4 的强直性脊柱炎患者合并葡萄膜炎,以前段的虹膜睫状体发炎为主,症状包括红眼、畏光、眼睛痛、流泪、视物模糊等。通常是两侧交替发生,与强直性脊柱炎的症状严重程度没有关联,预后良好。但如未得到及时有效的治疗,可能发生青光眼或白内障等后遗症。

65. 强直性脊柱炎有哪些并发症

(1)脊柱侧弯:强直性脊柱炎患者晚期经常存在脊柱侧弯现象,

特点为侧弯的凹侧常有软组织痉挛,并会出现旋转性侧弯。其原因主要与患者早期的不对称骶髂关节炎症、椎间盘退行性变引起的脊柱不稳定、晚期的骨质疏松、可能的椎体压缩性骨折等有关。

(2)椎间盘病变:强直性脊柱炎早期,由于腰椎韧带、纤维环、椎间盘、骨膜、骨小梁被血管、纤维组织侵犯,代之以新生的肉芽组织,整个椎间关节被破坏,周围骨质也发生硬化,最终导致关节纤维性强直和骨性强直。椎间盘边缘炎症,最终导致局部骨化。这种病理变化加速了脊柱的退行性变,使椎间盘缓冲能力降低,脊柱活动受限,前屈、后伸、侧屈等各方向活动度下降。一旦遇到外力或活动过度,脊柱不能缓冲,就会造成椎间盘纤维环破坏、髓核突出,出现腰背部疼痛、僵硬加重,同时伴有坐骨神经压迫症状。强直性脊柱炎合并椎间盘病变时,症状体征交叉重叠,表现较复杂,应引起注意。

(3)骨质疏松:强直性脊柱炎患者普遍都伴有骨质疏松,以椎体改变比较明显,并且多伴有骨质增生、韧带骨化和骨关节面硬化等。常常是骨质增生与骨质疏松并存,以脊柱各椎体表现最为明显,如椎体方形变,椎体前缘附近韧带软组织骨化、骨刺形成。在强直性脊柱炎患者中骨(染色体)诱导分裂升高,尤其是在伴有骶髂关节强直的患者,因此骨(染色体)诱导分裂的增加可能与强直性脊柱炎患者的骨质疏松相关。

(4)神经系统并发症:可见于以下几种脊柱病变时发生。

①对于病程较长的患者,由于蛛网膜炎而缓慢侵及马尾神经,是一种少见但严重的并发症。症状源自蛛网膜炎引起的腰骶部神经根损害,患者表现为感觉缺失和运动功能缺失。较为少见的临床表现为患者出现下肢无力和疼痛,踝反射消失,阳痿及大小便失禁。如出现运动神经症状,通常较轻微。MRI和CT是诊断此类并发症的主要方法。

②晚期较严重的患者因脊柱强直和骨质疏松,引起椎体骨折、

椎间盘脱出出现脊髓压迫症状。发生于颈椎的骨折后果严重,可能会引起四肢瘫痪。

③少数患者马尾神经受损出现慢性进行性马尾神经综合征,表现为臀部或小腿疼痛,骶神经分布区感觉丧失,跟腱反射减弱,膀胱和直肠运动功能障碍。脊髓造影可发现腰骶蛛网膜憩室和粘连,有时会误诊为脊髓肿瘤。

(5)合并类风湿关节炎:临床上也可见强直性脊柱炎合并类风湿关节炎的情况。患者表现有中轴关节病变,同时伴有外周关节病变,实验室检查类风湿因子滴度高,自身抗体也可呈阳性,X线检查表现既有骶髂关节炎性改变,又有手指、腕关节类风湿改变。强直性脊柱炎合并类风湿关节炎患者往往病情重叠,病势缠绵,预后较差。同时,类风湿关节炎的诊断容易被忽视,应注意及早发现,明确诊断,采取全面综合治疗,利于提高疗效。

66. 强直性脊柱炎需要进行哪些体格检查

由于强直性脊柱炎是一种影响多器官、多系统的全身性疾病,因此对患者进行全面体格检查是必要的。其中,与其他风湿性疾病一样,肌肉骨骼系统的检查更具有针对性和特异性。

(1)肌肉骨骼系统检查:主要包括视诊、触诊、关节活动度测量、肌肉力量评定等。视诊和触诊主要检查双侧对称情况,外观有无结节、肿块、肌肉萎缩、畸形等,以及有无红、肿、热、痛等炎症迹象;同时需要检查疼痛的区域、骨的连续性等。脊柱(尤其是骶髂关节)和髋关节、膝关节、肩关节等外周关节是检查重点。脊柱检查中除了常规检查外,还包括一些专门用于强直性脊柱炎或其他风湿性疾病的试验检查与测量。外周关节检查包括疼痛、肿胀、运动功能及肌腱附着点炎检查等。

(2)眼部检查:由于部分强直性脊柱炎患者存在不同程度的眼部损害情况,可表现为葡萄膜炎、结膜炎和虹膜炎等现象,因此需要仔细检查患者眼部，必要时可请眼科专家会诊。眼部的检查包括视功能、外眼、眼前节和内眼。

　　肌肉骨骼系统检查等体格检查不仅有助于诊断，还可在一定程度上提供判断患者病情严重与否的依据。

67. 如何进行骶髂关节检查

　　骶髂关节炎是强直性脊柱炎的主要临床表现之一。检查时可直接按压骶髂关节：让患者俯卧，检查者双手直接按压在腿部相当于骶髂关节的地方，有炎症时患者往往感到局部疼痛。此外，重要的判断骶髂关节炎的检查如下。

　　(1)骶髂关节定位试验：患者仰卧位于检查床上，检查者用右手抱住患者两腿的膝后部，患者大腿与诊床垂直向上直立，使髋关节屈曲成 90°，小腿自然地搁在检查者右臂上。检查者左手压住患者膝部，使骨盆紧贴检查床。嘱患者全身肌肉放松，以两大腿为杠杆，将骨盆分别向右和向左挤压。正常人无疼痛感。患者若存在骶髂关节炎时，患侧受压时疼痛较轻，而拉开时疼痛较明显。

　　(2)"4"字试验：又称盘腿试验。患者仰卧位于检查床上，先让患者一侧下肢伸直，另一侧髋关节稍外展，膝关节屈曲，足置于伸直侧下肢膝关节上方。检查者一手压住患者伸直侧下肢的髂嵴上以固定骨盆，另一手握住屈膝侧下肢的膝关节部向上搬、向下压（见图 12）。然后两腿交换，按上述步骤重复。正常人无疼痛，可顺利完成。若下压动作时，患者臀部发生疼痛，则提示屈侧存在骶髂关节病变。

　　(3)骶髂关节压迫试验：由于髂骨比较突出，又存在支持关节的韧带，因此对患者进行触诊检查时，骶髂关节一般触摸不到。两侧髂后上棘连线相当于第二骶骨水平通过骶髂关节中心，可为定位参考。正常人骶髂关节无压痛。对患者直接按压骶髂关节，如局部出现疼痛，则提示可能存在骶髂关节病变。

(4)髂嵴推压试验:患者仰卧位于检查床上,检查者双手置于其髂嵴部,拇指置于髂前上棘处,手掌按住髂结节,用力推压患者骨盆。正常人无疼痛。如患者骶髂关节周围疼痛,则提示存在病变可能。

(5)骨盆侧压试验:患者侧卧位于检查床上,检查者按压其双侧髂嵴(图13)。正常人无疼痛。若患者存在骶髂关节病变,则出现疼痛。

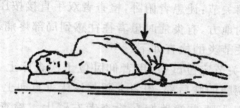

图 13　骨盆侧压试验示意图

(6)悬腿推膝试验:患者仰卧位于检查床的一端,双腿悬空,一腿屈髋屈膝,另一腿直髋屈膝。检查者一手扶屈腿侧下处,向肩部方向推,另一手按另一腿膝向下压(图14)。正常人无疼痛。若患

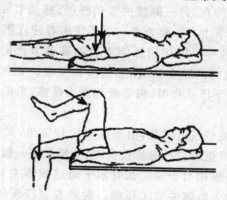

图 14　悬腿推膝试验示意图

者骶髂关节受累,则出现疼痛。

68. 怎样进行强直性脊柱炎患者的脊柱基本状况检查

　　强直性脊柱炎的脊柱基本状况检查,包括对患者脊柱的视诊、触诊、关节活动度检测等。

　　(1)视诊:主要观察患者脊柱两旁是否对称,脊柱的生理曲度是否正常,有无结节、肿块、肌肉萎缩、畸形,以及有无红、肿、热、痛等炎症迹象。其中,驼背畸形等明显的体征是强直性脊柱炎确诊的重要依据。因此,对怀疑有强直性脊柱炎可能的患者需要特别注意脊柱生理曲度方面的检查。强直性脊柱炎患者晚期可见椎旁肌肉萎缩。

　　(2)触诊:强直性脊柱炎患者的触诊检查重点是局部有无疼痛情况,包括压痛、叩击痛等检查。检查脊柱相关疼痛情况时,患者应俯卧位,以使椎旁肌肉处于放松状态,由此可准确发现压痛部位。检查者应用拇指自上而下逐一按压脊椎棘突和椎旁两侧。此外,骶髂关节也是压痛重点检查部位。一般而言,压痛表明病变部位相对表浅,而叩击痛说明病变深在。强直性脊柱炎患者常见腰椎棘突压痛。

　　(3)关节活动度检测:主要是检查患者颈椎、腰椎等各方向自主运动是否受限等。颈椎的关节活动度检测包括颈椎的前屈后伸、左右侧屈和左右旋转。腰椎的关节活动度检测也包括腰椎的前屈(图 15)后伸(图 16)、左右侧屈(图 17)和左右旋转。强直性脊柱炎患者常见腰椎前屈、后

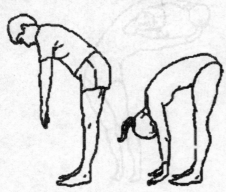

图 15　腰椎前屈(左为患者)

伸、侧屈、旋转等动作受限。

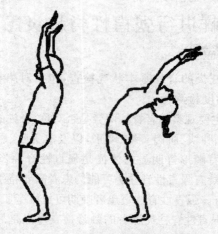

图 16　腰椎后伸（左为患者）

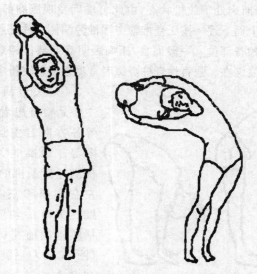

图 17　腰椎侧屈（左为患者）

69. 如何进行强直性脊柱炎患者的脊柱和胸廓专项检查

强直性脊柱炎患者随着病情的进展,椎间韧带钙化,肋胸、肋椎横突关节受累,脊柱生理曲度逐渐消失,脊柱和胸廓的活动度逐渐减少。有针对性的检查项目如下。

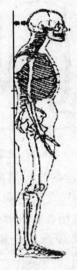

图 18　枕墙距异常

(1)指地距:患者直立,双足并拢,双膝伸直,做弯腰动作,双臂下垂伸直,双手尽量下伸,测量指尖与地面之间的距离(厘米)。正常人应可指尖触地,指地距为 0 厘米。强直性脊柱炎患者由于脊柱病变,往往指尖不能触地,甚至不能弯腰。

(2)枕墙距:患者背部靠墙直立,双足跟紧贴墙壁,双下肢伸直,膝部尽量不要弯曲,背贴墙,收腹、挺胸、收颌、双眼向前平视,测量患者枕骨结节与墙壁之间的水平距离(厘米,图 18)。正常应为 0 厘米。若>0 厘米(即患者枕部不能贴墙),则为异常,表明颈椎受累。

(3)腰椎活动度试验(Schober 试验):患者直立,背部朝向检查者,在患者背部正中线髂嵴水平处做一标记为 0,向下 5 厘米做标记,向上 10 厘米再做另一标记(图 19)。然后让患者弯腰(同时双足并拢、双膝直立),测量两个标记之间的距离(厘米,图 20)。

正常人增加应＞4厘米。若增加＜4厘米,则提示腰椎活动度降低。

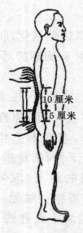
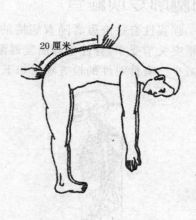

图 19　Schober 试验(1)　　　图 20　Schober 试验(2)

（4）胸廓活动度:患者直立,用带有刻度的软尺测量其第四肋间隙水平(女性乳房下缘)处深呼气和深吸气之间的胸围差(厘米)。正常人＞5厘米。若＜5厘米者为异常,表明患者胸廓受累。

（5）脊柱活动度:测量器由两支长 42 厘米的金属杆构成。一端为可滑动连接,另一端 12 厘米处弯曲 35°,其中一支末端连有 180°的量角器。检查时,将带有量角器的一端置于骶骨,使支点位于第五腰椎/第一骶椎椎间盘水平;另一端置于第一胸椎骨突(图21),然后让患者前屈弯腰,同时双足并拢,双膝直立、双臂下垂,记录测量角度的改变(图 22),正常人＞40°。若＜40°者为异常。同样方法可测定后伸、侧屈范围。

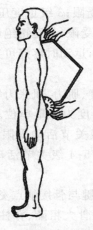
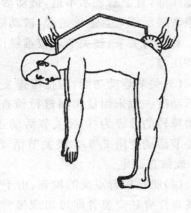

图21 脊柱活动度测量(1)　　图22 脊柱活动度测量(2)

70. 如何进行强直性脊柱炎患者外周关节的检查

　　强直性脊柱炎患者外周关节检查手段以视诊与触诊为主,包括关节肿胀、关节压痛、关节运动功能等检查。

　　(1)关节肿胀:通过视诊和触诊可见或可及关节周围软组织肿胀,包括滑膜增生、关节积液及波动感。关节肿胀的分级方法为:0级无肿胀;1级软组织肿胀,但骨性标志仍可见;2级在1级的基础上,伴有关节积液或看不见骨性标志。

　　(2)关节压痛:关节压痛是指关节不运动时按压关节出现疼痛或运动时出现疼痛的现象。检查者双手在患者关节各方面进行触诊,并遵循"拇指原则"(即按压力度以刚使检查者的拇指指甲甲床变白为宜)。关节压痛的分级方法为:0级无压痛,重压或做最大被动活动时无疼痛;1级轻度压痛,在关节边缘或触及韧带时重压,患者感觉有压痛,被动活动不受限制;2级中度压痛,重压患者感觉压痛,且皱眉表示不适,被动活动轻度受限;3级重度压痛,重压患者表示压痛且退缩逃脱,被动活动严重受限,甚至拒绝压痛检查。对于肩关节、髋关节等较难触诊的部位,运动时疼痛可判定为关节压痛。

(3)关节运动功能:包括检查关节活动度、肌力、肌张力等。关节活动度一般采用量角器进行检查,并以角度为计量单位。关节活动障碍的分级为:0级关节活动正常;1级关节活动受限1/5;2级关节活动受限2/5;3级关节活动受限3/5;4级关节活动受限4/5或强直固定。

(4)肌腱附着点炎的检查:由于韧带、肌腱与骨接触点炎症,早期强直性脊柱炎患者即可出现坐骨结节、股骨大粗隆、脊柱骨突、肋胸关节、柄胸关节及髂嵴、足跟、胫骨粗隆和耻骨联合等部位的压痛。患者此类体征发现率不高,可发生于疾病各期,主要提示病情活动性。

71. 诊断强直性脊柱炎有哪些影像学检查手段

(1)X线检查:X线平片检查方法简便、经济,且具有良好的空间分辨率。常采用正位和侧位摄片,也可进行X线体层摄影,但不能做横断位摄影。可作为治疗后随访的基础影像学片,是判断疗效的重要资料,适用于观察骨骼形态、轮廓及细微结构变化。但其密度分辨力并不理想,仅能反映出密度较大的软组织病变(如钙化、积气、脂肪瘤等),不适用于软组织病变的分析。数字化X线摄片因根据X线吸收率的不同,对获得的影像信息进行再处理,故对骨关节解剖结构的显示优于普通X线摄片。

(2)CT:CT密度分辨率更高,分辨组织密度差的能力较普通X线检查要敏感10～25倍,并具有良好的对比性;也可应用静脉内注射造影剂进行增强扫描来观察骨和软组织结构。螺旋CT可获得连续的成像信息，提高病变的检出率，图像的三维重建更适合于判断复合解剖部位（如骨盆、椎体和腕关节等）的病变。CT可以发现普通X线检查难以发现的病变，对确定病变性质也有一定帮助。由于CT的空间分辨率不及普通X线检查，因此难以反映出骨微细结构的变化，也不能完全代替普通X线检查。只有两者相互补充，才能提高病变的发现率和诊断的正确性。

（3）磁共振成像检查（MRI）：MRI是一种无创性的安全影像学检查方法，对软组织密度分辨率很高，可较准确地区分统一解剖部位各种组织、脏器的轮廓和其间的界限。MRI对四肢大关节及关节周围病变具有很高的诊断价值，能够显示正常与病理的肌腱、关节软骨、骺软骨及关节囊、滑囊、腱鞘等。MRI对软组织层次的分辨力虽然优于CT，但其对水肿、钙化的识别不如CT，骨组织无MRI信号，不能显示骨的细微结构。此外，MRI还具有成像时间长、检查费用偏贵等缺点。骶髂关节炎的MRI除了与X线、CT相同的一些形态学改变外，尚有骨髓水肿等一些特殊表现。

（4）超声波检查：超声波检查已广泛应用于肌肉骨骼系统。特别适用于判断软组织结构，尤其是含水分的软组织结构。超声波检查对表浅病变的判断较病变深在的容易。超声波对判断骨关节炎的关节软骨轻微病变有一定的帮助，适用于观察髋关节、膝关节及软组织病变。由于其诊断正确性往往与操作者的手法技术密切相关，因此操作者的水平可能是造成某些病变漏诊和误诊的原因。

72. 为什么X线摄片是诊断强直性脊柱炎的必要手段

由于所有强直性脊柱炎患者均有不同程度的骶髂关节炎，且骶髂关节为强直性脊柱炎最早受累部位，因此骶髂关节炎的发现对于强直性脊柱炎的诊断至关重要。临床上若怀疑强直性脊柱炎的诊断，则应拍摄骶髂关节X线正位片。通常正位片即可做出诊断,有时需加摄斜位片。骶髂关节 X 线摄片上可以表现为骶髂关节两侧的斑点状硬化、侵蚀,关节间隙狭窄,最后骶髂关节融合强直。需要注意的是,在进行骶髂关节 X 线检查的前一天晚间,患者应服用导泻药,晨起排便后再摄片,以保证 X 线摄片的清晰度。

同时,X 线骶髂关节炎分级是强直性脊柱炎的标记性特点,也是诊断强直性脊柱炎的必备条件。国际学术组织历次修改诊断标准,均要求诊断必须具备双侧Ⅱ级或单侧Ⅲ级以上骶髂关节炎改变。应用 X 线摄片骶髂关节炎分级是早期确诊强直性脊柱炎的关键,尤其是在骨侵蚀前的早期诊断并早期治疗对终止病情进展至关重要。因此,普通 X 线摄片是诊断强直性脊柱炎最实用而可靠的手段。

此外,虽然强直性脊柱炎患者骶髂关节病变发生早,而且是诊断的重要依据,但强直性脊柱炎最为典型的 X 线检查表现是腰椎的竹节样病变,因此腰椎的正、侧位片也不能忽略。必要时,依据不同的临床表现选择胸部正位片或其他相关部位的 X 线摄片检查。

因此,X 线摄片目前仍然是诊断强直性脊柱炎的首选、必要和基本的影像学检查方法,并可作为治疗后随访和判断疗效的工具。目前,低曝光量的数字化 X 线摄片使得患者检查所受的放射辐射显著降低,显影更加清晰。因此,作为检查方法简便,费用相对较低,射线明显低于 CT 扫描的影像学手段,在诊断强直性脊柱炎时具有较好的优势。

73. 为什么有时诊断强直性脊柱炎也采用 CT 或 MRI

之所以在强直性脊柱炎影像学诊断过程中,还会采取 CT 或 MRI 检查手段,是因为 X 线摄片存在的不足及 CT 或 MRI 的优势所致。

总体而言,X线平片有较高的空间分辨率,大部分患者通过拍摄腰椎正、侧位及骨盆正位片即能做出诊断,因此 X 线摄片检查是诊断强直性脊柱炎的关键。然而,由于强直性脊柱炎的 X 线征象较临床症状出现晚,骶髂关节炎常于强直性脊柱炎发病后数月乃至数年后始能发现阳性 X 线征象,一般最早需要发病 3 年后才能出现韧带骨化的征象。同时,由于 X 线摄片对软组织病变的分析不太理想,因此当骶髂关节在 X 线平片上表现不明显时,CT、放射性核扫描、MRI 等影像学检查对强直性脊柱炎早期诊断会提供较大的帮助。

CT 具有良好的密度分辨率,能够发现更多的细小病变,尤其是关节面细小的变化,且不受组织重叠的影响,因此可较好地显示骶髂关节间隙、关节软骨下小囊变和骨硬化、关节周围骨质疏松、骨性强直等征象。较 MRI 检查更容易发现骶髂关节骨侵蚀,显著提高了强直性脊柱炎骶髂关节放射学分级中Ⅰ、Ⅱ级病变的检出率。

MRI 检查可以发现早期骨侵蚀前骶髂关节炎和椎体病灶,对于骶髂关节和脊椎小关节旁骨髓水肿、软骨异常等改变明显优于 CT 检查,因此可作为强直性脊柱炎骶髂关节炎早期首选诊断方法。

所以,目前对于早期骶髂关节病变的影像学检查通常采用高分辨率的 CT 或 MRI。

74. CT 或 MRI 在诊断强直性脊柱炎时能替代 X 线摄片吗

值得注意的是,虽然 MRI 比常规 X 线摄片和 CT 更能早期发现骶髂关节炎症,并可通过动态增强了解骶髂关节炎症的活动性,骶髂关节炎的 MRI 动态增强,与其炎症活动程度的临床表现相一致,有利于病情随访和疗效判定。但是,必须强调,拍摄 X 线骨盆正位片仍不失为强直性脊柱炎的基本放射学检查手段。因为骨盆正位相除了了解骶髂关节外,还可显示双侧髋关节及其他部位(如耻骨联合、坐骨结节、髂嵴等)的情况,有利于了解更多的信息。对于不典型的病例,还便于除外其他疾病。

同时,不是所有强直性脊柱炎患者均需进行骶髂关节 CT 或 MRI 检查。常规 X 线检查大于等于Ⅲ级的放射学骶髂关节炎,一般都可以诊断。对于临床高度疑似或符合外周型脊柱关节炎分类标准而骨盆像正常或不能确定,以及骨盆像显示小于等于Ⅱ级骶髂关节炎者,为进一步确诊可行 CT 检查。

此外,虽然对于估计炎症活动性或疗效评定、随访,动态 MRI 有 X 线平片和 CT 均不可及的优势。但是,由于 CT 和 MRI 在一定程度上也存在着自身缺点,如 MRI 空间分辨率不如 CT,如用于诊断,只在 CT 表现为 0 级、Ⅰ级时才需要。因此,临床上需要权衡诊断需要和彼此的优缺点,由此决定选择。

75. 正常骶髂关节的影像学表现是什么

(1)正常骶髂关节 X 线检查表现:骶髂关节由骶骨和髂骨构成,由于关节面呈斜行,在普通 X 线摄片上因相互重叠而显示不佳。正常的骶髂关节表现为关节面光滑,关节间隙宽度较一致,关节上 1/3 为韧带固定,下 2/3 有滑膜覆盖。下部关节的骶骨侧软骨较髂骨侧厚,为髂骨侧的 2～3 倍,因此当病变侵犯骶髂关节时,髂骨的变化往往早于骶骨出现。

(2)正常骶髂关节 CT 表现:在 CT 片上,骶髂关节的后上 2/3 为关节韧带,呈"V"形,其变异较大;前下 1/3 为滑膜关节,表现呈波浪状。滑膜关节间隙的宽度一般≥2 毫米,但未见有 5 毫米以上者。2 毫米可作为骶髂关节间隙宽度的低限。髂骨侧骨皮质两侧基本对称,但往往前部骨皮质较厚,并向后逐渐变薄,但其厚度常常均匀一致,多数为 1～2 毫米。约 1/3 的正常关节前缘可有不同程度的骨质增生、硬化,偶见骨桥形成。

（3）正常骶髂关节 MRI 表现：正常骶髂关节的 MRI 表现为关节区正常。骶髂关节中等信号的关节软骨和髂、骶两侧低信号关节骨皮质构成了其 MRI 基本表现，即"低信号-中等信号-低信号"的 3 层平行线状结构，其特点是各层线状影的信号、粗细大体上连续、均匀。但有的图像各层结构的粗细和位置并不与解剖完全相对应。MRI 的骶髂关节斜冠状像的背侧层面由于关节后缘凹凸不平，易出现关节破坏的假象。鉴别要点是，骶髂间隙内为各序列均呈高信号的脂肪结构，且与背侧韧带间脂肪相续。

76. 强直性脊柱炎患者骶髂关节 X 线摄片有哪些改变

98％～100％的强直性脊柱炎患者早期即有骶髂关节的 X 线改变。清洁肠道后普通的 X 线摄片便可诊断不同病期的骶髂关节炎。病变一般为双侧对称性，往往由骶髂关节的中下部（即下 2/3 处）开始，髂骨侧先受侵犯。

典型的骶髂关节炎症 X 线摄片表现为关节面模糊，软骨下骨硬化，密度增加。可有小囊状改变，关节缘呈锯齿状。后期表现为关节间隙变窄，甚至消失、融合。

早期表现主要有关节面模糊，关节面下轻度骨质疏松，关节间隙大多正常，软骨下可有局限性毛糙和小囊变，这种改变主要发生于关节的髂骨侧。

病变中期，关节软骨已破坏，表现为关节间隙宽窄不一，并可有部分强直；关节面侵蚀破坏、囊变，呈毛刷状或锯齿状，可有骨质硬化。

病变晚期，关节间隙狭窄、消失；由粗糙条状骨小梁通过关节间隙，产生骨性强直；软骨下硬化带消失，可伴有明显的骨质疏松。

根据纽约标准将病变分为 5 级：0 级为正常骶髂关节；Ⅰ级表现为骨质疏松，关节间隙增宽，可疑的骨质侵蚀和关节面模糊；Ⅱ

级表现为微小的关节面破坏,关节边缘模糊、略有硬化,可见囊性变;Ⅲ级为关节破坏与重建的表现,关节间隙明显变窄,边缘模糊,明确的囊性变,关节两侧硬化,密度增高;Ⅳ级以硬化为主,关节间隙消失,关节融合或强直。其中,Ⅱ级放射学骶髂关节炎的含义为骶髂关节已发生明确的局限性骨侵蚀、硬化,即形态学变化。这意味着,炎症早已存在相当长的一段时间。因此,强直性脊柱炎早期诊断的目标,应该是在骶髂关节形态学变化之前进行诊断。

77. 早期诊断强直性脊柱炎为什么有时选择 CT 检查

总体而言,X线摄片与 CT 对强直性脊柱炎的病理改变敏感性均较高,虽然 X 线摄片的特异性较 CT 强,但是 CT 具有较高的密度分辨率,断层扫描可消除关节前后重叠的干扰,因此 CT 较常规 X 线平片能更清楚显示骶髂关节、髋关节,较多地发现细小改变和更准确显示病变范围,更早地发现病变,还可观察其治疗效果。尤其是 CT 对强直性脊柱炎骶髂关节早期病变的识别比 X 线平片可高一个级别。而强直性脊柱炎骶髂关节Ⅲ至Ⅳ级病变时,CT 与 X 线平片的作用基本相同,一般摄骨盆及腰椎平片即可对强直性脊柱炎做出较肯定的诊断。因此,在早期诊断强直性脊柱炎时,CT 检查可能是一个十分重要的诊断工具。

强直性脊柱炎患者骶髂关节炎的 CT 基本表现为,骶髂关节骨质破坏,早期改变为骶髂关节中下部(滑膜部)髂侧关节面受侵蚀,同时伴有破坏区周围的软骨下骨硬化和关节内小骨突关节小骨桥,这是强直性脊柱炎的重要 CT 征象,有人称之为"多面形图案"。以后呈侵蚀性破坏,边缘增生硬化,关节间隙增宽,随后变窄。部分 X 线平片显示"正常"的患者,CT 薄层扫描清晰显示骶髂关节骨质破坏。

由于 CT 能清晰显示强直性脊柱炎患者骶髂关节炎的病变情

况,因此对于临床高度怀疑、X线摄片疑诊病变但又难以确诊的患者,可行骶髂关节CT扫描作为补充,以此达到排除或肯定诊断的目的。

78. 如何进行骶髂关节炎的CT分级

参照强直性脊柱炎的X线纽约分级标准,CT分级及表现为5级。

0级:CT表现正常或仅有关节面模糊。

Ⅰ级:髂骨侧关节面模糊,局灶性骨质疏松及软骨下骨轻度糜烂,关节间隙及韧带关节正常。

Ⅱ级:关节面模糊,局限性骨质疏松和硬化,软骨下骨侵蚀破坏,微小囊变,关节间隙基本正常,韧带关节局部糜烂或正常。这种改变多见于髂骨侧关节面,骨质侵蚀和囊变多见于滑膜关节的中下部。

Ⅲ级:软骨下骨质有明显的侵蚀破坏和弥漫性硬化,呈毛刷状和锯齿状,边缘模糊,骨质疏松和囊变也明显增多,少数可见骨皮质中断。关节间隙呈不规则狭窄或宽窄不均,可有部分强直。韧带关节骨质侵蚀破坏。

Ⅳ级:全关节严重性骨质侵蚀破坏、硬化、骨质疏松,完全性关节强直。

79. 骶髂关节炎的MRI有哪些基本表现

骶髂关节炎的关节区MRI改变表现为"三层"结构不同程度的破坏。软骨线影增粗、扭曲,皮质中断、凹陷,而且两者的部位往往是一致的。需要注意,MRI的骶髂关节斜冠状像的背侧层面由于关节后缘凹凸不平,易出现关节破坏的假象。反之,发生在骶髂关节后缘的侵蚀破坏灶也可能误为上述正常表现而遗漏。

骶髂关节炎的关节旁改变为脂肪沉积,骨质硬化表现与正常组织相似,仅部分脂肪沉积呈大片状,有别于正常的小条片状。可能与骶髂关节炎的修复有关。脂肪沉积、骨质硬化与骶髂关节的强化、CT 级别无关。关节旁水肿仅见于骶髂关节炎,位于关节周围的髓腔内,以髂骨侧略多见,呈局限、小片状(轻度),或弥漫或大片状(重度)。关节旁水肿与 MRI 强化相关,且骶髂关节旁骨质(髓)有多处水肿出现时,水肿越重,强化越明显。关节旁水肿的出现,直接或间接提示有炎症的活动。0 级、Ⅰ级骶髂关节的关节旁骨髓水肿可能是骶髂关节炎最早期的改变,也可能继发于软骨炎性改变。

骶髂关节炎的 MRI 动态增强,与其炎症活动程度的临床表现相一致。

MRI 可显示骶髂关节的关节软骨异常、骨髓信号增高、脂肪沉积等改变。X 线平片及 CT 所示的骨质侵蚀、骨质硬化,MRI 也能很好地观察到。此外,MRI 还能观察到骶髂关节的关节软骨和骶、髂两侧软骨骨板"低信号-中等信号-低信号"的 3 层平行线状结构的不同程度的破坏,表现为软骨线影增粗、扭曲、皮质中断、凹陷等,以及骶髂关节的关节旁脂肪沉积、水肿、硬化等。

80. 如何进行骶髂关节炎的 MRI 分级

(1)骶髂关节 MRI 分级:将增强前所见关节间隙、关节囊、软骨下骨板、关节旁骨髓等病变,作为骶髂关节炎的慢性指标为 5 级。

0 级:无慢性改变。

Ⅰ级:骨髓局限性脂肪堆积和(或)局限性软骨下硬化和(或)≤2 处侵蚀。≥Ⅰ级者,提示存在骶髂关节炎。

Ⅱ级:中度脂肪堆积和中度软骨下硬化和(或)>2 处无融合的侵蚀。

Ⅲ级:关节间隙假性扩大和(或)轻度部分强直,严重软骨下硬化,以及普遍脂肪堆积。

Ⅳ级:肯定强直。

(2)骶髂关节炎症严重性估计:根据增强程度判定骶髂关节炎的严重性,分级如下。

X级:增强<25%,为无骶髂关节炎。

A级:增强25%~70%,为中度骶髂关节炎。

B级:增强>70%,为严重骶髂关节炎。

81. 强直性脊柱炎的脊柱X线检查有哪些改变

一般认为,强直性脊柱炎的脊柱病变常从脊柱的下部开始,呈上行性发展,并最终累及全脊柱。极少数患者脊柱病变呈跳跃性发展。

(1)椎体特征性改变:早期,椎体上下缘可见局限性骨质侵蚀、破坏,破坏区可局限于椎体前角,也可较广泛,但常伴有不同程度的骨质硬化,即所谓的椎体炎和"亮角征"等早期重要X线表现。随着病变的发展,椎体前缘凹面消失,于晚期形成"方形"椎。

(2)椎体其他改变:早期可有脊柱轻度骨质疏松,并随病情的进展而逐渐显著。关节突小关节表现为关节面模糊、毛糙、侵蚀破坏及软骨下过硬化。

(3)脊柱软组织改变:在病变的晚期,可见广泛的椎旁软组织钙化。前纵韧带、后纵韧带、黄韧带、棘上韧带、棘间韧带和肋椎韧带均可出现钙化,表现为椎体上、下角鸟嘴状突起,随后逐渐于椎间隙的一侧形成骨桥;椎间盘纤维环的外层可见钙化,少数患者可出现椎间盘钙化;最后形成典型的"竹节状"脊柱。椎小关节囊和关节周围韧带骨化呈两条平行的"铁轨"状阴影,棘上韧带骨化则表现为一条正中垂直致密影。椎间隙一般仍保持正常,严重时可出现狭窄和硬化。

(4)其他改变:脊柱强直后,椎体可见明显的骨质疏松,并常伴有脊柱后凸畸形。如同类风湿关节炎一样,本病也可合并寰枢关节半脱位,特别是在头部屈曲位的颈椎 X 线侧位片上更易显示,但其发生率远较类风湿关节炎低。椎体压缩性骨折的发生率约为 12%。

82. 强直性脊柱炎还有哪些影像学表现

(1)骨炎:强直性脊柱炎可在坐骨结节、耻骨和坐骨、股骨大粗隆、跟骨结节等肌腱附着处发生骨膜增生,X 线摄片上表现为羽毛状或胡须样改变,常伴有局部骨质增生、硬化及囊状侵蚀破坏。一般自肌腱或韧带附着处的骨块开始并逐渐密度增高,直至延伸到韧带和肌腱。

(2)髋关节炎:髋关节是强直性脊柱炎最常累及的外周关节,X 线摄片主要表现为关节面虫蚀状破坏;髋臼及股骨头关节面下骨质多个大小的不等囊状改变;关节间隙均匀一致性狭窄或消失,关节边缘常见明显的增生,甚至骨赘形成,并以股骨头外侧面显著,继而可出现股骨颈环形骨赘形成;关节面硬化;关节周围骨质疏松;晚期出现髋关节骨性强直。关节间隙均匀一致性狭窄与骨赘并存是强直性脊柱炎受累髋关节的特征性影像学改变。髋臼囊变是早期影像学征象。髋关节的 CT 改变表现为对称性关节间隙变窄,关节面侵蚀,关节面下囊变,反应性硬化,关节面外缘骨赘及骨性强直。

(3)其他:足跟、坐骨结节和耻骨联合附着点炎表现为跟骨骨刺及局部骨膜炎。

83. 在 X 线摄片上强直性脊柱炎如何与类风湿关节炎相鉴别

目前公认,强直性脊柱炎与类风湿关节炎不是一种疾病,X 线摄片鉴别主要有以下几项。

（1）发病部位不同：强直性脊柱炎主要侵犯中轴骨关节的骶髂关节、脊柱和髋关节，也累及坐骨结节及胸骨柄体结合部，较少累及周围小关节。类风湿关节炎多见于腕关节、掌指关节及近端指间关节。

（2）X线表现不同：强直性脊柱炎早期常侵犯骶髂关节，且多为双侧对称性，脊柱受累常见，且一般呈上行性发展，常伴有脊柱关节韧带和椎旁软组织钙化，寰枢椎半脱位少见。类风湿关节炎则仅有少数晚期患者可累及骶髂关节，且往往为非对称性，常很少有脊柱受累表现，一旦脊柱受累，也常先侵犯上部颈椎，然后下行性发展，寰枢椎半脱位常见。

（3）骨质疏松表现不同：类风湿关节炎早期便可见关节局部骨质疏松，中、晚期则更加明显，严重时骨皮质菲薄。强直性脊柱炎早期则可见脊柱关节尤其是腰椎及双髋关节、股骨颈、三角区等部位的骨质疏松，且常伴有韧带的骨化，甚或骨桥形成。

（4）关节强直性质不同：强直性脊柱炎多为骨性强直。类风湿关节炎受累关节强直多为纤维强直，且于晚期常见关节挛缩变形。

84. 如何运用影像学进行其他疾病的鉴别诊断

（1）脊柱退行性改变：常见于中老年人。X线表现特点是椎体唇样骨质增生，椎间隙不对称性狭窄，无韧带钙化，小关节很少累及，无"竹节"状改变。累及骶髂关节时，表现为软骨下骨硬化、关节间隙狭窄及关节下部骨桥形成。

（2）弥漫性特发性骨质增生：一般见于50岁以上中老年人。常有前纵韧带骨化，棘上韧带、后纵韧带也可骨化，但一般只累及胸腰段以上脊柱，骶髂关节、椎间隙及小关节多正常，其X线显示脊柱的骨质增生和韧带骨化明显而临床症状轻或无。

（3）髂骨致密性骨炎：通常多发于年轻女性。其X线表现特征为双侧髂骨对称性、边缘整齐的三角形致密硬化带,与正常骨的界限清楚,骶骨侧骨质无异常改变,骶髂关节间隙正常。

(4)腰椎间盘突出症:腰椎间盘突出症病变局限于脊柱,无疲劳感、发热等全身表现,血沉等所有实验室检查均正常,通过 CT、MRI 检查可明确鉴别。

(5)感染性骶髂关节炎:表现为单侧关节间隙增宽或狭窄,关节面骨质破坏,周围软组织肿胀。早期关节囊肿胀,关节间隙增宽,随后骨质疏松,骨质破坏、增生并存,骨性关节周围软组织钙化。同时,X 线摄片改变发展迅速,2～3 周关节面模糊,侵蚀及间隙增宽,约 2 个月后即可见骨性强直。

(6)骶髂关节结核:表现为单侧关节面下囊状骨破坏,软骨下骨硬化不明显,关节周围寒性囊肿形成。早期关节面模糊,关节间隙增宽,骶骨和髂骨前下 1/3 骨质破坏区,破坏腔的边缘不清,相应软组织有残留小骨片,散在斑点状高密度钙化及死骨。

85. 超声影像学检查诊断强直性脊柱炎有什么优势

近年来,超声影像学诊断逐渐成为强直性脊柱炎等疾病的重要影像学检查手段。超声影像学在判断强直性脊柱炎肌腱附着点炎、滑膜炎、滑囊炎及囊肿、骨与软骨病变等方面具有一定的优势,同时对强直性脊柱炎疾病活动性、预后和疗效评定方面也具有独特的优势。

(1)对肌腱附着点炎的判断:肌腱附着点炎是强直性脊柱炎的一项重要临床特征。由于 X 线、CT 等对肌腱等软组织的显影存在一定的缺陷,因此运用能够准确判断肌腱附着点的影像学技术十分重要。超声影像学检查在检测肌腱附着点炎的表现方面尤为敏感,甚至能够检测到亚临床病变,具有较好的特异性和敏感性,可作为肌腱附着点炎诊断的金标准。具体超声影像学表现为在两个垂直平面可见异常低回声和（或）肌腱或韧带在骨插入点增厚，还可能出现多普勒信号和肌腱附着点骨赘、糜烂或不规则等表现。

（2）对滑膜炎的判断：超声影像学检查可以检测出滑膜增生、积液和血管生成等滑膜炎表现。滑膜增生时，超声影像学表现为异常低回声，不能移动，难以被压缩，且可显示多普勒信号。

（3）滑囊炎及囊肿的判断：超声影像学检查非常适用于含水分软组织结构的检查，通过直接多平面扫描与动态检查相结合，可同时提供解剖与功能的分析。通过超声检查不仅可以估计滑囊及囊肿积液量的多少，还可显示其形态、与体表皮肤的距离和其周围软组织的情况，并且可进行超声定位，甚至在超声直接引导下安全地实施介入穿刺抽液和药物注射治疗。

（4）骨与软骨病变的判断：超声影像学检查可以发现不同程度的关节面软骨和软骨下骨的糜烂、侵蚀等病变。

（5）骶髂关节病变的判断：由于骶髂关节间隙很小，一般情况下超声影像学检查很难显示其髂关节内部情况。但是，运用彩色多普勒超声技术可发现活动性骶髂关节炎患者骶髂关节后部周围的血管形成增加，阻力指数减少，因此可以诊断和随诊活动性骶髂关节炎。

此外，介入超声影像学技术具有较高的准确性，不仅可以实现造影检查、病理活检，还可以进行超声引导下经皮穿刺引流和药物注射，对于处在深部的髋关节或者结构复杂、局部血流丰富的关节，还具有安全、患者痛苦小、并发症少等优点。

86. 强直性脊柱炎患者应做哪些实验室检查

（1）类风湿因子：类风湿因子检查是用于鉴别血清阴性脊柱关节病的一项重要实验室检查指标。强直性脊柱炎患者类风湿因子为阴性。

（2）HLA-B27：大部分强直性脊柱炎患者 HLA-B27 阳性，因此是强直性脊柱炎患者十分重要的实验室检查指标。随着目前越来越多的 HLA-B27 亚型被人们发现和认识，HLA-B27 亚型的检测也成为近来强直性脊柱炎实验室检查的热点。基因芯片等检测方法将会为强直性脊柱炎患者的诊断、治疗及预后提供更详细和准确的信息。

（3）血沉：即红细胞沉降率。由于强直性脊柱炎患者存在炎症、组织损害等情况，因此血沉在强直性脊柱炎患者病情活动期常常增高。

（4）C 反应蛋白：是一种典型的急性时相反应物质的蛋白质，具有多种生物活性，被认为是最敏感的炎症指标之一。炎症性疾病的 C 反应蛋白浓度高于非炎症性疾病，炎症急性期 C 反应蛋白的浓度高于炎症慢性期。监测强直性脊柱炎患者 C 反应蛋白，对判断患者病情、病情活动情况和评估疗效有重要意义。

（5）其他实验室检查：包括血常规、尿常规、肝功能、肾功能、细胞因子、骨代谢指标和血液流变学等项目。

总之，强直性脊柱炎的血液化验常无特异性改变。虽然 90% 以上患者血清中 HLA-B27 阳性，但也只能作为诊断的参考。处于活动期的患者大多血沉增快，50% 以上的患者血清 C 反应蛋白增高和免疫球蛋白升高，因此可用作辅助指标监测强直性脊柱炎的活动程度。

87. 什么是类风湿因子

类风湿因子为针对人类或动物免疫球蛋白 Fc 片断的抗原决定簇产生的特异性抗体，是一种以变性 IgG 为靶抗原的自身抗体，故也被称为抗抗体。类风湿因子存在类风湿关节炎及某些自身免疫病患者的血清和关节液内，类风湿关节炎患者和约 50% 的健康人体内都存在有产生类风湿因子的 B 细胞克隆，在变性 IgG

或 EB 病毒直接作用下，可大量合成类风湿因子。健康人产生类风湿因子的细胞克隆较少，而且单核细胞分泌的可溶性因子可抑制类风湿因子的产生，故一般不易测出。

类风湿因子在生物学上有两方面的作用。在某些环境下，类风湿因子可以通过提高机体对血液循环免疫复合物的清除作用而保护机体；另一方面类风湿因子与体内变性 IgG 结合成免疫复合物，活化补体，或被吞噬细胞吞噬，后者释放溶酶体酶、活性肽、胶原酶、前列腺素 E 等，造成关节损伤或血管炎。

类风湿因子有 IgG、IgA、IgM、IgD、IgE 5 类。常规测定的为 IgM 类风湿因子，测定的方法普遍采用 IgG 包被乳胶的凝集实验。

检测原理为吸附有聚合人 IgG 或聚合兔 IgG 的聚苯乙烯颗粒，加入待测血清，根据有无凝集反应判定有无类风湿因子。

88. 类风湿因子阳性有什么临床意义

(1)1％～5％的正常人类风湿因子可为阳性。

(2)80％以上的类风湿关节炎患者类风湿因子呈现阳性反应。一般认为，IgM 类类风湿因子的含量与类风湿关节炎的活动性无密切关系；IgG 类类风湿因子与类风湿关节炎患者的滑膜炎、血管炎和关节外症状密切相关；IgA 类类风湿因子见于类风湿关节炎、硬皮病等。

(3)类风湿因子也可见于其他多种疾病，如干燥综合征、系统性红斑狼疮、进行性系统硬化症、幼年型类风湿关节炎、多发性动脉炎、结节病等。

(4)强直性脊柱炎属于血清阴性脊柱关节病(血清阴性即指类风湿因子阴性)，阳性率等同于一般正常人群。所以，类风湿因子是强直性脊柱炎与类风湿关节炎的一个重要鉴别指标。但是需要注意的是，有少部分类风湿关节炎患者的类风湿因子阴性，需要根据临床表现、体征及其他指标仔细鉴别。

(5)也有少数合并患有强直性脊柱炎与类风湿关节炎的重叠患者,类风湿因子呈阳性。

89. 如何检查 HLA-B27

现已发现 B27 基因有 22 个亚型,多数与强直性脊柱炎相关。由此表明,各种 B27 亚型分子肽结合槽中存在共同结构,其对治病抗原肽的提呈及强直性脊柱炎的发生至关重要。B27 基因亚型具有不同的种族和人种流行情况。

由于 HLA-B27 属于 I 类抗原,广泛分布于白细胞等所有有核细胞的表面及血小板上,因此 HLA-B27 通常采用 HLA 血清分型法中的微量补体依赖淋巴细胞毒试验进行检测。

(1)检测方法原理:具有细胞毒作用的抗体(含于标准分型血清中)与待测细胞表面 HLA 特异抗原相结合,抗体分子上的补体结合点暴露,与补体相结合,在淋巴细胞表面发生一连串的补体级联反应,生产具有攻击细胞膜活性的补体活化片断,对细胞产生损伤或裂解的细胞毒作用。然后,利用染料排斥实验来判别待检细胞的存活与死亡与否,根据死亡细胞的百分率判断细胞毒强弱,在实验系统中,若出现细胞毒现象,实验结果为阳性,反之则为阴性。

(2)其他检测:方法包括流式细胞术法、酶联反应测定法、PCR-SSP 法等。其中,PCR-SSP 法是近年来发展十分迅速的一种体外扩增基因的新技术,这种方法特异性强、快捷、简便、准确且不需要活细胞标本,只需要极少量的细胞在 3～4 小时即可将目的基因扩增数百万倍,从基因的水平进行 B27 检测。

90. HLA-B27 阳性有哪些临床意义

(1)在与 HLA-B27 相关的血清阴性脊柱关节病中,强直性脊柱炎与 HLA-B27 的相关性最强。80%～90%的强直性脊柱炎患者 HLA-B 阳性。HLA-B27 阳性患者患有强直性脊柱炎的概率是 HLA-B27 阴性者的 $200 \sim 300$ 倍。且已证实,HLA-B27 分子是强直性脊柱炎的原发关联成分。

(2)HLA-B27 与强直性脊柱炎的相关强度有明显的民族和种族差异。我国强直性脊柱炎患者中 HLA-B27 阳性率为 $80\% \sim 100\%$。而印第安人或白种人强直性脊柱炎患者的 HLA-B27 阳性率则相对较低。

(3)HLA-B27 在正常人中的阳性率为 $6\% \sim 8\%$,其他可见于银屑病性关节炎、瑞特综合征、肠病性关节炎、幼年类风湿关节炎及沙门菌感染后关节炎等。类风湿关节炎 HLA-B27 阳性率不高。

所以,HLA-B27 阳性只对诊断强直性脊柱炎有重要参考价值,而不能根据是否存在 HLA-B27 而确定或排除强直性脊柱炎的诊断。对于尚不符合诊断标准的高度疑似的病例,检查 HLA-B27 有助于对疾病的早期诊断及预防。

91. HLA-B27 阳性就一定是强直性脊柱炎吗

HLA-B27 是一种与强直性脊柱炎相关的致病基因,相关强度居于与 HLA 有关联的疾病之首,其编码的 B27 抗原在细胞免疫应答中起重要作用。强直性脊柱炎患者的 HLA-B27 抗原阳性率在 $83\% \sim 95\%$,而正常人群 HLA-B27 阳性出现的频率平均为 $6\% \sim 8\%$,并显示了种族和地区之间的差异。

在 HLA-B27 阳性人群中,强直性脊柱炎的发病率较高,强直性脊柱炎患者的一级亲属中 HLA-B27 阳性者非常易患本病,患病率可达 $11\% \sim 21\%$,单卵孪生中强直性脊柱炎患病的一致性超过 50%,说明 HLA-B27 阳性人群中存在遗传易感性。另外,HLA-B27 阳性个体的子代约有 50% 的机会携带相同的抗原(即

HLA-B27 阳性)。

但是,尽管 HLA-B27 与强直性脊柱炎有很强的相关性,然而查出 HLA-B27 阳性并不能确诊为强直性脊柱炎,因为 HLA-B27 阳性的人群中仅 20％的人患有强直性脊柱炎。HLA-B27 仅为强直性脊柱炎的一个容易发病的因素。同时,HLA-B27 阳性是具有遗传性的,终身携带,不会随治疗而转阴,HLA-B27 阳性也不会必然患病。HLA-B27 阴性的强直性脊柱炎的临床特点如下:以非高加索人群多见。发病年龄较大,通常为 18～50 岁。极少有家族聚集性。急性虹膜炎少见。病情严重性较 HLA-B27 阳性者轻。

92. 强直性脊柱炎患者血沉有什么变化

血沉是反映验证活动较重要的实验室检查。血沉与红细胞钱串样形成有关,并与红细胞聚集大小呈正比。然而,其大小决定于血浆特性,而非细胞本身。影响血沉的主要血浆成分是纤维蛋白原、α 球蛋白、γ 球蛋白。肝脏疾病患者血浆纤维蛋白原的浓度是低的,血沉与血浆球蛋白密切相关;另一个影响血沉的因素是在红细胞膜表面存在的唾液酸,携带有唾液酸的糖蛋白促使红细胞聚集。血沉升高时,红细胞膜和血清唾液酸水平升高,但两者并无定量关系。

当体内存在炎症时,肝内纤维蛋白原合成增加,血沉增快。一般在炎症发作 48 小时内即能发现,而在炎症消退 10 日后纤维蛋白原下降,血沉恢复。

(1)检验方法:目前应用最可靠的方法是魏氏法。

(2)正常参考值:男性＜15 毫米/小时;女性＜20 毫米/小时。

(3)临床意义:血沉不是一项特异性指标,增高多代表体内存在炎症,可见于多种疾病,如发热、肝炎等。几乎各种风湿免疫疾病患者的血沉都可以增快。

75％的强直性脊柱炎患者血沉增高,并与病情的活动有一定的相关性。血沉增快的强直性脊柱炎患者可能处于活动期，这些患者往往存在低热、关节肿胀、疼痛等明显特点。血沉正常的强直性脊柱炎患者病情一般比较稳定，往往疼痛症状不明显。

需要指出的是，血沉的高低并不一定与疾病的程度呈正比，临床上可以见到许多患者病情较为严重，腰背僵直，脊柱变形，骶髂关节融合，但血沉正常。遇到血沉增高的强直性脊柱炎患者，血沉降低可结合其他指标评价治疗效果。但是，也要注意，血沉是一项比较敏感的指标，易受其他因素影响，如感染等，所以治疗过程中血沉出现反复时要注意除外其他因素的影响。

93. 什么是 C 反应蛋白

C 反应蛋白是一种能与肺炎链球菌 C 多糖体反应的急性时相反应蛋白，能激活补体，促进吞噬及其他的免疫调控作用。

（1）检验方法：目前主要用免疫化学法。其原理是利用特异抗 C 反应蛋白抗体与检样中 C 反应蛋白反应，根据形成的沉淀环直径、沉淀峰高度和凝聚程度与呈色程度，判定检样中的 C 反应蛋白含量。

（2）参考值：C 反应蛋白含量与年龄相关。新生儿 $0.1 \sim 0.6$ 微克/毫升；幼儿 $0.16 \sim 1.6$ 微克/毫升；学龄儿童 $0.17 \sim 2.2$ 微克/毫升；成年人 $0.42 \sim 5.2$ 微克/毫升；孕妇血清 C 反应蛋白含量甚高，可达 $4.4 \sim 46.8$ 微克/毫升。

（3）临床意义：C 反应蛋白异常可出现多种疾病早期，如感染性疾病（各种细菌感染、重症肺结核等），风湿类疾病（类风湿关节炎、瑞特综合征、各种血管炎等），肿瘤，肝胆疾病，血液疾病，心血管疾病，烧伤，器官移植，外科手术后等。

与血沉相仿，C 反应蛋白的特异性不高，是一种急性反应的一般指标。一般在几日内很快达到高峰，8～10 日恢复到正常水平。75%强直性脊柱炎患者可见 C 反应蛋白升高，在除外其他可引起

C反应蛋白甚高的疾病(如感染等)后,表明病情可能处于活动期。C反应蛋白的高低也不一定与病情程度呈正比。值得注意的是,血沉增快的患者中有96%C反应蛋白也会升高,但C反应蛋白的升高和恢复比血沉要快,且不易受血浆成分(如免疫复合物、γ球蛋白)改变的干扰,所以在用于对病情活动及治疗效果的评价时比血沉更敏感更可靠。

94. 强直性脊柱炎患者其他实验室检查有什么改变

(1)免疫球蛋白:免疫球蛋白是人体受抗原刺激后所产生的一种具有抗体活性的蛋白质,可分为IgG、IgM、IgA、IgE、IgD 5类。血液中免疫球蛋白含量的测定多采用单向环状免疫扩散法。

IgA、IgG、IgM的增高见于各种感染,自身免疫疾病,肝脏疾病(慢性活动性肝炎、原发性胆汁肝硬化、隐匿性肝硬化),M蛋白血症。IgA、IgG、IgM的降低见于低免疫球蛋白血症。

强直性脊柱炎患者可见IgA轻到中度增高,可能提示强直性脊柱炎患者体内微生物抗原(多来自肠道)的持续存在。强直性脊柱炎可有IgG、IgM增高,提示存在炎症与免疫损伤,并可能与强直性脊柱炎伴发外周关节受累有关。

(2)补体:新鲜血清中存在一种不耐热的成分,可辅助特异性抗体介导的溶菌作用,由于这种因子是抗体发挥溶细胞作用的必要补充条件,故被称为补体。

补体的生物学功能可分为如下几个方面:补体介导的细胞溶解,这种作用是机体抵抗微生物感染的重要防御机制,调理作用,参与炎症反应,清除免疫复合物,免疫调节作用,补体与其他酶系统的相互作用。

与强直性脊柱炎有关的补体检测为总补体溶血活性测定、血清C3测定、血清C4测定、血清C3裂解产物测定。强直性脊柱炎可有总补体溶血活性正常或增高,这与关节局部炎症和组织损伤有关。此外,总补体溶血活性的增高还见于急性炎症,感染,其他引起组织损伤的疾病(如风湿热急性期、结节性动脉周围炎、皮肌炎、伤寒、瑞特综合征和多发性关节炎),癌肿,骨髓瘤等。强直性脊柱炎可有血清 C3 正常或增高,与组织损伤和局部炎症有关。强直性脊柱炎可有血清 C4 增高,多见于伴有外周关节受累的患者。强直性脊柱炎患者血清 C3 裂解产物升高多见于伴外周关节受累者。

95. 常规实验室检查对强直性脊柱炎患者诊断有帮助吗

(1)血常规:强直性脊柱炎患者血常规一般正常,急性活动性患者可见轻度正细胞性正色素性贫血,轻、中度白细胞升高,血小板升高。血常规检查有助于了解强直性脊柱炎患者全身情况,指导选择用药。单独或联合应用非甾体抗炎药、糖皮质激素、改善病情抗风湿药、雷公藤制剂治疗的患者应定期检查血常规,以监测药物不良反应的发生。

(2)尿常规:强直性脊柱炎患者尿常规一般正常。如发现尿蛋白升高,应警惕继发淀粉样变或药物不良反应。

(3)肝肾功能:强直性脊柱炎患者一般肝肾功能正常。在继发IgA 肾病和肾淀粉样变时,肾功能可能出现异常。检查肝肾功能有助于了解患者全身状况,指导用药。单独或联合应用非甾体抗炎药、糖皮质激素、改善病情抗风湿药、雷公藤制剂治疗的患者也应定期检查肝肾功能,以监测药物不良反应的发生。

(4)关节液检查:强直性脊柱炎的滑膜液检查结果与一般炎症性关节炎相同。与类风湿关节炎滑液相鉴别之处为补体一般正常;部分患者可检出单核细胞(吞噬了变性多核白细胞的巨噬细胞);吞噬了免疫球蛋白和补体的吞噬细胞。

(5)滑膜组织学检查:强直性脊柱炎在普通显微镜下与类风湿关节炎患者滑膜大致无差别,但组织免疫学检查显著不同。强直性脊柱炎浆细胞浸润以 IgG、IgA 型为主,而类风湿关节炎以 IgM 型为主。在患者有两种疾病并存的情况下,滑膜组织学检查有助于判断。

(6)碱性磷酸酶:几乎存在于机体各个组织,但以骨骼与牙齿、肾脏和肝脏中的含量较多。碱性磷酸酶主要由成骨细胞产生,在骨骼疾病特别是有新骨生成时,血液内碱性磷酸酶活性增高,又因其在肝脏排泄,故在肝脏疾病时血中碱性磷酸酶含量增高。强直性脊柱炎约 50% 患者血清碱性磷酸酶升高,但与病情活动性或病程无关,可能与病变的广泛程度有关,可能提示存在骨侵蚀。

96. 为什么强直性脊柱炎患者还需进行骨密度检查

强直性脊柱炎患者常合并骨质疏松症,发生率为 18.7%～62%,且在患病早期就可出现,以男性强直性脊柱炎患者多见。

正常人的骨量在 10～25 岁处于蓄积阶段,30 岁左右达到高峰,35～40 岁开始减少。而强直性脊柱炎发病多在 20～30 岁,甚至更早。因此,由于疾病的原因造成强直性脊柱炎患者的骨量不能正常地蓄积,所以在患者 30 岁时也往往不能达到骨量的高峰。而随着年龄的增长和疾病的影响,骨量会进一步减少。

强直性脊柱炎患者常合并骨质疏松症的具体表现为骨量减少、骨代谢异常。

强直性脊柱炎引起骨质疏松的机制尚不完全清楚,可能是多方面因素共同作用的结果,相关因素包括炎症、药物、遗传基因、物理因素等。其中,早期强直性脊柱炎患者的骨质疏松症主要是疾病本身炎症所致,并与疾病的持续活动性有关。晚期强直性脊柱炎患者可能因为长期大量应用激素控制炎症,激素在骨质疏松症的发病中占重要因素。强直性脊柱炎患者由于脊柱强直等造成运动功能受限和减少，可以导致失用性骨质疏松症，这一物理因素也是造成或促使强直性脊柱炎患者骨质疏松症的原因之一。

因此，强直性脊柱炎患者还需进行骨密度检查。具体检查方法包括单光子吸收测定法、双能 X 线吸收测定法、定量 CT 法和超声测定法。其中，双能 X 线吸收测定法是诊断骨质疏松症的金标准。

97. 脊柱关节病诊断标准有哪些

（1）欧洲脊柱关节病研究组标准（1990 年）：炎性脊柱痛或滑膜炎（不对称性或主要位于下肢）加下列一项或多项：阳性家族史，银屑病，炎性肠病，交替性臀区痛，附着点病变，骶髂关节炎。

（2）Amor 脊柱关节病的诊断标准（1991 年）：积分≥6 分，可诊断为脊柱关节病。

①临床症状或过去病史。夜间腰痛、背痛或腰背僵硬，1 分；不对称性关节炎，2 分；臀区痛（左、右侧交替，或一侧，或双侧），1～2 分；足趾或手指腊肠样肿，2 分；足跟或其他明确的附着点痛，2 分；虹膜炎，2 分；非淋球菌性尿道炎并存，或关节炎起病前 1 个月内发生，1 分；急性腹泻并存，或关节炎起病前 1 个月内发生，1 分；银屑病或龟头炎或肠病（溃疡性结肠炎、克罗恩病），2 分。

②放射学检查。骶髂关节炎（双侧大于等于Ⅱ级，单侧大于等于Ⅲ级），3 分。

③遗传背景。HLA-B27 阳性或一级家属中有阳性强直性脊柱炎、瑞特综合征、葡萄膜炎、银屑病或慢性结肠病，2 分。

④对治疗反应。使用非甾体抗炎药后主诉症状明显改善，停药后疼痛复发，2 分。

（3）Mau 脊柱关节病的早期诊断标准：积分＞3.5 分可诊断骨关节病。

①遗传。HLA-B27 阳性,1.5 分。

②临床表现。炎性脊柱痛,1 分;腰痛放射至臀、大腿后侧,自发或骶髂关节加压后引出,1 分;胸痛,自发或胸部加压后引出,或胸廓活动度≤2.5 厘米,1 分;周围关节痛或足跟痛,1 分;前虹膜炎,1 分;颈椎或腰椎几个方向活动受限,1 分。

③血沉增快。50 岁以下,男性、女性>15 毫米/小时;或 50 岁以上,男性>20 毫米/小时,女性>30 毫米/小时,1 分。

④放射检查。骨赘、椎体方形、桶形胸、椎体骨突关节或肋椎骨横突关节受累,1 分。

98. 强直性脊柱炎诊断标准有哪些

(1)罗马标准:强直性脊柱炎最早采用的诊断标准是 1961 年在罗马会议上提出的诊断标准,即罗马标准。罗马标准分为放射学标准和临床标准 2 大部分。

①放射学标准。X 线检查双侧强直性脊柱炎特征性骶髂关节炎表现(除外双侧骶髂关节骨性关节炎)。

②临床标准。腰痛、晨僵 3 个月以上,休息不缓解;胸部疼痛、僵硬;腰椎活动受限;胸廓扩张受限;虹膜炎现症、既往史或后遗症。

符合放射学标准和 5 项临床标准之一,或具备 4 项临床标准者,可诊断强直性脊柱炎。但这一标准对放射学标准要求不是很严格,而且对骶髂关节炎的 X 线表现缺乏具体的描述和规定,所以对强直性脊柱炎的诊断有一定的缺陷。

(2)纽约标准:1966 年制定的纽约标准曾在临床长期被采用。这一标准结合临床症状、体征与骶髂关节炎的 X 线检查分级,将具有 X 线Ⅲ至Ⅳ级的双侧骶髂关节炎并伴有任何一项症状者,或有Ⅲ至Ⅳ级单侧骶髂关节炎或Ⅱ级的双侧骶髂关节炎伴有第一条症状或同时有第二条和第三条症状者即可确诊为强直性脊柱炎。

若具备了 X 线双侧骶髂关节炎,但无临床症状者,则诊断为可能的强直性脊柱炎。虽然这一诊断标准详细描述并强调了骶髂关节炎的 X 线检查分级,提高了诊断的敏感性和特异性,但在临床使用中仍然出现了一定的不足,按照这一诊断标准所诊断的强直性脊柱炎患者多已处于疾病的中晚期,很多早期强直性脊柱炎患者没有被及时诊断,不利于早期治疗。具体标准如下。

①临床症状、体征。腰椎前屈、后伸、侧屈 3 个方向活动受限,腰背痛史或现在症,第四肋间隙测量胸廓活动度<2.5 厘米。

②X 线检查骶髂关节炎分级。0 级,正常;Ⅰ级,可疑变化;Ⅱ级,轻度异常,可见局限性侵蚀、硬化,但关节间隙无改变;Ⅲ级,明显异常,为中度或进展性骶髂关节炎,伴有以下一项或一项以上改变:侵蚀、硬化、关节间隙增宽或狭窄,或部分强直;Ⅳ级,严重异常,完全性关节强直。

99. 什么是强直性脊柱炎修改的纽约标准

1984 年,在对患病人群和家族调查的基础上,对 1966 年纽约标准进行了修改,并制订了新的纽约标准。这一标准是目前广泛通用的诊断标准。与 1966 年纽约标准相比,这一修改标准提高了强直性脊柱炎诊断的敏感性,但第三条临床标准胸廓活动度在相应年龄、性别的正常人中的数值尚不明确,而且临床上Ⅱ级骶髂关节炎诊断并非易事。另外,同样也忽略了本病的早期症状,因此也仍然存在不足之处。

修改的纽约诊断标准包括临床标准和放射学标准。临床标准:腰痛、晨僵 3 个月以上,活动时改善,休息无改善;腰椎额状面、矢状面活动受限;胸廓活动度低于相应年龄、性别的正常人。放射学标准:双侧骶髂关节炎大于等于Ⅱ级,或单侧骶髂关节炎Ⅲ至Ⅳ级。

肯定强直性脊柱炎：符合放射学标准和 1 项以上临床标准。可能强直性脊柱炎：符合 3 项临床标准，符合放射学标准而不具备任何临床标准（除外其他原因所致骶髂关节炎）。

100. 我国强直性脊柱炎的诊断标准是什么

由于 CT、MRI 在强直性脊柱炎放射学检查中的作用显著，为骶髂关节的形态学改变提供了有力的依据，降低或避免了误诊和漏诊，使强直性脊柱炎早期诊断成为可能。因此，我国专家于 2001 年提出包含 CT、MRI 等影像学在内的诊断标准。符合临床标准第一项及其他各项中的 3 项，以及影像学、病理学标准之任何 1 项者，可诊断强直性脊柱炎。

（1）临床表现

①腰和（或）脊柱、腹股沟或下肢酸痛不适；或不对称性外周寡关节炎，尤其是下肢寡关节炎症状持续≥6 周。

②夜间痛或晨僵≥0.5 小时。

③活动后缓解。

④足跟痛或其他肌腱附着点痛。

⑤虹膜睫状体炎现症或既往史。

⑥强直性脊柱炎家族史或 HLA-B27 阳性。

⑦非甾体抗炎药能迅速缓解症状。

（2）影像学或病理学

①双侧 X 线检查骶髂关节炎大于等于Ⅲ级。

②双侧 CT 检查骶髂关节炎大于等于Ⅱ级。

③放射学骶髂关节炎不足Ⅱ级者，MRI 表现关节旁水肿和（或）广泛脂肪沉积，尤其动态增强检查关节或关节旁增强＞20％者。

④骶髂关节病理学检查显示炎症者。

101. 对强直性脊柱炎诊断标准应持什么观点

（1）具备腰背痛等强直性脊柱炎典型症状和骶髂关节炎符合强直性脊柱炎放射学改变者，按照 1984 年修改的纽约诊断标准进行诊断并不困难。

（2）在没有典型的症状和骶髂关节炎放射学改变时，要注意防止误诊、漏诊。可先按照欧洲脊柱关节病研究组标准、Amor 脊柱关节病诊断标准和 Mau 脊柱关节病早期诊断标准分别进行评分，以判断是否符合脊柱关节病或未分化脊柱关节病，尤其是 Mau 脊柱关节病早期诊断标准可视为早期强直性脊柱炎及未分化脊柱关节病的计分诊断标准。对这些患者要定期随访，及时发现患者症状、体征等病情变化及放射学改变。

（3）早期骶髂关节炎在 X 线摄片上经常很难确定，这可由多方面原因引起，如骶髂关节的解剖结构较为复杂、易受盆腔内其他结构（肠内气体及内容物等）的干扰；X 线摄片的分辨率较低；阅片者经验；阅片者的主观印象等。这些均决定了 X 线摄片对骶髂关节炎诊断的准确性和敏感性。因此，在 X 线摄片诊断存疑时，建议采用骶髂关节 CT 检查。CT 对 Ⅰ 至 Ⅲ 级骶髂关节炎的诊断常比 X 线摄片要敏感一个级别。CT 的分辨率高，各层面无干扰，有利于发现早期骶髂关节骨质侵蚀、硬化及囊性变等轻微改变。

102. 为什么强直性脊柱炎需要早期诊断

由于强直性脊柱炎的确切病因目前尚不明确，而且本病的病程漫长，往往大多数患者发病较隐匿，迄今为止，无统一的特异性诊断标准，所以本病的及时诊断尚存在一定的困难，经常有误诊、漏诊。有统计结果表明，确诊强直性脊柱炎时患者平均病程在 6 年以上。因此，强直性脊柱炎是延误诊断时间最长的疾病。

由于强直性脊柱炎发病于 20～30 岁的年轻人,这一年龄段正是人生年富力强的阶段,如果因为强直性脊柱炎未能得到及时诊断并由此获得有效的治疗,疼痛、活动受限等功能问题会严重影响患者的日常生活与工作,导致生活质量下降,给患者及其家庭、社会均会带来沉重的负担。

而且,随着患者病情的进展,一旦出现关节畸形,则无药物能使之恢复。因此,早期诊断可以有利于及时采取正确的治疗方法,延缓或避免骨质破坏,甚至关节畸形,以取得良好的治疗效果和预后。

在临床工作中发现,具备典型的临床症状和 X 线的骶髂关节炎改变时,确诊强直性脊柱炎并不困难,但此时患者病情多已属于中、晚期,治疗具有较大难度,且影响患者预后,致使患者致残率较高。所以,通过一系列积极的措施,早期诊断强直性脊柱炎十分必要。

103. 早期诊断强直性脊柱炎为什么需要重点关注患者腰背痛

强直性脊柱炎是一个慢性、进行性、疼痛性、炎症性风湿类疾病,起病时症状隐匿,随后逐渐加重。从发病到明确诊断的时间相对较长,平均为 6 年的时间。而一旦发生强直性脊柱炎,患者的脊柱僵硬和活动受限进行性加重,甚至会限制胸廓活动。同时,随着病程的进展,强直性脊柱炎患者部分强直性脊柱炎患者可有脊柱外的其他关节受累,尤其是髋关节和肩关节。从而影响患者的正常生活和工作,因此早期诊断十分重要。

由于强直性脊柱炎首发症状通常为腰背部疼痛和僵硬,因此早期诊断应重点关注患者的腰背痛。

腰背痛属于较为常见的症状,是 45 岁以下成年人常见的问题。大部分患者属于所谓的非特异性腰背痛,可在 6 个月内恢复,只有少部分患者与强直性脊柱炎有关。大部分强直性脊柱炎患者的早期诊断依据是良好的病史和完整的临床检查,但是也容易误诊或漏诊。区分强直性脊柱炎腰背痛和其他腰背痛有助于早期诊断。

早期强直性脊柱炎的腰背痛通常是位于臀部或下背部深处的非局限性的放散性疼痛。腰背痛和僵硬可能与腰背部肌肉紧张有关。症状典型的在晨起加重(所谓"晨僵"),原因是较长时间的不活动导致疼痛和僵硬加重。有时疼痛甚至在夜间发生,导致患者醒来。若不活动数分钟早晨可能会起床困难。日常活动或热水浴可以有助于缓解腰背部疼痛和僵硬。寒冷或湿度较大的环境可以加重症状,偶尔还会有容易疲劳的感觉。

部分患者的腰背部症状缺乏或轻微,部分患者主诉腰背部僵硬,感觉腰背部和骨盆肌肉疼痛。这些问题有时容易误诊为"纤维肌痛"。在整个物理检查中,触诊、测量脊柱各方向活动度等有助于诊断。

此外,医生可测量胸廓活动度限制和肢体关节因炎症导致的关节活动度限制,尤其是髋关节和肩关节。脊柱的后伸、屈曲、侧屈和旋转最早受累。但部分早期强直性脊柱炎患者这些运动功能较好,甚至可以弯腰双手指触地,这是因为其髋关节具有良好的活动度。然而,进行仔细的腰椎活动度检查,常会发现患者向前弯腰功能是降低的。

104. 哪些人群需要重点监测强直性脊柱炎

(1)由于强直性脊柱炎有明显的家族聚集倾向,所以对于强直性脊柱炎患者的血亲或子女应高度警惕,密切注意各种发病迹象,定期检查,以便早期诊断,及早治疗,改善预后。其中,不仅要注意具有相对典型症状和体征的患者,还要注意一些不典型的症状和体征,尤其是年轻男性,以膝关节肿痛为首发症状,而无典型中轴关节病变却存在家族史者,应高度怀疑强直性脊柱炎的可能。

(2)HLA-B27阳性者在强直性脊柱炎患者中高达90%以上,阴性者只占到10%以下。因此,假如患者HLA-B27阳性,即便无典型的强直性脊柱炎的症状、体征或影像学表现,也应该高度重视,随访和定期检查是必要的。HLA-B27阳性者,一般强直性脊柱炎发病年龄较早,以青年男性多见,有的甚至在儿童时期发病,有明显的家族聚集倾向,临床症状典型,脊柱受累明显,髋关节受累严重,容易致残,预后较差。需要注意的是,并非HLA-B27阴性者即可排除强直性脊柱炎的诊断。HLA-B27阴性者,一般强直性脊柱炎发病年龄相对较晚,家族聚集倾向较少见,中轴关节病变也较轻,累及眼部发生急性虹膜炎者不常见,预后也较好。

105. 哪些症状应高度怀疑强直性脊柱炎

强直性脊柱炎早期容易被误诊、漏诊。部分患者甚至因为未能及时确诊而不能获得有效的治疗,最终导致功能障碍,影响生活质量和工作能力。因此,在日常生活中,对强直性脊柱炎早期症状的警惕十分重要。具体应高度怀疑强直性脊柱炎的症状如下。

(1)无明显诱因出现腰骶部疼痛,或腰背部不适隐匿出现,持续数周或数月。

(2)疼痛通常表现为休息加重,活动改善,即夜间休息后疼痛往往不能得到缓解,久坐、久立后也加重,但活动后减轻。

(3)晨起觉得腰部僵硬明显,但经过一段时间的活动后又可以缓解。

(4)不对称的下肢大关节炎,表现为不明原因的下肢单关节肿胀、疼痛,主要为髋关节、膝关节、足踝关节等。

(5)出现臀部疼痛、足跟痛、足底痛等,尤其是臀部、腹股沟酸痛或不适,并向下肢放射的情况。

(6)伴或不伴关节炎的眼葡萄膜炎。

（7）脊柱前屈、侧屈和后伸受限。

（8）胸廓扩展度受限。

（9）对于年龄在 40 岁以下的患者，尤其男性，出现上述症状时，更应高度怀疑强直性脊柱炎。

106. 如何诊断炎性腰背痛

炎性腰背痛是强直性脊柱炎临床表现的关键症状，但是在累及中轴的脊柱关节病中，炎性腰背痛也是其主要临床表现之一。迄今为止，炎性腰背痛被作为筛选和鉴别慢性腰背痛患者是否是强直性脊柱炎，尤其是诊断中轴受累的脊柱关节病的有力工具。

（1）Calin 标准：隐匿性起病，起病年龄＜40 岁，背痛时间≥3个月，伴有晨僵，活动后改善。

如果符合以上 5 条中的至少 4 条，则考虑为炎性腰背痛（敏感性 95％，特异性 76％）。

（2）Berlin 标准：晨僵＞30 分钟；活动后改善，休息不缓解；背痛常在后半夜痛醒；交替性臀部疼痛。

如果患者的慢性背痛＞3 个月，其符合上述 4 条中的至少 2条，则考虑炎性腰背痛（敏感性 70.3％，特异性 81.2％）。

（3）ASAS 标准：活动后症状改善，夜间痛，隐匿性起病，40 岁以前发病，休息后症状无改善。

如果患者慢性背痛＞3 个月，并且符合上述 5 条中的至少 4条，即考虑炎性腰背痛（敏感性 77％，特异性 91.7％）。

其中，Calin 早期临床筛选标准较为常用。这一标准强调了临床症状而不需要放射学方面的依据，因此对早期 X 线摄片尚未显示的骶髂关节炎早期患者可防止漏诊，提高早期诊断线索，有助于早期发现本病及在今后的临床观察中进一步检查证实。但存在特异性不高的缺点。

107. 如何诊断早期骶髂关节炎

由于骶髂关节炎的影像学证据是目前诊断强直性脊柱炎的必要条件,因此早期骶髂关节炎的影像学诊断是早期诊断强直性脊柱炎的关键。强直性脊柱炎从某一角度而言,可以认为是具有症状的骶髂关节炎,因为所有强直性脊柱炎的患者均存在骶髂关节炎,且中轴受累也几乎始于骶髂关节。

虽然骶髂关节炎临床可表现为局部或周围的疼痛,体格检查相关的试验结果阳性,但是这些症状和体征不能作为骶髂关节炎的确诊依据。可作为其确诊的手段为影像学检查。

骶髂关节炎 X 线摄片是诊断骶髂关节炎最简捷、经济的影像学检查手段,但是 X 线摄片对Ⅲ级、Ⅳ级骶髂关节炎诊断较为容易,但对于不足Ⅱ级或仅为Ⅱ级的早期骶髂关节炎缺乏较好的敏感性。同时,由于拍摄条件、盆腔内组织的干扰及阅片者的专业水平等因素的影响,因此 X 线摄片对早期骶髂关节炎的诊断存在缺陷。

诊断早期骶髂关节炎最好的方式是采用 CT 和 MRI。CT 扫描和 MRI 检查,可大大地提高诊断的敏感性。其中,CT 扫描能够较好地显示骶髂关节间隙和关节面骨质,发现 X 线摄片不能显示的轻微关节面侵蚀及软骨下囊性变。因此,CT 扫描是诊断早期骶髂关节炎最好的影像学手段之一,尤其是对临床高度疑诊而 X 线摄片表现正常或可疑的患者。MRI 可以更早地发现骶髂关节炎早期的炎性骨髓水肿,因此更具有诊断早期活动期骶髂关节炎的优势。

影像学手段是作为诊断早期骶髂关节炎的重要依据,应首选 X 线摄片;假如高度疑诊,但 X 线摄片正常或模棱两可,则应进行 CT 检查;MRI 或动态 MRI 更为敏感,且能提供更多的诊断信息。

108. 如何诊断肌腱附着点炎

肌腱附着点炎是强直性脊柱炎和相关的脊柱关节病的特征性病变。肌腱附着点炎和滑膜炎构成了强直性脊柱炎的中轴关节炎和外周关节炎。

肌腱附着点炎的 X 线摄片上可表现为软组织肿胀、插入点处的骨皮质不规则、邻近的骨膜炎、附着点软组织钙化及新骨形成。

传统的 X 线摄片和 CT 发现的主要是慢性病变,如足底筋膜和跟腱在跟骨上的肌腱附着点炎,可引起跟骨明显疼痛和活动度下降,通常会在数月后才在 X 线摄片上见到跟骨骨刺。因此,传统的 X 线摄片和 CT 在病变早期敏感性不够。

由于附着点结构含水分少,因此在 MRI 上不能很好地成像,而邻近的软组织和骨组织的病变都可很好地成像。肌腱附着点炎可产生相随的炎症反应,不仅累及邻近的软组织,还会累及下面的骨髓,这些骨髓的位置有时可以离附着点相当远。动态 MRI 及应用短时翻转复位、脂肪抑制等技术可以发现与肌腱附着点炎相随的炎症反应。

此外,高频超声影像学检查是一种检查肌腱附着点炎相对经济的方法,可显示肌腱附着点的水肿、肌腱炎、肌腱周围软组织水肿、滑囊炎、韧带和骨膜的水肿。肌腱附着点炎可伴有正常纤维走行的回声改变,原因是炎症及插入点处可能的骨水肿或新骨形成减少了附着点处回声的生成。跟腱骨刺形成和糜烂的超声表现同病理学一致,骨刺多见于跟骨插入点的上部,而糜烂更多见于较深的部位,即与骨膜纤维软骨相对应的部位。因此,超声影像学诊断也是一种临床可行、费用较低的诊断和评价肌腱附着点炎的方法,但临床价值有待于进一步提高。

109. 强直性脊柱炎的早期诊断标准有哪些

对于强直性脊柱炎患者,早期诊断是关键。目前推荐的强直性脊柱炎的早期诊断标准如下。

(1)遗传学:HLA-B27 阴性,1.5 分。

(2)临床表现:炎性腰背痛,1 分;自发或压迫骶髂关节引起的腰背痛放射至臀部或大腿部,1 分;自发或压迫诱发胸痛或扩胸受限(<2.5 厘米),1 分;外周关节炎或足跟痛,1 分;眼葡萄膜炎,1 分;颈椎或腰椎向各方向活动受限,1 分。

(3)实验室检查:血沉增快(男性>15 毫米/小时;女性>25 毫米/小时),1 分。

(4)影像学检查:脊柱征象为韧带骨赘、椎体变方、桶状椎体及骨突关节或肋骨横突关节增生,1 分。

以上总积分>3.5 分时,可诊断为早期强直性脊柱炎。

110. 强直性脊柱炎与类风湿关节炎如何鉴别

(1)种族:强直性脊柱炎有明显的种族性,发病率由高到低次序为印第安人、白种人、黄种人、黑种人男性多发;类风湿关节炎无种族性,世界各人种患病率类似。

(2)性别:强直性脊柱炎男性多发,男女比例约 10∶1;类风湿关节炎女性多发,男女比例(4～3)∶1。

(3)发病高峰年龄:强直性脊柱炎为 20～30 岁;类风湿关节炎为 40～50 岁。

(4)遗传倾向:强直性脊柱炎家族遗传倾向明显;类风湿关节炎虽有家族遗传倾向,但不如强直性脊柱炎明显。

(5)骶髂关节:强直性脊柱炎的主要病变关节为骶髂关节,100%累及;类风湿关节炎很少累及骶髂关节。

(6)脊柱:强直性脊柱炎常受累;类风湿关节炎仅颈椎易受累,受累概率40%～70%。

(7)外周关节:强直性脊柱炎约50%出现外周关节受累,以髋关节、膝关节、踝关节等下肢大关节多见;类风湿关节炎最常侵犯小关节,尤为近端指(趾)间关节、掌指(跖趾)关节、腕关节、肘关节、膝关节等关节。

(8)类风湿结节:强直性脊柱炎很少出现,而类风湿关节炎多可出现。

(9)HLA-B27:强直性脊柱炎90%～95%阳性;类风湿关节炎多为阴性,阳性率与正常人群相同。

(10)类风湿因子:强直性脊柱炎多为阴性,阳性率与正常人群相同;类风湿关节炎多为阳性,>1:32。

(11)病理学:强直性脊柱炎主要是肌腱附着点炎,类风湿关节炎主要为炎症性滑膜炎。

111. 强直性脊柱炎与其他血清阴性脊柱关节病有何区别

强直性脊柱炎特点为性别分布男多于女;发病年龄<40岁,青年人居多;起病相对缓慢;存在葡萄膜炎;外周关节受累情况为下肢多于上肢;骶髂关节炎或脊柱炎发生率几乎100%;骶髂关节炎表现为对称性;皮肤无受累。因此,与其他血清阴性脊柱关节炎有所不同,区别点如下。

(1)反应性关节炎(瑞特综合征):性别分布男多于女;发病年龄中青年人居多;不洁性交或腹泻常为诱因;起病急骤;临床表现以关节炎、尿道炎(90%的患者可出现)和结膜炎三联征为特征;存在明显的葡萄膜炎(约2/3患者出现);肌腱附着点炎为本病较特异改变,发生在背部、足底、足跟、胸壁和下肢软组织出现刺激样疼痛;外周关节受累情况为下肢多于上肢,如膝关节、踝关节、跖趾关节、趾间关节,并呈多发性、不对称性;关节炎反复发作后常伴有骶髂关节和脊柱病变,但骶髂关节炎或脊柱炎发生率<50%;骶髂关节炎表现为非对称性;皮肤黏膜损害也常见,约占25%,典型改变为环状龟头炎。

(2)肠病性关节炎:是指炎性肠病或某些肠道感染性疾病引致的关节炎,如肠道感染后反应性关节炎、溃疡性结肠炎与克罗恩病致炎性肠病关节炎等。性别分布男女比例几乎相等;发病年龄中青年人居多;起病相对缓慢;存在葡萄膜炎;外周关节受累情况为下肢多于上肢,并以膝关节、踝关节等单关节炎为主;受累关节肿胀、疼痛,呈游走性、非对称性,少数患者出现关节腔积液;骶髂关节炎或脊柱炎发生率<20%;骶髂关节炎表现为非对称性;皮肤无受累;临床症状还可见发热、腹痛、腹泻;实验室检查:关节滑液细菌培养阴性,类风湿因子阴性,HLA-B27阳性率50%~70%,低于强直性脊柱炎;反复发作的患者X线摄片可有骨质疏松表现。

(3)青少年脊柱关节病:性别分布男多于女;发病年龄8~18岁;发病方式不定;存在葡萄膜炎;外周关节受累情况为下肢多于上肢;骶髂关节炎或脊柱炎发生率<50%;骶髂关节炎表现为对称性或非对称性;皮肤无受累。

(4)银屑病关节炎:是一种与银屑病相关的炎性关节病。具有典型的皮肤鳞屑性皮疹,皮疹为圆形或不规则形,表面覆以银白色鳞屑,去除鳞屑后显露出薄膜,刮除薄膜可见点性出血,此为银屑病的典型表现,具有诊断意义;20%患者具有类似强直性脊柱炎的骶髂关节炎改变,但常为单侧受累;远端指(趾)关节受累时有典型笔帽征象的X线摄片特征;80%患者有指(趾)甲改变,表现为甲板增厚、浑浊无光泽,偶有甲剥离;实验室检查无特异指标,有血沉增快、贫血、类风湿因子阴性。有典型银屑病皮肤损害者,出现关节炎时较易诊断;若关节炎症状先于银屑病皮肤损害者,则应注意鉴别。

112. 强直性脊柱炎如何与其他关节炎进行鉴别诊断

（1）风湿性关节炎：风湿热的主要临床表现之一是关节炎，以多发关节炎为主要表现的称为风湿性关节炎。多以发热、咽喉肿痛为首发症状，随后出现大关节游走性肿痛，以膝关节、肘关节、肩关节、髋关节易受累。关节肿痛虽反复发作，但无关节畸形。实验室检查抗链球菌溶血素"O"阳性，有些患者白细胞偏高、血沉偏快。病久者多有心脏瓣膜受累。

（2）骨关节炎：多见于50岁以上中老年人群，其病理特点是关节软骨损伤、关节边缘和软骨下骨反应性增生。缓慢起病，关节肿痛、僵硬，常在活动后加重，休息后可缓解。由于关节面不平滑，关节活动时可有骨摩擦音。以膝关节、髋关节、手指远端指间关节、腰椎、颈椎、第一跖趾关节最易受累。实验室检查血沉、血常规、C反应蛋白等指标基本正常，类风湿因子阴性。X线摄片检查可见关节间隙变窄，骨赘，骨硬化，关节无强直。患者无全身系统性病变。

（3）致密性骶髂关节炎：本病多发于20～25岁女性，多见于妊娠或产后女性，肥胖女性更易罹患。以骨质硬化为特点的非特异性炎症，慢性发病，病程较长，临床症状一般较轻，可出现轻度的下背部、腰骶部疼痛、酸沉感，疼痛呈间歇性，骶髂关节X线摄片或CT显示骶髂关节密度增高，出现均匀浓白之实密影，骨小梁消失，边缘模糊，而骶髂关节间隙清晰，关节缘无骨质破坏。实验室检查HLA-B27阳性率如正常人群。

113. 致密性骨炎误诊为强直性脊柱炎的原因有哪些

致密性骨炎一般是指骶髂关节致密性骨炎，好发于中青年女性,90％以上患者为已婚经产妇女,以妊娠后期尤其是分娩后为多见;也可见于尿路或女性附件慢性感染后,或盆腔内其他感染。臀骶部的外伤也可诱发或引起。妊娠、分娩、外伤及盆腔感染是发病的主要原因。

大部分致密性骨炎患者没有临床症状,呈隐匿性发展,在拍摄X线摄片时才被无意发现。少数患者可能有下腰部、骶部(臀部)疼痛,多呈慢性、间歇性酸痛、隐痛,可向一侧或双侧臀部及大腿后侧扩散,但不沿坐骨神经方向放射,步行、站立、负重及劳累后加重,休息后症状减轻。

由于强直性脊柱炎最常见的症状也是下腰部痛和(或)臀部痛,X线或CT检查骶髂关节也可以有骨硬化的表现,因此这是发生误诊的主要原因。但这两种病的疼痛特点不同:强直性脊柱炎的下背痛常伴有晨僵,活动后减轻、休息后反而加重,常有夜间痛醒、翻身困难等;致密性骨炎的腰背部疼痛在休息后可减轻,增加体力劳动或长时间行走后会加重。这两种疾病的骶髂关节在X线或CT片上也有特征性的不同:强直性脊柱炎的骶髂关节面一般有破坏性改变,关节间隙可以狭窄等;致密性骨炎的骶髂关节面光整(即没有破坏),关节间隙一般正常。对于一个有经验的医生,这两种疾病在X线或CT片上是很容易鉴别的。另外,强直性脊柱炎好发于青年男性,90％以上患者的HLA-B27化验为阳性,血沉增高也较常见。当然,在极少数情况下这两种病可以合并存在。

114. 如何诊断致密性骨炎

通常认为,致密性骨炎是机械性紧张影响了髂骨的耳状部,从而过早发生关节炎。典型病例发生于40岁以下的女性在妊娠后出现,少数男性和未经产的女性也可发生。致密性骨炎的诊断主要借助于影像学手段。

(1)X线摄片:显示靠近骶髂关节面中的髂骨耳状部骨质密度

增高,呈均匀浓白边缘清晰三角形的骨质致密带,骨小梁消失,而骶髂关节间隙整齐清晰,无骨质破坏。

(2)CT扫描:可发现骶髂关节的髂骨面呈均匀浓白边缘清晰的骨质致密带、骨小梁消失,但骶髂关节面光整,无骨质破坏,关节间隙整齐清晰。

(3)其他:致密性骨炎患者检查HLA-B27一般为阴性。

需要注意的是,对于一些骶髂关节影像学表现为轻度硬化的女性患者,即使诊断为髂骨致密性骨炎,也需要进行随诊观察,尤其是追踪观察其骶髂关节的影像学是否出现侵蚀及狭窄等表现,并需要动态观察血沉和C反应蛋白等炎性活动指标。

致密性骨炎具有一定的自限性,预后良好,即一般不会有后遗症,因此在临床上只需要对症治疗,而应该避免过度治疗。轻症者可通过休息、热敷理疗、针灸等改善疼痛,中重度患者可以服用消炎止痛药或局部封闭治疗。

115. 强直性脊柱炎怎样与其他腰背部疼痛疾病进行鉴别诊断

(1)腰椎间盘突出症:腰椎间盘突出症患者也常出现腰背痛、腰部活动受限的临床表现,但与强直性脊柱炎不同,具体区别如下。

①发病形式。强直性脊柱炎常为隐匿发作,腰椎间盘突出症常为急性发作。

②疼痛部位。强直性脊柱炎以腰骶、脊柱为主,腰椎间盘突出症以腰椎为主。

③诱因。强直性脊柱炎诱因不明,多与受寒、遗传、感染、外伤等相关;腰椎间盘突出症常与活动有关。

④进展。强直性脊柱炎进展缓慢,腰椎间盘突出症变化较快。

⑤严重程度。强直性脊柱炎疼痛为轻至中度;腰椎间盘突出

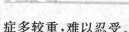

症多较重,难以忍受。

⑥休息效应。强直性脊柱炎休息后可产生僵硬感,腰椎间盘突出症休息后疼痛可缓解。

⑦活动效应。强直性脊柱炎活动后症状可缓解,腰椎间盘突出症活动后疼痛加重。

⑧咳嗽。强直性脊柱炎咳嗽可致胸痛,腰椎间盘突出症咳嗽可致腰痛。

⑨站立姿势。强直性脊柱炎一般无侧屈,可有驼背;腰椎间盘突出症常有侧屈姿势。

⑩脊柱活动。强直性脊柱炎腰椎各方向活动分别或均受限,胸廓活动受限;腰椎间盘突出症腰椎各方向活动受限,胸廓活动正常。

⑪血沉。强直性脊柱炎常升高,腰椎间盘突出症正常。

⑫C反应蛋白。强直性脊柱炎常升高,腰椎间盘突出症正常。

⑬HLA-B27。强直性脊柱炎90%~95%阳性,腰椎间盘突出症阳性率与正常人群相同。

(2)腰肌劳损:本病多由于腰背肌纤维、筋膜等软组织的慢性损伤而产生腰背痛,起病缓慢,症状时轻时重,多在休息后减轻,劳累后加重。一般无外周关节肿痛,无晨僵现象。X线摄片改变可有腰椎轻度骨质增生、骨质疏松等。实验室检查血沉、C反应蛋白正常,HLA-B27阴性。

116. HLA-B27 阴性的强直性脊柱炎有哪些特点

(1)人群分布以非高加索人居多。

(2)家族聚集现象较低。

(3)发病年龄相对较晚。

(4)临床症状较轻。

(5)首发症状主要以腰骶部及外周关节疼痛为主,也存在以髋关节疼痛为首发症状的现象。

(6)发热、出汗、倦怠乏力等全身症状发生率较低。

(7)外周关节炎发病率低。

(8)明显的脊柱 X 线摄片改变(或竹节样改变)发生率较低。

(9)眼炎的发生率较低。

(10)心电图异常以窦性心动过缓和(或)传导阻滞多见。

(11)血沉、C 反应蛋白、γ-球蛋白升高不明显。

(12)容易合并有更多的银屑病、结节性红斑和炎性肠病。

(13)HLA-B27 阴性的患者病情发展较慢,预后较好。

总之,HLA-B27 阴性的强直性脊柱炎患者占 10%左右,因而 HLA-B27 阴性或阳性不能肯定或否定强直性脊柱炎的诊断,即 HLA-B27 阳性不能被列入强直性脊柱炎的诊断标准之一。但是对于怀疑有强直性脊柱炎的患者,可进行 HLA-B27 检查,以间接判断病情,对于已确诊的强直性脊柱炎患者,HLA-B27 可作为判断预后的指标之一。

117. HLA-B27 阴性和阳性强直性脊柱炎有哪些不同之处

(1)发病年龄:HLA-B27 阴性的患者发病年龄相对较晚,确诊年龄也相对较迟。同时,HLA-B27 阴性患者的发病年龄分布更加广泛,且主要分布于中年以后。

(2)性别构成:HLA-B27 阴性患者女性相对较多,而 HLA-B27 阳性患者男性多见。

(3)家族史:HLA-B27 阳性患者的家族集聚性更为常见。

(4)首发症状:一般而言,HLA-B27 阴性患者与 HLA-B27 阳性患者首发症状无明显差别。

(5)脊柱受累情况:HLA-B27 阴性患者脊柱受累概率要低于

HLA-B27 阳性患者,但是脊柱 X 线改变并无显著差异。

(6)外周关节受累情况:HLA-B27 阴性患者外周关节受累少于 HLA-B27 阳性患者,但外周关节炎的类型无明显差别。其中,HLA-B27 阴性患者髋关节受累相对较晚。

(7)关节外受累:HLA-B27 阴性患者急性前葡萄膜炎出现相对较少。

(8)全身症状:HLA-B27 阴性患者出现发热、盗汗、乏力等全身症状的比例明显低于 HLA-B27 阳性患者。

(9)病情严重程度:反映病情活动性的某些指标,如血沉、C 反应蛋白等在 HLA-B27 阳性患者升高相对明显,表明 HLA-B27 阳性患者病情较重。

(10)预后:由于 HLA-B27 也许可作为判断预后的指标,因此 HLA-B27 阴性提示预后较好。对于 HLA-B27 阴性患者而言,外周关节炎及病情活动指标(如血沉、C 反应蛋白增高)可作为反映预后不佳的因素。

118. 什么是幼年强直性脊柱炎

幼年强直性脊柱炎是特指 16 岁以前起病,以骶髂关节和腰椎小关节等关节受累为特征的慢性炎症疾病。

幼年强直性脊柱炎不同于成年人,多先累及周围关节,尤其是以不对称的下肢关节为主,常在发病的 5～10 年才出现中轴关节及脊柱关节受累,在发病早期常常与幼年类风湿关节炎相混淆。随着遗传学的发展和临床观察的深入,目前已将此病作为一独立疾病,从幼年类风湿关节炎中区分开来。

幼年强直性脊柱炎的现代概念为:早期以外周关节、肌腱附着点及关节周围组织的炎症为特点,类风湿因子、抗核抗体阴性,与 HLA-B27 有密切关系的独立的结缔组织病。在国际风湿病学联盟的新分类标准中定名为与附着点炎症相关的关节炎。

119. 幼年强直性脊柱炎的病因有哪些

(1)遗传因素:一般认为,幼年强直性脊柱炎的 HLA-B27 阳性率不低于 90%,提示本病与遗传有关。部分患儿有家族聚集倾向,如父子同病及兄弟同病或家族中存在相似疾病。

(2)激素影响:HLA-B27 阳性率在男性和女性的分布基本相同,这似乎提示幼年强直性脊柱炎应该在男孩与女孩中一样常见,而男孩的发病率是女孩的 4~6 倍,提示可能涉及激素状态。幼年强直性脊柱炎通常开始于较大儿童或青春期,当性腺功能显著发育时期,这可能与男孩睾丸激素的突发增加有关,而女孩则被迅速增加的雌激素保护。性腺激素可能通过影响免疫系统或与 HLA-B27 相互作用导致发病。

(3)感染因素:发病与感染相关,尤其是肠道感染,而腹泻、痢疾是常见诱发原因。在幼年强直性脊柱炎患者血清中发现抗肽聚糖的 IgG 抗体水平较高,此肽聚糖为细菌细胞壁的组成部分。在幼年强直性脊柱炎患者及一级亲属血清中,发现抗克雷伯菌 IgG 抗体水平升高。此外,还可能与风疹病毒、支原体感染有关。

幼年强直性脊柱炎发病机制主要与细胞因子表达有关。在幼年强直性脊柱炎的发病机制中,作为致炎因子的细胞因子通过细胞因子网络参与了幼年强直性脊柱炎的病理过程,细胞因子水平在一定程度上反映疾病活动性。与其他细胞因子相比,白介素-6 水平与疾病的活动性更为密切相关,是判断幼年强直性脊柱炎病情的一个最为敏感的指标。

120. 幼年强直性脊柱炎有哪些临床表现

(1)性别:男性多发,男女比例为(6~9):1。

(2)起病:起病时很少有中轴关节症状,仅有 12.8%~24% 的患者有腰骶椎或髋关节的僵直、活动受限。而 79%~89.6% 的患者表现周围关节病或肌腱附着点病变,且以下肢关节受累为主。少关节炎型多于多关节炎型,即使在多关节炎型中受累关节通常也少于 10 个。

(3)外周关节疾病:起病时,下肢受累占 82%～98%,上肢受累仅占 12.8%～16%。外周关节病变通常呈间断性发作,受累关节常为膝关节、踝关节、足的跖骨、趾骨及跗骨关节,髋关节多在后期受累,而手指小关节极少受累。关节滑膜的病理改变类似类风湿关节炎,但淋巴细胞、单核细胞浸润的程度及毛细血管网形成的数量均较低。

(4)周围性肌腱附着点病变:肌腱附着点处炎症是幼年强直性脊柱炎的典型临床表现,80%的患者在发病过程中有此病理改变,尤其是附着跟骨的足底筋膜及跟腱病多见。髌骨及胫骨粗隆也可受累。肌腱附着点的慢性炎症常引起相连骨实质的侵袭性破坏和囊性变化,伴骨膜下新骨形成,引起多骨增生及骨刺韧带骨赘形成。显微镜下,以慢性肉芽肿性炎症、淋巴细胞增生为主,也可见到巨噬细胞和组织细胞。儿童时期有肌腱附着点炎、HLA-B27 阳性,成年后约 70%成为典型的强直性脊柱炎。

(5)中轴病变:多在起病的数月至数年出现。髋关节 X 线变化基本上发生于 12 岁以后的患者。临床表现为腰骶部、髋部疼痛,逐渐出现腰椎活动受限,弯腰等活动困难。髋关节受累绝大多数发生在发病的初始 10 年内,如果发病 10 年内无髋关节受累,以后再发生髋关节病变的概率会变得很低。病程早期或发病即有髋关节受累的患者易于发生破坏性病变。儿童时期很少波及胸椎和颈椎。

(6)关节外表现:幼年强直性脊柱炎患者 5%～10%有高热、体重下降、肌无力、肌萎缩及全身衰竭状态,少数患者有淋巴结肿大和严重贫血。14%～27%的患者有反复发作的虹膜睫状体炎,多为单侧眼受累,持续 4～6 周缓解,很少留有后遗症。主动脉瓣关闭不全、寰枢椎关节半脱位致中枢神经系统并发症、肾淀粉样变性和继发于非甾体抗炎药的肾乳头坏死等相对罕见。

（7）全身症状：可伴有发热、乏力、食欲低下、消瘦和发育障碍等。

121. 幼年性强直性脊柱炎有哪些特点

（1）幼年性强直性脊柱炎通常16岁以前发病，8岁以后多见，12～16岁为发病高峰，性别分布与成年人相似。

（2）幼年性强直性脊柱炎发病时出现中轴关节症状的比例较低。

（3）40％患者以膝关节肿胀起病，受累关节不对称性是初始发病的特征。随着病程发展，对侧关节也可出现炎症。除了膝关节外、踝关节、跖趾、趾间关节及跗骨关节也可受累，髋关节可在发病时或病程中累及。

（4）出现中轴关节症状大多同时伴有比较严重的外周关节病变、肌腱附着点炎及发热和体重降低等全身症状。这类患者中轴关节症状可能为脊柱急性附着点炎所致，因为这些患者未能发现X线摄片变化，治疗后症状均可改善。

（5）长期持续关节炎的后果可能十分严重，以致发生关节破坏、强直等。滑膜组织学表现除淋巴细胞、单核细胞浸润不明显、新生血管不多外，其他与类风湿关节炎表现相似。

（6）1/3左右的患者发病时有外周肌腱附着点炎表现，80％患者在病程中出现类似症状，多发生于足部。其他如髌骨、胫骨粗隆和股骨大粗隆附着点也常发生。足弓受累可先于中轴关节症状数年出现，包括附着点炎、腱滑膜炎、足弓骨过度生长和强直。此类病变也称为强直性跗骨炎，为幼年性强直性脊柱炎所特有。

（7）肌腱附着点炎常引起骨侵蚀和囊性变，继而出现新骨形成、骨质过度生长、骨膜变化和骨赘形成。组织学检查呈慢性肉芽肿性炎症表现,其淋巴细胞浸润明显多于巨噬细胞和组织细胞。

(8)关节外表现比较常见,部分患者发病时伴有 39℃ 以上的高热、体重减轻、乏力和肌肉萎缩等症状。此类患者多伴有严重的外周关节和中轴关节表现。少数患者可有淋巴结增大和严重贫血。眼部损害表现为眼部疼痛、眼红、畏光和视物模糊,持续 4～6 周,一般无后遗症,双眼均可累及,但很少同时发作。

(9)幼年性强直性脊柱炎 X 线摄片典型的骶髂关节炎表现出现在发病数年后,一般在 12 岁以上才发生,而发生脊柱病变迟至 25 岁以上,因此很难通过影像学检查达到早期诊断的目的。

122. 幼年强直性脊柱炎与成年患者有什么差别

幼年强直性脊柱炎与成年强直性脊柱炎有许多相同的地方,如都有家族聚集倾向、肌腱端病、关节外表现、外周和中轴关节受累,大多数患者 HLA-B27 阳性,类风湿因子阴性等,与成人患者的主要差别如下。

(1)起病年龄通常在 8～16 岁。

(2)男性为主,男女之比为(9～6)：1(成年人约 3：1)。

(3)外周关节炎较成人常见,且髋关节病变严重,可致畸形和功能障碍,是影响预后的重要因素之一。

(4)肌腱附着点炎是儿童强直性脊柱炎特征性的病变,80% 儿童患者在病程中有此表现。

(5)全身症状较明显,如发热、消瘦、乏力、食欲下降、肌肉萎缩、贫血等。

(6)腰骶痛或 X 线摄片证实的骶髂关节炎相对少于成年人,仅见于 24% 左右的患儿。

123. 如何诊断幼年强直性脊柱炎

（1）影像学检查

①X线摄片。骶髂关节炎早期表现为骶髂关节边缘模糊、骨质破坏，以后出现骶髂关节两侧硬化、关节腔狭窄，严重骨质融合，关节腔消失。脊柱早期骨质疏松，以后骨质破坏，后期椎间盘间隙钙化、骨化，将相邻椎体连合而呈竹节样改变。偶可见跟骨骨糜烂、骨刺形成。

②放射性核素扫描。无意义，因为髋关节可摄取同位素。

③CT及磁共振。对诊断意义更大。

（2）实验室检查：活动期可见到轻中度贫血、白细胞增多、血沉增快、血小板增多，也可见到IgM、IgG、IgA增高。类风湿因子、抗核抗体阴性，HLA-B27阳性。

（3）诊断标准：X线摄片证实的骶髂关节炎加下列条件中至少两条：有腰背痛史；外周关节炎，尤其在下肢；足跟痛或肌腱附着点炎；HLA-B27阳性；脊柱关节病的家族史。

124. 诊断幼年强直性脊柱炎需要注意什么

（1）特征性关节外表现常为诊断提供最有力，甚至是确诊的证据。

（2）关节外表现包括肌腱附着点炎、葡萄膜炎、窦性心动过缓、脊柱关节炎家族史、发病前腹泻、尿道炎及HLA-B27阳性等。幼年性强直性脊柱炎有更多的肌腱附着点炎，肌腱附着点炎是区别其他关节病的最重要特征。发热更为常见，贫血多，炎症程度重，血沉、C反应蛋白增高明显。

（3）骶髂关节X线摄片对幼年性强直性脊柱炎的诊断价值有限。一是因为幼年性强直性脊柱炎骶髂关节受累少，二是儿童常因骨骺未闭合使骶髂关节显示不清。如怀疑骶髂关节受累,最好行骶髂关节 CT 检查,以较好地显示骶髂关节病变。

(4)髋关节及跗骨的受累常为幼年性强直性脊柱炎预后不良的指标。

(5)X 线摄片上的骨赘、韧带钙化、脊柱关节病变见于发病多年后,有助于诊断,但对治疗的意义有限。

(6)幼年性强直性脊柱炎的早期诊断更有赖于详细的病史和体格检查,并结合实验室检查和影像学检查提供的依据。

125. 幼年强直性脊柱炎如何与儿童类风湿关节炎相鉴别

(1)起病情况

①幼年强直性脊柱炎多见于男性,常以下肢关节炎为首发症状,受累关节少且常不对称;儿童类风湿关节炎多为多关节对称性发病,以上肢关节受累为主,多见于女性。

②幼年强直性脊柱炎患者 HLA-B27 多呈阳性、类风湿因子多数阴性;儿童类风湿关节炎 HLA-B27 阴性、类风湿因子阴性或阳性。

(2)病情进展情况

①幼年强直性脊柱炎外周关节以髋关节、踝关节、足跟 X 线改变最多见,除髋关节外,其他关节很少出现明显的骨侵犯表现。

②幼年强直性脊柱炎可侵及腰椎间盘;儿童类风湿关节炎主要侵犯颈部椎体。

③幼年强直性脊柱炎手足小关节发病时,关节囊肿胀、骨质疏松不如儿童类风湿关节炎明显。

④幼年强直性脊柱炎以肌腱附着点炎症状突出;儿童类风湿关节炎以滑膜炎为突出。

⑤幼年强直性脊柱炎中轴关节症状随病程进展增多,最终出

现 X 线摄片骶髂关节炎改变；儿童类风湿关节炎则很少出现 X 线摄片骶髂关节炎的改变。

126. 幼年强直性脊柱炎如何与其他儿童脊柱关节病鉴别诊断

除幼年强直性脊柱炎外，儿童时期还包括儿童脊柱关节病（瑞特综合征、炎症性肠病、银屑病关节炎），与幼年强直性脊柱炎相同之处是 HLA-B27 多呈阳性，类风湿因子阴性，常伴骶髂关节炎及脊柱炎。

（1）瑞特综合征：多见于年长男孩，常发生于志贺菌、耶尔森菌、空肠弯曲菌和衣原体感染后，表现为尿道炎、结膜炎及关节炎，也称尿道-眼-关节综合征。全身表现可有发热、皮疹、胃肠炎。

（2）炎症性肠病：主要指溃疡性结肠炎和局限性小肠炎，临床以便血、腹泻为主，可伴有关节炎。关节炎常与肠病活动有关，很少发展为关节的破坏和畸形。

（3）银屑病关节炎：在儿童较少见，以女性多见，多数患儿有远端指间关节受累及跟腱炎，关节炎可发生于银屑病后，也可先于银屑病发病。除关节炎外，患儿可有指甲凹陷。

127. 幼年强直性脊柱炎还要与哪些疾病相鉴别

幼年强直性脊柱炎还需要与关节结核、骶髂关节区的骨转移瘤及脊髓肿瘤、布氏杆菌性关节炎、化脓性关节炎、风湿热相鉴别。

（1）关节结核：好发于 5～15 岁儿童，临床多有原发结核病灶，有结核中毒症状，结核菌素试验阳性，以膝关节结核多见，骶髂关节结核少见，且骶髂关节结核常合并周围关节冷脓肿，而少见骨质疏松。

（2）骶髂关节区的骨转移瘤及脊髓肿瘤：临床疼痛剧烈，X 线摄片常表现虫蚀状、斑片状骨破坏或融合成大片状的骨质缺损,无骨质硬化边,或见斑点状、棉球状高密度影甚至如象牙样骨质密度。

(3)布氏杆菌性关节炎:骶髂关节 X 线摄片改变虽与强直性脊柱炎相同,但多发病于牧区,常有急性感染史,布氏杆菌补体结合试验或血清凝集反应呈阳性。

(4)化脓性关节炎:以单关节病变为主,局部红、肿、热、痛明显,全身感染中毒症状重,常伴高热、寒战,末梢血白细胞明显升高,关节液浑浊,涂片有大量脓细胞。

(5)风湿热:表现为游走性关节肿痛,无关节畸形,常伴有心脏损害,皮下小结,环形红斑等,血清抗链球菌溶血素"O"升高,HLA-B27 阴性。

128. 晚发型强直性脊柱炎有什么特点

(1)40 岁以后发病。

(2)性别分布未呈现明显的男性比例较高的倾向,而男女发病率基本相当。

(3)症状同样可累及脊柱、外周关节、肌腱韧带及关节外(眼、心、肾等)器官,患者同时表现其中 3 种甚至 3 种以上的临床症状。

(4)自身特点为患者肢端(尤其是下肢)炎性水肿和全身非特异性症状比较突出。

(5)误诊率较高,主要是因为容易忽略强直性脊柱炎在这一年龄段发生的可能性,而将诊断的关注点集中在常见的退行性骨关节疾病、骨质疏松症和非特异性腰背痛等问题上。

(6)患者的贫血、血沉升高更为常见,但这与年龄因素对指标的影响有关。此外,HLA-B27 阳性率较高。

(7)影像学检查表明,患者骶髂关节病变通常已形成显著破坏,若 X 线或 CT 检查骶髂关节破坏尚未出现时,可考虑 MRI 检查，寻找炎性骨髓水肿和关节囊、韧带等部位炎症表现的证据，以便于早期诊断。

（8）鉴别诊断主要包括缓解性血清阴性对称性滑膜炎伴凹陷性水肿综合征、弥漫性特发性骨肥厚、恶性肿瘤引起的副癌综合征、骨关节炎、风湿性多肌痛和系统性红斑狼疮、系统性硬化症、肌炎、痛风性关节炎等其他风湿性疾病。

129. 女性强直性脊柱炎有什么特点

（1）女性强直性脊柱炎平均发病年龄较男性晚 3～6 年，多在25 岁左右。

（2）在教育水平、工作体力活动程度、婚姻状态、种族或 HLA-B27 阳性率方面无明显差异。

（3）在遗传性上，女性发生强直性脊柱炎比男性需要更多的遗传因素，因此这是女性强直性脊柱炎发病率低于男性的原因之一。但女性强直性脊柱炎患者子女的患病率比男性患者子女要高，由此提示女性强直性脊柱炎回避男性患者携带更多的致病基因并将其传给下一代，即遗传性更高。

（4）至今尚未发现哪种环境因素对强直性脊柱炎发病的性别差异起作用。吸烟可能是导致女性发病率低于男性的一个因素。

（5）女性强直性脊柱炎可以见到男性患者所有的临床表现，腰背痛是最主要的临床表现，女性患者更容易出现颈椎和上背部疼痛，伴随出现的僵硬、乏力和肌腱附着点炎症状更为多见。

（6）女性强直性脊柱炎病情较男性患者为轻，具体表现在早期常表现为无症状性骶髂关节炎，而且无症状间歇期较长；脊柱活动受限程度较轻，很少出现脊柱竹节样改变；髋关节的病变程度较男性患者明显为轻，很少能见到女性强直性脊柱炎患者因为严重髋关节病变而进行髋关节置换；耻骨联合受累较男性多见；如果发生葡萄膜炎，其持续时间较短，引起的失明等后遗症较男性患者少见。

(7)两性强直性脊柱炎在功能障碍方面没有明显的差异。

(8)女性强直性脊柱炎的胸椎和腰椎影像学表现较男性患者为轻。

(9)女性强直性脊柱炎患者的诊断常常被延误。

(10)鉴别诊断主要为髂骨致密性骨炎。

(11)女性患者预后较好。

130. 如何诊断女性强直性脊柱炎

女性强直性脊柱炎的诊断同样采用1984年修订的纽约标准。但是女性强直性脊柱炎患者的病情相对较轻,对于骶髂关节炎在Ⅱ级及Ⅱ级以下改变的患者,普通X线检查难以准确显示真正的关节间隙,有时还可因重叠造成骨质硬化的假象,因此采用CT检查可以准确测量、评价骶髂关节间隙,提高关节面侵蚀、囊变和皮质中断等的检出率,有利于早期诊断。所以,对于可疑女性病例建议应用CT检查。

如在CT检查后仍不能明确的患者,有条件者应加做MRI检查。MRI检查可以显示CT所不能显示的关节旁骨髓脂肪沉积和骨质(髓)水肿。大面积的脂肪沉积可能与骶髂关节炎的修复有关,骶髂关节旁骨质(髓)水肿间接反映了炎症的存在和活动。所以,除了CT检查之外,MRI的应用可以尽早明确骶髂关节的炎症存在,有利于早期诊断。

对于不完全具备强直性脊柱炎诊断条件的患者,应根据临床症状和体征决定是否治疗,而不应拘泥于套用诊断标准。一些暂时不能确定为强直性脊柱炎的患者,如果表现符合欧洲脊柱关节病研究组制订的脊柱关节病分类标准,也应列入此类进行诊断、治疗和随访观察。

总之,把握女性强直性脊柱炎发病年龄晚,外周关节受累多见,临床症状较轻等特点,加强对女性强直性脊柱炎患者临床表现的认识,可以有效地提高女性强直性脊柱炎患者的诊断准确率。

此外,在女性强直性脊柱炎患者诊断时,还应注意女性患者关节外表现特点,如贫血的发生率较男性高、心脏受累相对多见、虹膜睫状体炎发生率高等。

131. 什么是强直性脊柱炎功能性指数问卷评定

功能性失能的量表化评定是估价强直性脊柱炎的一项重要内容。其中 Dougados 强直性脊柱炎功能性指数和关节指数是一估价强直性脊柱炎功能损害和量化评定关节疼痛的评价系统。

(1)功能性指数评定:共 20 个问题,包括自己穿鞋,自己穿裤子,自己穿套衫,自己进浴缸,保持站立位 10 分钟,爬一层楼梯,跑步,坐下,从椅坐位立起,进入轿车,弯腰拾物,蹲起,躺下,床上翻身,起床,仰卧位睡眠,俯卧位睡眠,您是否可工作或做家务,咳嗽或喷嚏,深呼吸等。评分标准:可以,无困难,0 分;可以,有困难,1 分;不能,2 分。

(2)关节指数评定:是基于运动后或指压后 10 个关节反应的综合量化。关节指数评定表所评定的关节部位如下:向前压力施于胸部,侧方压力施于胸部,右髋屈曲,左髋屈曲,压力施于右臀,压力施于左臀,颈椎向右旋转,颈椎向左旋转,腰背向右旋转,腰背向左旋转等。评分标准:无痛,0 分;疼痛,1 分;疼痛并引发退缩,2 分;疼痛并引发退缩,且肢体躲避,3 分。

进行关节指数评定时应注意:向前压力施于患者胸部时,患者处于仰卧位,测试者用拇指压力作用于患者胸部的前中壁;侧方压力施于患者胸部时,测试者用拇指施加压力与患者胸部侧方;施压于臀部时,患者俯卧位,测试者拇指施压于臀部中央;腰背旋转时,测试者站在处于坐位的患者前面,双手扶握患者躯干,转动患者躯干,仅疼痛发生于腰背处,方可记录。

上述两个量表具有评定简单,耗时少,重复性好,指标反映了抗炎药物等治疗的短期临床改变,用于评估强直性脊柱炎患者的失能、关节疼痛和药物等治疗效果的特点。

132. 什么是 Bath 强直性脊柱炎疾病活动性指数量表评定

这一量表的制订基于如下情况:强直性脊柱炎疾病的活动性无金标准存在,用于类风湿关节炎的量表在强直性脊柱炎评定时有所限制,而且疲劳是许多强直性脊柱炎患者的重要症状。通过指数指标,可改善效度,避免两重性,增加变化的敏感性,提供更为强有力的结果指标。指数指标敏感性的增强可提供满意的优点和继之降低样本需要量的大小。

这一量表的具体内容如下:请根据近 1 周情况,用标记法回答下面每一个问题。

(1)您所经历的疲劳、劳累的整体水平处于:

无_____极为严重

(2)您因强直性脊柱炎所致颈、腰或髋部疼痛的整体水平处于:

无_____极为严重

(3)除外颈、腰、髋之外,其他关节疼痛/肿胀的整体水平处于:

无_____极为严重

(4)触、压产生疼痛不适的总体水平处于:

无_____极为严重

(5)清晨醒来晨僵的整体水平处于:

无_____极为严重

(6)晨僵持续的时间:0 小时( ),0.5 小时( ),1 小时( ),1.5 小时( ),2 小时( ),或更多( )。

评定方法：(1)～(5)项以 10 厘米长度进行评定，每一症状权重一致，指数总分为 0～50 分，应通过总分除以所选项目数转化为0～10 分的最终得分；(6)项采用对应括号中打钩方式。

这一量表具有可快速而简单地完成，重复测试信度高，评分分布性好，对变化敏感，结构效度和内容效度较好的特点。

133. 什么是 Bath 强直性脊柱炎计量指数评定

该量表主要通过对强直性脊柱炎患者的运动功能进行计量性评定。

(1)评分内容

①耳屏至墙距离。0 分，<15 厘米；1 分，15～30 厘米；2 分，>30 厘米。

②腰椎屈曲。0 分，>4 厘米；1 分，2～4 厘米；2 分，<2 厘米。

③颈椎旋转。0 分，>70°；1 分，20°～70°；2 分，<20°。

④腰椎侧屈。0 分，>10 厘米；1 分，5～10 厘米；2 分，<5 厘米。

⑤踝间距。0 分，>100 厘米；1 分，70～100 厘米；2 分，<70厘米。

(2)测量方法

①耳屏至墙距离。患者足跟着地，臀部触及墙壁，双膝伸直，双肩后展，将头尽可能后仰，保持下颌向前，测定耳屏至墙的距离。

②腰椎屈曲。根据 Schober 指数的测定法，寻找腰骶关节中心处，然后沿脊柱中心再在其下 5 厘米和其上 10 厘米各做一标记，要求患者保持双膝伸直，尽可能向前弯腰，记录两标记之间展长的距离。

③颈椎旋转。应用重锤量角器，患者中立位，量角器置于前额中心，要求患者尽可能地转动头部，先右后左，记录活动范围，取左、右平均值。

④腰椎侧屈。将一直尺立于患者体侧地面,要求患者在不向前屈曲或屈膝的情况下充分侧屈,用同侧手指指尖触地,记录左右手中指向下触地的距离(从起始点至终点),并取左右平均值。

⑤踝间距。患者仰卧位,双膝伸直,双足绷紧伸直,要求患者尽可能地分腿,测量双踝间的距离。

(3)评分标准:总分 0~10 分。0 分表示疾病轻度受累;1 分表示疾病中度受累;2 分表示疾病严重受累。

这一量表具有 5 个临床测量学指标提供了一综合指数,该指数指标反映了强直性脊柱炎的脊柱活动功能状态,测量快速(7 分钟),可重复性好,且对变化反应敏感的特点。

134. 什么是 Bath 强直性脊柱炎功能性指数评定

这一量表可对强直性脊柱炎患者的功能性活动进行量化性评定。

评定内容如下:请根据您在近 1 周的情况,在表示下列活动能力的每一条横线上标出反映您能力水平的位置。

注意:辅助物为一系列帮助您完成后和运动的装置。

(1)无帮助或辅助物(如穿袜器)穿上您的袜子或裤子:

容易＿＿＿＿＿＿＿＿＿＿＿＿＿＿＿＿不能

(2)在无辅助物的条件下可向前弯腰拾起地面上的钢笔:

容易＿＿＿＿＿＿＿＿＿＿＿＿＿＿＿＿不能

(3)无帮助或辅助物(如辅助手)可够及较高橱柜的搁板:

容易＿＿＿＿＿＿＿＿＿＿＿＿＿＿＿＿不能

(4)不用手或其他帮助可以从无扶手椅上起立:

容易＿＿＿＿＿＿＿＿＿＿＿＿＿＿＿＿不能

(5)无帮助下从仰卧位起床:

容易＿＿＿＿＿＿＿＿＿＿＿＿＿＿＿＿不能

(6)无支持下站立 10 分钟且无不适：

容易＿＿＿＿＿＿＿＿＿＿＿＿＿＿＿不能

(7)不用手杖或助行器一步一个台阶攀爬 12～15 个台阶：

容易＿＿＿＿＿＿＿＿＿＿＿＿＿＿＿不能

(8)不转动身体侧视肩部：

容易＿＿＿＿＿＿＿＿＿＿＿＿＿＿＿不能

(9)完成机体需要的活动(如运动疗法的练习、园艺或运动等)：

容易＿＿＿＿＿＿＿＿＿＿＿＿＿＿＿不能

(10)在家中或工作场所可全日活动：

容易＿＿＿＿＿＿＿＿＿＿＿＿＿＿＿不能

评定方法：8 个特殊问题是有关患者功能性解剖活动，2 个附加问题是评估患者解决日常生活的能力。每一问题采用 10 厘米长度评定，水平长度线没有区别标记，仅在其端点和终点标有 2 个指导词"容易、不能"以表明严重程度的方向。10 个问题评分的均值作为总分(0～10 分)。

这一量表具有较好的敏感性，以及评定时快速而简单的特点。

135. 什么是 Leeds 失能问卷评定

这一量表评定强直性脊柱炎评定近期(近 1 周)的日常生活能力情况。

(1)评定内容

①移动能力。出入浴缸，出入轿车，早晨上、下床，床上翻身。

②弯腰。在如厕后自我揩擦，穿、脱袜子，穿鞋并系鞋带，剪趾甲。

③颈部运动。开位置较高的窗户，在过马路时可观察两侧马路(不得移动双脚)，可注视高橱架上能够及的物体，可从小杯或罐头中饮水(不得屈膝)。

④体位。可用后跟行走,咳嗽或喷嚏,仰卧位睡眠,俯卧位睡眠。

(2)评分方法:评分项目包括能够无困难完成;有困难,但可完成;仅在采用非寻常运动或借助装置完成;不能完成。

评分标准:每一项问题依次为0~3分,各项分相加为总分,总分除以所选择项目为总体分(0~3分)。

这一量表具有问卷易被接受,易理解,易完成,评价结果较准确等特点。

136. 如何评价强直性脊柱炎的康复评定

在上面我们介绍了有关强直性脊柱炎康复评定的一系列量表,但具体如何选择十分重要。首先,作为评估功能的量表,应对该病有特异性并具有较好的效度。具体而言,理想的评定量表应满足如下效度标准:内容上,每一组成的选择和相对价值符合指数的目的;面貌上,加权、聚集每一组成于已知数的方法是敏感的;尺度上,产生正确反映患者临床状态的一致性结果;判别上,可察觉患者间和患者中最小的临床显著性差异;结构上,指数与调查者假设的期望结果相一致,即指数应是可靠的、可重复的、可反映疾病的整个范围,也是快速的、简单的。

具体而言,若对强直性脊柱炎的一些专门性问题,可参考如下推荐进行选择。

(1)功能评定:可选择 Bath 强直性脊柱炎功能性指数评定和 Dougados 功能性指数评定。

(2)疼痛评定:可采用目测类比方法,重点评定患者近1周脊柱部位夜晚疼痛情况。

(3)脊柱活动性:可选择扩胸试验、改良 Schober 试验和枕墙距测量。

(4)患者综合情况:可采用 Leeds 失能问卷评定量表。

(5)僵硬:可采用晨僵持续的时间计量,重点评定患者近1周脊柱僵硬情况。

　　(6)外周关节:可采用计量肿胀的关节数(44个关节计数)的方法。

　　(7)急性期反应物:采用血沉等实验室检查。

　　(8)脊柱影像:前后位及侧位腰椎片;侧位颈椎片,骨盆片(骶髂关节,髋关节)。

　　(9)疲劳:目前无合适的评定方法。

三、防 治 篇

137. 强直性脊柱炎的基本治疗原则有哪些

（1）强直性脊柱炎是一种多个器官或部位受累，表现为多种临床症状与体征的疾病，并可能导致功能障碍、残疾等潜在严重后果，因此需要风湿免疫科、康复医学科和骨科等多个学科联合治疗。

（2）强直性脊柱炎的主要治疗目标是通过控制症状和炎症，从而达到最大限度提高患者生活质量，避免患者产生关节畸形和残疾，以保持患者社会活动能力。

（3）强直性脊柱炎的治疗目的是医生和患者共同努力，以产生最大的治疗效果。

（4）强直性脊柱炎患者治疗时需要同时兼顾药物治疗、非药物治疗和手术治疗。通过非药物、药物和手术等综合治疗，缓解疼痛和僵硬，控制或减轻炎症，保持良好的姿势，防止脊柱或关节变形，必要时矫正畸形关节。

（5）强直性脊柱炎一般治疗应考虑患者的临床表现（中轴关节炎、外周关节炎、肌腱端炎、关节外症状和体征），预后指标（疾病活动度/炎性改变、疼痛、功能障碍或残疾、结构破坏、髋关节受累、脊柱畸形），一般状况（年龄、性别、家族类似病史及用药情况），以及患者的期望值。

（6）强直性脊柱炎治疗重点主要针对炎性腰背痛、外周关节炎、肌腱附着点炎及各种关节外表现。

(7)加强强直性脊柱炎的疾病监控,内容应包括患者的病史(如调查问卷),临床指标,实验室检查结果及影像学改变。所有这些均根据临床表现和评分等级设置。监控的频率应根据患者各自的临床表现、病情严重程度和药物治疗情况而定。

138. 强直性脊柱炎的治疗目的与目标有哪些

(1)治疗目的:缓解疼痛、减缓症状;控制病情活动,减缓病情进展;防止脊柱、关节畸形,保持关节的最佳功能位置,预防致残;尽量避免药物引起的其他不良反应。

(2)治疗目标

①缓解症状和体征。消除或尽可能地减轻症状,如腰背痛、晨僵和疲劳。

②恢复功能。最大限度地恢复患者身体功能,如脊柱活动度、社会活动能力和工作能力。

③防止关节损伤。要防止累及髋、肩、中轴和外周关节的患者的新骨形成、骨质破坏、骨性强直和脊柱变形。

④提高患者生活质量。包括社会经济学因素、工作、病退、退休等。

⑤防止脊柱疾病的并发症。防止脊柱骨折、屈曲性挛缩,特别是颈椎。

总之,由于强直性脊柱炎尚无根治方法,因此强直性脊柱炎应及时诊断并合理治疗,有效地控制症状和改善预后,以达到改善和提高患者生活质量的目的。

139. 强直性脊柱炎主要有哪些治疗方法

(1)非药物治疗:包括对患者的健康教育及合理的、规律的体育锻炼(可采用个人或群体及其他各种形式的体育锻炼)。

（2）药物治疗：主要包括非甾体抗炎药、改善病情抗风湿药物、糖皮质激素和生物制剂等。药物治疗是目前强直性脊柱炎最主要的治疗手段。其中，非甾体抗炎药是作为存在疼痛和晨僵症状的强直性脊柱炎患者的一线治疗用药。

（3）中医药治疗：传统中医药也是治疗强直性脊柱炎的重要手段之一。方法包括中药治疗、针灸治疗、穴位贴敷法、推拿疗法、拔罐疗法等多种传统医学治疗手段。其中，雷公藤等中药在治疗强直性脊柱炎方面应用广泛。

（4）康复治疗：由于强直性脊柱炎存在疼痛、僵硬、关节活动受限和畸形等功能障碍问题，因此在强直性脊柱炎的治疗手段中康复治疗极为重要。利用声、光、电、磁、热等物理因子的镇痛作用可以有效地缓解强直性脊柱炎患者的疼痛问题。利用关节活动度训练、肌力增强训练、水中运动等运动疗法可以改善患者的僵硬、关节活动受限和畸形。利用作业治疗方法可以帮助患者建立或恢复职业技能，使患者能够重返工作岗位、重返社会。

（5）手术治疗：对于髋关节病变导致严重疼痛、髋关节功能明显受限或影像学证实具有髋关节结构破坏的强直性脊柱炎患者，需要考虑全髋人工关节置换术；对于脊柱严重畸形的强直性脊柱炎患者，可以考虑脊柱矫形术；发生脊柱急性骨折的强直性脊柱炎患者，也应该进行手术。

（6）关节外表现及并发症的治疗：强直性脊柱炎患者存在一定的关节外表现，如眼部症状等，应在眼科等相应的专科医生协助下进行治疗。此外，强直性脊柱炎患者可存在心血管疾病、骨质疏松症等并发症，也需要其他学科的医生帮助治疗。

140. 强直性脊柱炎非药物治疗包括哪些

（1）健康教育：强直性脊柱炎呈慢性病程，需要长期服药。迁延不愈的病情不但会影响关节功能、导致残疾，而且会导致心理失衡,因而必须教育患者本人及其家属。对患者的教育对于成功治疗至关重要,因此对患者及其家属进行疾病知识的健康教育是整个治疗计划中不可缺少的一部分,有助于患者主动参与治疗并与医师的合作。长期计划还应包括患者的社会心理和康复的需要。

(2)改善生活习惯:除了环境改善、饮食调理等生活习惯改善要求之外,建议吸烟的患者戒烟,吸烟是强直性脊柱炎及其他患者功能预后不良危险因素之一。对于髋关节受累的患者,应减少负重,避免跳跃等冲击性动作。

(3)保持良好姿势:患者站立时应尽量保持挺胸、收腹和双眼平视前方的姿势。坐位也应保持胸部挺直。休息时应睡硬板床,多取仰卧位或伸展俯卧位,避免蜷曲侧卧等易导致屈曲畸形的体位。同时,枕头要低,一旦出现上胸椎或颈椎受累应睡硬板床,去枕平卧。有炎性腰背痛的患者应注意必须直立行走,每天进行腰背部的伸展运动。

(4)强化康复治疗意识:患者需要了解,尽管疼痛和僵硬感可通过适当的非甾体抗炎药治疗获得一定的控制,但定期的康复训练对降低或预防畸形和残疾是最重要的治疗方法。患者假如将镇痛作为最主要的治疗,长期服用镇痛药物,而忽略关节、肌肉功能的康复训练,结果会导致功能受限情况逐渐加重。

(5)加强自我治疗:对疼痛或关节、软组织炎性症状给予必要的自我治疗,如自我开展的物理治疗等。

(6)进行适当的体育锻炼:患者要合理和坚持进行体育锻炼,以取得和维持脊柱关节的最好位置,增强椎旁肌肉力量和增加肺活量(如游泳是很好的有效辅助治疗方法之一)。

141. 如何改善强直性脊柱炎患者的生活习惯

(1)改善居室环境:气候和居住环境对人体有较大影响,特别是对强直性脊柱炎患者,由于机体抵抗力的下降,更容易受到这些外界因素的影响,往往可能加重病情或引起复发。因此,强直性脊柱炎患者应尽量选择向阳的居室,通风情况要良好,保持室内的干燥、温暖,避免潮湿,空气要新鲜,床铺要整洁,被褥要经常晾晒,使得其轻暖干燥,床铺最好不要放在通风口处,以防睡中受凉。

(2)注意日常生活细节:强直性脊柱炎患者要注意穿暖和些,但要避免穿得过多,捂得过严,导致汗出太过。无论天气多热,都不要洗凉水澡;平时洗脸、洗手、洗衣服时,要用温水;晚间洗脚,热水应能浸及踝关节以上,时间为 15 分钟左右,以促进下肢血液循环。即使炎热的夏天也尽量避免直吹空调和电风扇。容易出汗的患者应养成良好的习惯,出汗后立即用毛巾擦干,潮湿衣物要马上更换掉。因为强直性脊柱炎患者的病情发展往往会影响到胸廓活动度,导致肺功能不良,肺活量减少,吸烟会使这种情况加重,所以患者戒烟十分重要。

(3)调整家居用品:患者的床铺高度要合适,以患者上、下床方便的高度为宜。卫生间的便器,应选择坐便器,周围要配有拉手,便于患者便后拉着扶手能自己站起。卫生间的进、出口处不宜有台阶,这些都可以为强直性脊柱炎的患者提供生活的便利,同时也可避免强直性脊柱炎合并骨质疏松的患者发生骨折的风险。

(4)加强病重患者的生活护理:对于髋关节固定明显,骨质破坏较严重的患者,要借助腋拐行走。对于病情较重的患者(如只能卧床的患者),护理人员或家属要协助患者床上进食、床上沐浴、床上排大小便,并保持患者的床铺整洁,经常帮助患者翻身,防止压疮及坠积性肺炎的发生。

142. 强直性脊柱炎患者如何调理饮食

强直性脊柱炎患者可伴有不同程度的体重下降、贫血、乏力等症状,所以饮食方面应该选择高蛋白、高维生素、高热能、营养丰富、易消化的食品,如牛奶、鸡蛋、鲜鱼、豆制品、精肉、新鲜的青菜、水果和谷物等;冬天还可多进食一些温补性的食物,如牛羊肉、骨头汤等。但必须根据患者的病情和个体情况进行合理调配,以食后胃中舒适,食而能化为原则。

同时,由于强直性脊柱炎患者多伴有不同程度的骨质疏松,所以饮食方面还需选用含钙较高的食物,如虾皮、酥鱼、奶制品等,特别要提倡的是牛奶的饮用。牛奶中所含的钙可被人体吸收 70% 左右,而人体对补钙药物也只能吸收 40% 左右,所以每天保证饮用 500 毫升牛奶是最佳的补钙良方。此外,牛奶中的白蛋白还有利于人体损伤组织的修复。

强直性脊柱炎患者病程较长,如果要求患者过于忌口,长年累月,反而会影响营养的平衡吸收,于病情不利。但需要注意的问题是,应避免辛辣刺激和生冷油腻食物的摄入,这些食物既对健康无益,又是服用中药时的禁忌,同时注意室温下的水果、蔬菜需要适当多进食。此外,进食的环境也非常重要,选择温馨和谐的环境进餐,更有利于增加食欲。总之,食物需要新鲜有营养,荤素搭配要合理,这样才有利于营养的吸收,机体的康复。

143. 强直性脊柱炎患者如何注意姿势

强直性脊柱炎患者由于腰背部及髋关节等外周关节疼痛、僵硬,因此会在日常生活中不自觉地采取一些不正常的姿势以图减轻疼痛,久而久之,可造成脊柱后凸,形成驼背畸形。为了避免驼背等姿势畸形,强直性脊柱炎患者必须注意纠正不良姿势,保持正确的体位,以保证能够恢复正常的生活与工作。

(1)在急性发作期要特别注意加强姿势防护:由于大多数患者的严重畸形是在急性发作时产生和迅速发展的,因此患者需要在急性发作时就要加强注意。

(2)任何时候都要保持一个良好的姿势:行走、站立时应尽量

135

保持抬头,挺胸,收腹,目视前方。坐位时应选择合适的椅子,靠背要高而直,最好能够达到支持头颈部的高度。如果需要伏案工作,则椅子要调节到以坐位时腰背部不产生屈曲的高度,原则上不应选择软椅和沙发。同时,不应长期坐位,如坐位时需要经常活动腰背、髋关节和下肢。卧床休息时应选择较硬的床垫,最好为硬板床。枕头高度宜低,如果颈椎受累,则需要去枕平卧,卧位姿势以仰卧位最佳。侧卧位对强直性脊柱炎患者保持腰背部姿势不利。

(3)已产生轻度畸形的患者需要加强运动疗法治疗:如患者的腰背已产生轻度的后凸畸形,患者则需要每天(最好是晚上)进行持续俯卧撑训练。持续俯卧撑训练时尽量将胸腹部向床面下压,每次20～30分钟,每日2次。或者采用仰卧位,双下肢下垂于床下,使整个后背贴着床面进行训练,这样可以使轻度的腰背部后凸畸形得以纠正。

(4)保持有利于自理生活的功能位:如果患者受累关节病理改变或手术难以避免关节强直时,应使受累关节固定于有利于自理生活的功能位。一般各个外周关节应该尽量达到功能位:髋关节屈曲15°～20°,外展10°～20°,外旋15°～20°;膝关节屈曲5°～10°;踝关节90°～100°;跖趾关节10°～15°。这样,可以满足日常生活的最低要求,有利于患者基本生活自理。

总之,强直性脊柱炎患者的姿势正常与否,影响并决定患者的脊柱和各个外周关节的活动程度。纠正不良的姿势可以保持患者的运动功能,不发生或晚发生驼背畸形、外周关节畸形,或者发生程度较轻,对患者以后的形象和日常生活活动能力保持相当重要。

144. 强直性脊柱炎患者如何注意睡姿

除了白天有意识地纠正不良姿势,保持脊柱生理功能和关节活动度之外,强直性脊柱炎患者要特别注意睡姿。

在睡中等硬度的床铺(如硬板床上垫厚褥子)的基础上,患者应保持避免关节屈曲的睡眠姿势。推荐的睡眠姿势如下。

(1)仰卧位:改变驼背曲度趋势的平卧姿势(图23)。假如,由于胸椎后凸曲度已经形成并导致平卧时颈椎过度后伸,则可采用合适高度的小枕头置于后枕部,使这一卧位姿势更加舒适。避免过高的枕头。

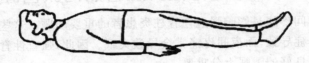

图 23　强直性脊柱炎正确仰卧位

(2)俯卧位:可用一手置于贴于床面的面颊部,使这一卧姿更加舒适(图24)。但这一卧姿很难长时间坚持。

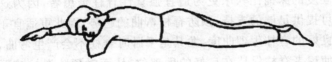

图 24　强直性脊柱炎正确俯卧位

(3)侧卧位:可左右交替。用一手置于贴于床面的面颊部,同时,位于上面的下肢髋、膝关节可适度屈曲(图25)。

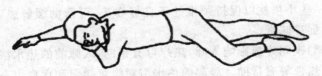

图 25　强直性脊柱炎正确侧卧位

以上 3 种睡姿,应多取仰卧位,避免造成屈曲的体位。其他睡姿注意避免膝关节下垫枕,因为这样会增加肌肉和肌腱缩短的趋势。尽可能避免运用枕头,或过高的枕头,避免颈椎的过度伸展,防止疼痛。一旦出现胸椎及颈椎受累,应不用枕头。尽量减少侧卧位。在早晨起床前和夜间睡眠前,尝试俯卧位5分钟以上。

145. 强直性脊柱炎患者如何改善睡眠

夜间疼痛是影响强直性脊柱炎患者的重要问题。这些问题通常由炎症导致,而夜间疼痛常会导致失眠。因此,强直性脊柱炎患者获得良好的睡眠十分重要。

(1)需要选择良好的卧具:席梦思或其他软床由于其柔软性过大,虽然对普通人可产生较好的舒适感,但对于强直性脊柱炎患者则极为不利。过软的床铺可以加重强直性脊柱炎患者的疼痛,从而使得患者处于避痛的被动体位,久而久之会造成脊柱弯曲。而中等硬度的床铺比软床更为适宜强直性脊柱炎患者,因为这样的床铺可提供足够的支持,预防脊柱弯曲的趋势,因此更适宜于患者保持良好的脊柱生理曲度,尤其是平卧时脊柱不会产生弯曲,这样可以使患者脊柱保持在良好的生理位,从而对预防脊柱畸形起到控制作用,同时还有助于睡眠。

(2)良好的睡姿对缓解疼痛,促进睡眠有帮助:例如,侧卧位时脊柱应保持水平位的平直;仰卧位时,脊柱应保持自然的"S"曲度。记忆泡沫垫、枕头等对保持良好睡姿、缓解疼痛帮助。如尝试采用一些小垫枕以保持颈椎处于良好姿势,可帮助缓解患者颈部疼痛,促进睡眠。

(3)夜间疼痛影响入睡,热疗可有帮助:入睡前的热水浴、热水袋、电热毯等有帮助。晨起的热水浴对缓解晨僵和疼痛也有帮助。

146. 强直性脊柱炎患者怎样注意日常生活中的姿势

强直性脊柱炎可导致患者驼背畸形,并由此而影响患者的日常生活活动和工作能力。因此,患者需要特别注意日常生活活动中的姿势。

(1)站立时,尽可能保持挺胸、收腹和双眼平视的姿势,以保持脊柱正常的生理曲度。避免向前弯曲的倾向。夹板、支架和矫形器基本无益。在医生指导下规律地进行适当的肌力增强训练。

(2)坐位时,保持胸部挺直位的良好姿势,尤其要避免低头和弯腰坐位,避免长时间坐位,以防止背部和颈部肌肉劳损。避免坐低矮的沙发和椅子。硬直立靠背椅优于低背软垫椅、沙发。同时,确保座椅处于正确的高度,并采用小靠垫置于下背部,以提供保持良好姿势的支持。

(3)白天避免长时间保持一种姿势不变,即使看电视、输液也不可长时间卧床或坐位,经常改变体位。可选择坐、卧位交替或在床边小范围走动的方式。

(4)若有条件,可在白天仰卧位数分钟,以牵伸髋关节前部和改善姿势。为了保证患者充分休息,可为其提供硬板床、低枕和数个软枕,以保证各关节的功能位置。患者仰卧位休息时,采用枕头支持头部,但枕头高度不宜过高。不要将枕头置于膝关节下,以保证膝关节充分伸展,保持膝关节柔韧性。

(5)减少或避免引起持续疼痛的体力活动。

(6)尽量在非负重状态下进行运动疗法,以减轻运动量。体力不支的患者开始可只在床上运动。

(7)患者应进行每天2次的深呼吸运动,以保持良好的扩胸度。

(8)定期靠墙站立检查直立姿势,定期测量身高,保持身高记录是防止不易发现的早期脊柱侧弯的较好方法。

147. 强直性脊柱炎患者如何在坐位工作中注意姿势

大部分强直性脊柱炎患者可以继续工作,但需要注意改善工作姿势。

(1)对患者坐位习惯、工作姿势进行分析。

(2)调整工作台与座椅高度,使其与患者良好坐姿相匹配。必要时,可将电脑屏幕等调节为倾斜面的工作台(图 26),比常规的办公桌更有利于患者在避免弯腰姿势或颈椎紧张的状态下阅读与书写。

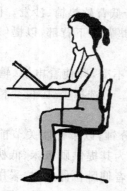

图 26 倾斜面的可调节工作台

(3)对于长期从事伏案工作的患者,应选择有高背靠和有扶手的座椅,间歇时将头颈部及双手置于相应的位置休息,以减少对脊柱的外力。

(4)经常注意在工作时改变姿势,尤其是长时间坐位或站立位职业者。方法为短时间的工间休息,并进行背部牵伸训练。

(5)若长时间坐位,需要间隔一段时间进行运动疗法训练,由此预防僵硬症状产生或加重。具体方法包括:定期起立、活动,尤其是需要长时间完成某项工作时。若有条件,可在工作间歇平卧数分钟,或进行墙角推起动作。同时,还应定期进行脊柱牵伸训练和深呼吸训练。

(6)若需要电脑操作,患者应注意将自己处于一个正确的操作姿势,并保持之。必要时可采用屏幕支持设备调节屏幕高度(图 27)。

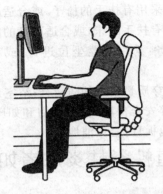

图 27　正确操作姿势,调节屏幕高度

（7）避免长时间的弯腰和提举重物。

（8）若工作涉及弯腰姿势等背部过度紧张情况,建议更换职业。

148. 强直性脊柱炎患者如何解决日常活动受限问题

若由于强直性脊柱炎导致日常活动受限,则需要采用手杖、特殊的椅子和桌子,特殊的鞋子,帮助穿、脱袜子和鞋子的辅助具等。

（1）弯腰受限:可采用长柄及物器等辅助具。

（2）穿、脱袜子:可采用专门用于穿、脱袜子辅助具,或者可将脚置于凳子上穿、脱袜子。

（3）穿、脱鞋子:可穿"一脚蹬"或有尼龙搭扣的鞋子,或者可将脚置于凳子上穿、脱鞋子。长柄鞋拔子可以帮助背部和髋部不能屈曲的患者完成穿鞋动作。

（4）洗浴:可采用浴凳（或墙固定浴座、淋浴凳）或扶手,避免患者跌倒;或可采用洗浴升降机。一般淋浴更为合适。

（5）如厕:可采用马桶架,或厕所扶手、高座位马桶。

(6)坐椅起立：采用有扶手的椅子，或合适高度的椅子。

(7)起床：采用有扶手的床，或合适高度的床。

(8)站立做家务：采用坐凳坐位进行，或利用合适高度的操作台。

(9)避免跌倒：穿质量较好的防滑鞋；浴室地面防滑，并配有护栏、扶手和安全垫等安全保障设施；洗浴和如厕时使用扶手、洗浴凳、坐便椅和夜间地板灯；避免铺地毯。

149. 强直性脊柱炎患者如何进行户外活动

(1)驾车：当颈部活动受限时，可能会导致驾车困难。特别是倒车或进入车位时，因为此时患者转身和转动颈椎向后看的动作比较困难。

①安装专门的较大视野的后视镜十分有帮助。同时，采用手持的小镜子，可以在一些场合避免因颈部活动受限导致的"盲区"。

②使用安全带、头部固定设备等保护设置，避免突然减速和刹车时损伤脊柱，尤其是颈椎。

③腰背部疼痛和僵硬，长距离驾车困难，应每1～2小时停车1次，下车活动，尤其是伸展背部，并散步行走数分钟。

(2)旅行：咨询医生，确保是否可以成行；必要时可在旅行前进行关节腔内注射。确保旅途过程中服用药物足量。旅途中若坐时间过长，需要每隔1小时进行牵伸锻炼。

150. 强直性脊柱炎患者如何才能享有良好的家庭生活

虽然强直性脊柱炎的发病年龄一般在育龄期，但是无论是男性患者还是女性患者，强直性脊柱炎对患者的生殖器官和生殖功能均不会产生不良影响，男性可正常射精，女性可正常受孕、妊娠和分娩。但是,强直性脊柱炎的病变部位主要在骶髂关节、脊柱、脊柱旁软组织和髋关节等四肢关节,且因病变导致的关节疼痛、活动受限、僵直或强直、畸形及疲劳等问题会给患者的性生活带来一定的困扰,包括性欲下降、性交疼痛等,从而影响患者的生活质量。因此,患者应注意从如下方面改善家庭生活。

(1)患者应正视身体的改变,主动与配偶交流自己身体的变化及关节疼痛等不适感觉,以使配偶了解哪些情况会使患者感到不适。当对方的生活习惯有所变化时,应予以了解和调整。

(2)强直性脊柱炎患者应合理安排每一天的生活,尽量避免过度疲劳。建议可以在一天中感觉最好的时候或服用镇痛药后药效最佳时进行性生活。在性生活之前可先进行热水浴,并适当地活动,使关节放松。同时,强直性脊柱炎患者可以尝试采用使疼痛关节尽量少受力的新的性交体位,以提高性生活质量。常见的女性平卧位对髋关节受累的女性患者不太合适,膝关节和肘关节受累的体位对男性患者也不太合适。

(3)强直性脊柱炎是多种病因所致的疾病,而遗传只是其中的一个病因,并不是造成强直性脊柱炎发病的唯一因素。强直性脊柱炎患者的孩子患病的可能性只有 20%～30%。此外,即便是HLA-B27 抗原阳性者,其子女也并不都是阳性,而且即使子女是HLA-B27 抗原阳性也不一定患病。

(4)某些药物会影响怀孕和哺乳,所以用药需要谨慎。柳氮磺吡啶、甲氨蝶呤和雷公藤对性腺有一定影响,但均可逆。甲氨蝶呤用量较大后可出现胎儿致畸的毒副作用,因此从优生优育的角度,在准备生育时应提前 6 个月或更长时间停药,一般不会影响生育质量。非甾体抗炎药用量过大或时间过久,可抑制前列腺素合成,对性功能产生可逆影响,调整或停药后可恢复正常。

151. 强直性脊柱炎患者如何进行疼痛的自我治疗

疼痛往往是强直性脊柱炎患者最先出现，而且一直伴随的症状。疼痛可造成患者极大的痛苦，并会严重地影响患者的生活质量。因此，对疼痛的自我治疗是必要的。

（1）首先要注意观察疼痛的部位、性质和持续时间，为疼痛自我治疗提供可靠的依据。

（2）疼痛较轻者，一般不会影响患者的日常生活，疼痛时只要稍加休息即可。对于疼痛较为严重的患者，应注意加强卧床休息，以减轻对疼痛关节的损害。患者同时需要选择舒适的卧位，注意保持正确的卧位姿势。

（3）对疼痛关节局部可采用中药热敷、中药离子导入、拔罐、红外线理疗等方法，使疼痛关节周围组织血流量增加，血液循环得以改善，减少炎症对组织的刺激，从而较快减轻疼痛症状。

（4）如果上述方法仍不能减轻疼痛，可根据医嘱服用吲哚美辛等非甾体抗炎药镇痛治疗，并注意观察用药后疼痛减轻的情况。如果因疼痛而影响了工作或睡眠，可调整服药时间至早晨或睡前。

（5）休息环境应保持相对安静、温馨，良好的休息环境可以缓解因疼痛而引起的心情烦躁等心理问题。

（6）对疼痛关节给予适当的保温，避免受到风冷刺激，从而加重病情。

152. 强直性脊柱炎患者如何进行体温升高的自我治疗

强直性脊柱炎患者在病情活动期大多伴有发热症状，体温一般在 37.5℃～38℃，部分患者可达 38.5℃ 左右。自我治疗措施如下。

（1）首先注意观察体温变化，住院患者要在 6：00、10：00、14：00、18：00 等时间点安排体温测量，以了解患者发热的时间与发热的程度，为治疗提供较为可靠的依据。

（2）体温 37.1℃～38℃ 时，应注意多饮水、多休息、增加营养饮食，按时服药。也可多吃水果、饮用汤汁饮料等，以增加水的摄入，加大排泄。通过以上简便方法，代谢一定的热能，达到降温的目的。

（3）若体温在 38℃ 以上，则应适当卧床休息，并根据医嘱酌情服用非甾体抗炎药。非甾体抗炎药服后会大量出汗，应注意尽快换掉潮湿的衣物，并尽量多饮水，避风寒。部分外用药物，如吲哚美辛栓也是较好的退热药物，降温较快且可缓解疼痛，但该药物往往出汗较多，用药后需要酌情多饮水，用干毛巾擦汗。另外，还可采用乙醇擦浴降温。使用这一方法时，需要预先将乙醇适当加热，且在擦浴完成后将衣服立即穿上，盖好被子，防止着凉。使用药物降温后，还应注意观察体温下降的情况，并做好记录。特别需要注意的是，强直性脊柱炎患者即使在发热时，也要避免使用冰袋降温。

（4）保证室内空气新鲜，湿度适宜。一般来说，温度在 18℃～25℃ 为宜，湿度则应保持在 50%～60%，这是发热患者最好的休息环境。

153. 强直性脊柱炎患者如何进行其他问题的自我治疗

（1）僵硬的自我治疗：关节肢体晨僵或僵硬也是强直性脊柱炎患者常见病症之一，自我治疗措施有以下几条。

①强直性脊柱炎患者睡眠时，多由于疼痛，喜欢顺势而卧，导致长时间单一体位，不利于血液循环，因此患者在睡眠时，需要注意多变换体位，促进全身血液循环，减轻晨僵。

②早晨醒后,不要急于起床,可在床上轻微活动或揉搓按摩容易发生僵硬的腰背和肢体关节部位,使局部血液循环改善,肌肉放松,起床后再进行肢体关节屈伸、腰背旋转等活动,以使晨僵尽快缓解。

③日常生活中,也要提醒患者注意不要长时间同一体位坐、站、卧。体位改变时,动作要轻缓,以免发生跌倒、骨折等问题。

(2)伴发症状的自我治疗

①伴有虹膜炎的患者,需要按时滴眼药,如阿托品和可的松等滴眼液,以防虹膜后粘连。患者不能自主完成的,需要他人帮助进行。

②对有心脏受累者,要按心脏病自我治疗防护方法进行。若有异常,及时就诊。并注意观察血压、心率及心律变化。

154. 出院后的强直性脊柱炎患者需要注意什么

(1)保持良好的心理状态,特别是已经出现畸形或肢体功能障碍的患者,需要积极乐观地面对生活,面对疾病,树立自强不息的信念,保持精神愉快也是预防疾病复发的重要因素。

(2)注意保暖,避免寒冷潮湿刺激。风寒湿邪是强直性脊柱炎患者主要的病因之一,平时的居住环境、季节变换时的衣物调整都要留心,尤其是在炎热的夏季,更需要格外注意不要直吹冷风,洗冷水浴。

(3)坚持进行身体的运动疗法,尤其是脊柱和髋关节运动,保持各关节的生理活动度。但需要注意不要急于求成,贵在持之以恒。

(4)坚持药物治疗,必须按照医嘱按时按量服药,不可自主随便停药,应根据患者的具体情况选择服药时间,对于长期服药而食欲缺乏的患者,无论是服用西药还是中药,均应在饭后 30～60 分钟服用，以减轻药物对胃肠道的刺激。

（5）保持良好的姿势，坚持睡硬板床，平卧低枕，以减轻颈部和腰背部疼痛，长期坚持还可以预防或改善畸形。

（6）通过合理膳食，运动训练，不断增强体质，提高机体的抵抗力，预防感染也是防止复发的一个重要因素。

（7）定期复诊，注意观察病情发展变化情况，有利于稳定病情，巩固疗效，加速康复。

155. 强直性脊柱炎主要治疗药物有哪些种类

（1）非甾体抗炎药：这类药物能够缓解强直性脊柱炎患者的疼痛，减轻症状，但并不能阻止病情的发展，不能抑制脊柱强直的发生。然而，由于这类药物具有消炎止痛、减轻晨僵及肌肉痉挛的作用，从而可以缓解强直性脊柱炎症状，有助于患者早期进行康复功能训练，以及从事正常的工作和生活，因此非甾体抗炎药的作用不可低估。非甾体抗炎药运用时应强调个体化，强直性脊柱炎患者需要掌握的原则是，当存在疼痛时才服用，一旦疼痛消失可停用，这主要是为了避免非甾体抗炎药的胃肠道不良反应。非甾体抗炎药的种类、剂型很多，常用的非甾体抗炎药有吲哚美辛（消炎痛）、萘普生、舒林酸（奇诺力）、双氯芬酸（扶他林）、布洛芬（芬必得）、瑞力芬、乐松等。除了胃肠道不良反应之外，其他不良反应为皮疹、肾脏损害、出血时间延长等。

（2）改善病情抗风湿药物：这类药物起效缓慢，与非甾体抗炎药不同的是这类药可能通过抑制机体免疫功能，起到延缓疾病发展的作用，因此这类药物是强直性脊柱炎治疗的主要药物，用于控制病情活动，患者应长期服用而不能因为症状缓解就自行停药。这类药物中，疗效较为肯定的有柳氮磺吡啶、甲氨蝶呤等，其中以柳氮磺吡啶为首选。对柳氮磺吡啶、甲氨蝶呤等过敏或疗效不佳的患者,目前还没有满意的替代药物。这几种药物可单独或联合应用。其他如氯喹、金制剂、D青霉胺、环磷酰胺、硫唑嘌呤、沙利度胺(反应停)等也试用于强直性脊柱炎,但疗效有待进一步观察。

(3)糖皮质激素:一般不提倡首先使用糖皮质激素,只有对第一类、第二类药物治疗效果不佳,关节炎症较重,特别是关节积液及内脏器官受累时才可考虑使用,而且使用剂量不宜太大,疗程不宜过长。在治疗急性虹膜炎、葡萄膜炎时,可采用糖皮质激素,包括滴眼和口服,口服剂量要大些。对非甾体抗炎药过敏,或严重的关节炎运用非甾体抗炎药无效时,可小剂量口服或局部注射糖皮质激素。

(4)生物制剂:主要为抗肿瘤坏死因子-α拮抗药,包括依那西普、英利昔单抗和阿达木单抗等。

(5)其他药物:雷公藤等抗风湿植物药也可用于治疗强直性脊柱炎。

156. 什么是非甾体抗炎药

非甾体抗炎药是指一类不含皮质激素而具有抗炎、解热、镇痛作用的药物。相对于激素而言,这类药物的化学结构中缺乏激素所具有的甾环,而又具有解热、镇痛、抗炎等功效,因此被称为非甾体抗炎药。非甾体抗炎药可有效缓解强直性脊柱炎的疼痛和僵硬,改善功能和活动度。非甾体抗炎药自产生以来,一直是治疗强直性脊柱炎的基本药物。

非甾体抗炎药的作用机制是通过抑制环氧化酶,从而降低具有致痛作用的前列腺素 E 合成,达到抗炎和镇痛作用。非甾体抗炎药还可以抑制中性粒细胞,使氧自由基的生成减少,白细胞向内皮细胞的黏附减少、趋化作用下降。在治疗强直性脊柱炎的过程中,非甾体抗炎药的抗炎特性可能比其镇痛效果更为突出。

非甾体抗炎药种类很多,目前最为常用的有阿司匹林、吲哚美辛、布洛芬、双氯芬酸和舒林酸等。

尽管非甾体抗炎药均通过减少体内前列腺素的合成而达到治疗效果，但是各种药物之间仍存在一些细微的差别。因此，使用什么药物，具体运用的方法等还需要根据患者病情而定，患者用药需要在医生指导下进行。

患者在服用非甾体抗炎药的过程中，最常见的现象是担心药物的不良反应而不能坚持，只在症状加重、疼痛不能耐受时才服用。这种"三天打鱼，两天晒网"的服药现象结果是治疗效果不佳。可以说，大部分非甾体抗炎药是相对安全的，只要在医生指导下，按照医生的要求用药，则均可获得较好的疗效。

157. 常用的非甾体抗炎药有哪些种类

非甾体抗炎药是指一类具有大致相同的作用机制、非糖皮质激素而具有抗炎、解热、镇痛作用的药物。这类药物虽然不能影响强直性脊柱炎的自然发展病程，但是可以迅速缓解患者的脊柱关节疼痛、改善脊柱关节僵硬症状，并具有起效快、效果明显的特点。无论对早期或中晚期的患者，改善症状的治疗都是应该首先考虑的。因此，非甾体抗炎药可作为治疗强直性脊柱炎临床症状的一线药物。

（1）水杨酸类：最常用的是阿司匹林。阿司匹林的疗效比较肯定，但不良反应，尤其是胃肠道不良反应较为明显，因此阿司匹林的制剂目前多为肠溶片。用于骨关节炎镇痛时，一般每次 0.3～0.5 克，每日 3 次，饭后口服。患者同时需要密切注意其不良反应。

（2）丙酸类：常见的品种有布洛芬、萘普生等。芬必得是布洛芬的缓释剂，这类药物的不良反应较少，患者易于接受。萘普生的半衰期较长（为 14～16 小时），每日服用 1～2 次即可。丙酸类非甾体抗炎药的服用方法为：布洛芬每次 0.4～0.6 克，每日 3 次，口

服;芬必得每次 0.3～0.6 克,每日 2 次,口服;萘普生每次 0.5～
0.75 克,每日 1～2 次,口服。

(3)吲哚类:主要有吲哚美辛、舒林酸、阿西美辛(优妥)、苄达
明、依托度酸(罗丁)等,以吲哚美辛、舒林酸最为常用。此类药物
抗炎效果突出,解热镇痛作用与阿司匹林相类似。其中,以吲哚美
辛抗炎作用最强,舒林酸的肾毒性最小。吲哚美辛每次 50 毫克,
每日 3 次,口服;舒林酸每次 0.2～0.4 克,每日 2 次,口服。老年
人及肾功能不良者应首选此类药物。

(4)灭酸类:有甲芬那酸、氯芬那酸、氟芬那酸、氟灭酸等。临
床上多用氟灭酸,每次 0.2 克,每日 3 次,口服。

(5)乙酸类:主要为双氯芬酸钠,商品名包括英太青、奥湿克、
戴芬、扶他林等。双氯芬酸钠每次 50 毫克,每日 3 次,口服。双氯
芬酸钠疗效肯定,不仅有口服制剂,还有可在局部应用的乳胶剂和
缓释剂,由此可以减轻胃肠道不良反应。

(6)喜康类:有吡罗昔康等,因不良反应较大,已很少使用,现
已由美洛昔康(莫比可)等替代。

(7)吡唑酮类:有保泰松、羟基保泰松等,此类非甾体抗炎药毒
性大,已很少使用。

(8)昔布类:如塞来昔布、罗非昔布等,对胃肠道不良反应
甚小。

158. 非甾体抗炎药是如何在人体内发挥作用的

非甾体抗炎药是目前世界上日常使用最多的药物之一。随着
人口老龄化,骨关节炎等疼痛性疾病的患病率的显著升高 ,此类
药使用量不断增加。同时,非甾体抗炎药也是治疗强直性脊柱炎
的基本药物。这类药物在人体内发挥作用的方式如下。

(1)作用机制:非甾体抗炎药物主要通过降低 E 族前列腺素

的合成来起到抗炎和镇痛的作用。非甾体抗炎药物还可以抑制前列环素和促凝血素的形成,从而对血管通透性和血小板的凝集产生复杂的作用,这无疑有助于这些化合物的总体临床效果。一些非甾体抗炎药表现出潜在的对前列腺素合成的抑制作用,而另外一些则更主要的是影响非前列腺素介导的生物学活性。临床效应的差别归结于药物的镜像体结构,以及药代动力学、药效动力学和代谢情况。

(2)药理学

①生物利用度。所有非甾体抗炎药物在口服后都能完全被吸收。吸收率随胃肠血流或运动的改变或是否与食物一起服用而有所不同,如萘普生随食物一起服用时,可能会降低其 16% 的吸收。肠衣片可能会减少非甾体抗炎药物对胃黏膜的直接刺激,但同时也可能会减少它们的吸收率。大多数非甾体抗炎药物属于弱有机酸,一旦被吸收,大约 95% 与人血白蛋白相结合。临床上人血白蛋白显著减少或其他蛋白高结合药物同时服用可能导致血清游离非甾体类抗炎药物成分的提高,这对老年患者或慢性疾病患者,特别是伴有低白蛋白血症的患者有重要意义。这些情况会影响非甾体抗炎药物在血中的运输水平,并影响炎症局部的血管通透性。

②代谢。非甾体抗炎药物主要通过肝脏代谢,并通过尿液排泄,因此对于存在肝肾功能障碍的患者而言,服用非甾体类抗炎药物需要谨慎考虑。

虽然,非甾体抗炎药均具有相似的功效并能够显著地降低胃肠道和血小板反应,但是各种不同的非甾体类抗炎药物在使用相同剂量时,它们的临床功效和耐受性是相似的,而个体的反应明显不同。

159. 非甾体抗炎药有哪些共同特点

(1)作用机制:非甾体抗炎药的作用机制主要是通过抑制环氧

化酶的活性,使花生四烯酸不能被环氧化酶氧化成前列腺素,从而起到抗炎、解热、镇痛的作用。现已知环氧化酶有两种异构体,环氧化酶-1、环氧化酶-2。

(2)抗炎作用:非甾体抗炎药的抗炎作用主要是由于抑制了环氧化酶-2,而胃黏膜刺激和肾毒性等不良反应是因为抑制了环氧化酶-1。近年来,临床开始应用选择性环氧化酶-2抑制药,如尼美舒利、美洛昔康、塞来昔布、罗非昔布等则由于其对正常表达在胃黏膜、血小板及肾脏的环氧化酶-1抑制较轻而不良反应较少,而且抗炎、镇痛作用与其他非甾体抗炎药物有明显差别,从而进一步提高了强直性脊柱炎患者长期服药的安全性。但是,由于这些药物临床应用时间不长,因此对于它们的疗效和不良反应的评判尚有待于实践检验。

(3)特点:非甾体抗炎药的品种较多,它们的结构不同,药物代谢动力学也不尽相同,剂量用法各异,但有以下共同特点。

①在治疗强直性脊柱炎时多采用口服给药。

②除了个别药物外,大多数属于酸类化合物。

③由于大多数药物对胃黏膜前列腺素合成的抑制,因此会在长期或大剂量服用后出现胃肠道不良反应。

④长期及大剂量应用此类药物应考虑到肾间质性损害的可能。

⑤大多数药物与阿司匹林及其他非甾体抗炎药之间存在交叉过敏现象。

160. 非甾体抗炎药有哪些胃肠道不良反应

过去,许多非甾体抗炎药(如阿司匹林、保泰松等)往往具有严重的胃肠道反应,患者服用后常可出现恶心、呕吐、反酸、上腹部不适、消化不良等不良反应,甚至出现反流性食管炎、消化性溃疡、消化道出血、穿孔和胰腺炎等较为严重的不良反应。若在毫无征兆的情况下发生不可控制的大出血,可能会危及生命。

非甾体消炎药所致的严重胃肠并发症主要为消化道出血、穿孔及胃排空障碍。

出血原因可以是非甾体消炎药所致的溃疡、黏膜糜烂等,也可以是非甾体消炎药使用前已存在的无症状溃疡。非甾体消炎药使严重胃肠并发症的危险性增加 4～6 倍。长期服用非甾体消炎药者消化性溃疡病发病率达 25%,若既往有消化性溃疡病史,发生率将高达 50%,年累积发生率接近 100%。2%～4% 的患者会发生出血或穿孔。

目前,随着药物制剂的不断改良,非甾体抗炎药与过去相比已相对安全,但是也不能完全排除发生这些不良反应。

临床研究表明,长期使用阿司匹林,即使使用较小的剂量,仍会明显增加胃、十二指肠溃疡及并发症的风险。其风险与使用阿司匹林的剂量、时间、使用者的年龄呈正相关。

161. 非甾体抗炎药为什么会出现胃肠道不良反应

(1)发生胃肠道不良反应的机制

①药物直接损伤作用。非甾体抗炎药直接对胃壁和肠黏膜产生刺激作用,损伤肠黏膜细胞线粒体,引起氧化磷酸化脱偶联,使细胞内 ATP 减少,破坏了细胞间紧密连接的完整性,从而使黏膜通透性增加。

②抑制前列腺素的合成作用。因为前列环素有调节胃血流及保护胃黏膜细胞的作用,因此前列腺素减少可导致胃肠损害。非甾体抗炎药通过抑制性生理环氧化酶,进一步抑制前列腺素-2、前列环素,因此可导致胃肠损害。

③中性粒细胞的黏附、活化。非甾体抗炎药是中性粒细胞对

内皮细胞黏附增加,使之活化,而释放氧自由基和蛋白酶,造成胃肠黏膜损伤。

(2)存在非甾体抗炎药导致消化道黏膜损伤的高危因素:容易发生非甾体抗炎药胃肠道不良反应的高危人群包括,有并发症的溃疡病病史的患者、使用多种非甾体抗炎药(包括阿司匹林)的患者、非甾体抗炎药用药剂量较大的患者、同时使用抗凝治疗的患者、年龄在 70 岁以上的患者、合并幽门螺杆菌感染的患者。

(3)与用药时间、剂型、剂量密切相关:非甾体抗炎药胃肠道不良反应好发阶段为治疗最初的 3 个月。长期使用导致发生率增加,无论是胃肠外给药(肌内注射、肛栓剂)或肠溶阿司匹林片剂,均不能改变其风险。剂量与危险指数呈正相关。

162. 如何有效避免非甾体抗炎药胃肠道不良反应

(1)尽管剂型不能改变非甾体抗炎药胃肠道不良反应的风险,但肠溶剂、缓释剂、栓剂、霜剂所含有效药物剂量相对较小,故对胃肠道的刺激作用也小。

(2)注意尽量在饭后服用,以减轻对胃肠道黏膜的刺激。

(3)若对某一种非甾体抗炎药感到不适,可在医生的建议下改用其他同类药物。

(4)注意不要同时服用两种或两种以上的非甾体抗炎药,这样不仅不会增加疗效,反而易导致不良反应发生或加重。

(5)为了减轻消化道不良反应,建议可使用肠溶剂型,或同时服用保护胃肠道黏膜的药物,如米索前列醇、西咪替丁及质子泵抑制药、制酸药等。

(6)一些合并存在胃溃疡、十二指肠溃疡及胃炎病史的骨关节炎患者,在近期若存在胃肠道症状时,最好不要服用非甾体抗炎药。如果一定要服用,应在遵循医师指导下小心服用。如果服用过程中出现黑粪和呕血等情况时,应立即停药并及时就诊,以防止病情加重。

(7)戒烟、戒酒,减少咖啡等刺激性饮料、食品的摄入。

(8)选择具有较小胃肠道反应的非甾体抗炎药(如布洛芬),或选择性环氧化酶-2抑制药(如美洛昔康)。

(9)识别非甾体抗炎药胃肠道不良反应高危人群。

(10)所有患者,无论风险等级,在开始接受长时间非甾体抗炎药治疗前,须接受幽门螺杆菌感染的检测,并对明确的幽门螺杆菌感染者进行根除治疗。

163. 哪些非甾体抗炎药的胃肠道不良反应少

根据非甾体抗炎药对两种环氧化酶选择性抑制的不同,可分为非选择性、选择性和高选择性环氧化酶-2抑制药。传统的非甾体抗炎药(如阿司匹林)为非选择性环氧化酶抑制药。美洛昔康等为选择性环氧化酶-2抑制药。昔布类等因为高度选择性抑制环氧化酶-2,故被称为高选择性环氧化酶-2抑制药。与非选择性非甾体抗炎药相比,塞来昔布、罗非昔布出现胃肠道不良反应事件,尤其是严重消化道不良事件(穿孔、溃疡、出血或梗阻)发生的危险性均显著减少。上述分类表明,如下非甾体抗炎药胃肠道不良反应少。

(1)前体型药物:如芬布芬、舒林酸和洛索洛芬等。作为非活性的药物经胃肠吸收后,在体内再转化为具有活性的药物而发挥作用,严重胃肠障碍的患者可以将其作为首选药物。

(2)前列腺素合成抑制药:如丙酸类,这类药物在炎症部位抑制前列腺素合成作用强,而对胃肠和肾脏损害小。

(3)环氧化酶-2选择性抑制药:近年来,奈丁美酮、美洛昔康、尼美舒利,以及塞来昔布和罗非昔布等新型非甾体抗炎药因选择性地抑制环氧化酶-2,故胃肠道不良反应明显减少。

然而,综合现有的研究数据,非甾体抗炎药基本上都有潜在的心血管风险,尤其是选择性环氧化酶-2抑制药的心血管疾病风险较多。因此,使用时也需加以注意。

此外,可同时采用胃黏膜保护药物和抑制胃酸治疗。代表性的胃黏膜保护药物有米索前列醇等。抑制胃酸治疗可采用埃索美拉唑或兰索拉唑等。并可根据非甾体抗炎药胃肠道不良反应高危人群的判定,相应给药。高危患者(有溃疡出血史或多个消化道危险因素),应尽量避免给予;若绝对必要时,建议选择环氧化酶-2抑制药并同时给予米索前列醇或高剂量质子泵抑制药治疗。中危患者(1~2个危险因素)可以单独给予环氧化酶-2抑制药治疗,或者非选择性环氧化酶抑制药联合米索前列醇或质子泵抑制药。低危患者,可以给予非选择性环氧化酶抑制药治疗。

164. 非甾体抗炎药是否会损害肾脏

(1)肾脏损害:非甾体抗炎药对肾脏有一定的损害作用,主要有肾炎、水肿和肾乳头坏死等,可引起尿蛋白、管型及尿中出现红细胞。极少数患者还可出现急性肾间质肾炎,并导致肾病综合征。

非甾体抗炎药在一般剂量下很少发生肾脏损害。单独使用阿司匹林诱发严重肾脏损伤的可能性极小,但是复方阿司匹林(含非那西丁和咖啡因)就容易导致肾病的发生。其他非甾体抗炎药,如吲哚美辛、布洛芬、萘普生、保泰松等均具有肾脏毒性。

此外,在大量失血后、心功能不全、糖尿病、高血压、肝硬化、肾病变等导致肾血流量减少情况时,肾素血管紧张素系统活动亢进,患者更多地依赖前列腺素调节肾血流量,这些情况下如使用非甾体抗炎药则可加重肾损害。与利尿药、激素合用时,也可能会使肾损害发生率增高。

非甾体抗炎药之所以造成肾脏损害,主要是因为非甾体抗炎药抑制了肾脏前列腺素的合成,而前列腺素 E 具有强大的扩张血管的作用,生理条件下前列腺素有调节肾血流量、肾小球滤过量和血压等作用,因此非甾体抗炎药导致肾血流量减少和肾小管重吸收增加,出现水钠潴留。

(2)避免非甾体抗炎药肾脏损害的预防对策

①对老年人及已患有肾病的患者要慎用此类药物。

②首选半衰期短的药物,如舒林酸等,这些药物几乎不经肾脏排泄或较少经肾脏排泄,并以非活性状态排泄的药物。

③次选对肾脏前列腺素抑制较弱(即对肾脏毒性作用小)的非甾体抗炎药,如舒林酸等。因为舒林酸在体内代谢成具有活性的硫化物而发挥作用,此硫化物在肾脏内被氧化成无活性的前体药,从而不影响肾脏的环氧化酶,前列腺素合成不被抑制,肾血流和肾小球滤过率无改变,因此该药对老年人应用较为安全。

④禁用半衰期长的药物。

165. 非甾体抗炎药还对哪些器官产生不良反应

除了对胃肠道及肾脏的不良反应之外,非甾体抗炎药对其他器官也有一定的不良反应。

(1)部分非甾体抗炎药可产生轻微的神经系统不良反应,常见的症状有头痛、头晕、耳鸣、失眠、感觉异常等。在中毒时可出现谵妄、惊厥、昏迷等严重症状。

(2)非甾体抗炎药对血液系统也有一定的影响,以粒细胞减少及再生障碍性贫血最为常见。较大剂量的水杨酸制剂可抑制血小板的凝集,降低其相互黏附的能力,从而延长出血时间,在并存血管病变时常可诱发严重出血,尤其是存在脑血管病变的患者。使用人工心脏瓣膜或血管栓塞患者抗凝治疗时,非甾体抗炎药应减量以预防大出血。

（3）非甾体抗炎药可能引起不同程度的肝损害，阿司匹林极易引起转氨酶升高，但是很少发生严重的肝损害和黄疸；吲哚美辛偶有严重肝损害发生，表现症状为黄疸、转氨酶升高、恶心、呕吐等。预防对策：尽可能选用构造简单的药物或不含氮的药剂，如萘普生和酮洛芬等；使用栓剂或霜剂的非甾体抗炎药；尽量少用阿司匹林和吲哚美辛；有肝脏损害、维生素缺乏和手术前患者，应慎用水杨酸类药。

（4）非甾体抗炎药的皮疹和过敏反应也不少见，严重的过敏反应甚至可导致哮喘和休克。若发生这些紧急情况，应迅速送医院抢救。

（5）此外，近年来发现，非甾体抗炎药还可发生心血管不良事件。

166. 如何降低非甾体抗炎药不良反应的风险

（1）注意非甾体抗炎药的适应证：非甾类抗炎药是最常用的一类强直性脊柱炎治疗药物，其主要作用为减轻疼痛、控制炎症和改善关节活动。但同时应注意，这类药物不能阻止强直性脊柱炎病理过程的进展。

（2）严格掌握非甾体抗炎药的禁忌证：活动性胃肠道溃疡或近期胃肠道出血是所有非甾体抗炎药的首要禁忌证。对阿司匹林或其他非甾体抗炎药过敏，或有其他原因引起的过敏病史者，包括哮喘、支气管痉挛、鼻炎、血管神经性水肿、荨麻疹，均应慎服；对肾功能不全者，布洛芬、酮洛芬等丙酸类尤其要慎用；对高血压和充血性心力衰竭，非甾体抗炎药易引起水钠潴留，拮抗利尿作用而加重病情，故慎用；对肝功能不全和白细胞减少者慎用；妊娠和哺乳期是相对禁忌证，因吲哚美辛易使胎儿动脉导管闭锁不全，乳汁中的吲哚美辛易使新生儿发生惊厥；对老年人、口服抗凝药和降糖药者应注意药物之间的相互作用。

（3）注意分析不良反应的风险因素：用药前应对胃肠道、肝、肾、心血管疾病的风险评估后根据病情选用适当的药物。消化道不良反应的危险因素包括：年龄＞65岁；长期应用非甾体抗炎药，口服糖皮质激素，使用抗凝药；有上消化道溃疡、出血病史或酗酒史。心、脑、肾不良反应的危险因素包括：年龄＞65岁；有脑血管病、心血管病或肾脏病史；同时使用血管紧张素转换酶抑制药及利尿药；冠脉搭桥术围术期（禁用非甾体抗炎药）。

（4）注意用药细节：应使用最低有效剂量，且疗程宜短。药物种类及剂量的选择应个体化，充分考虑患者个人的基础情况，对老年患者应注意心血管和胃肠道的双重风险。有胃肠道危险因素者应用选择性环氧合酶-2抑制药或非选择性非甾体抗炎药，加米索前列醇或质子泵抑制药。如患者有发生心血管不良事件的危险则应慎用非甾体抗炎药。最好在一种非甾体抗炎药足量使用1～2周无效后再换用另一种，避免两种或两种以上非甾体抗炎药同时使用。

167. 常用于治疗强直性脊柱炎的非甾体抗炎药有哪些

（1）吲哚美辛：又名消炎痛，为吲哚衍生物，在强直性脊柱炎的治疗中是镇痛作用较强的非甾体抗炎药之一。除了可减少前列腺素的合成外，还可以抑制炎症刺激物引起的细胞免疫反应及减少激肽的形成。每日50～200毫克，分3次口服。该药可受机体昼夜节律的影响，早7:00服药比晚19:00服用有如下优点：血药峰值高，吸收快，疗效好，作用维持时间长。但不良反应发生率高达35%～50%。与其他非甾体抗炎药（如布洛芬、萘普生、双氯芬酸等）相比，胃肠道反应相对较多。为减少胃肠道反应，可选用栓剂直肠给药。此外，还可出现神经系统损害，如头痛、头晕、幻觉等。其他不良反应,如肝损害、皮疹、哮喘、血压下降、粒细胞减少等比较少见。

(2)布洛芬:又名异丁苯丙酸。口服吸收良好,口服生物利用度为80%,服药后1~2小时血浆药物浓度达高峰,血浆半衰期为2小时。该药物可缓慢进入滑膜腔,并在此保持高浓度。每日0.6~1.2克,分2次口服。布洛芬的不良反应主要为胃肠道反应、皮疹、头晕、头痛、耳鸣等。其中,最为常见的是胃肠道不良反应,发生率为20%~30%,严重者甚至可出现上消化道出血。该药还可延长妊娠期,导致难产和产程延长及延长出血时间。长期用药应定期检测血常规、肝功能、肾功能,如发现异常或发生过敏反应及视力障碍应立即停药。

(3)萘普生:又名甲氧萘丙酸,消痛灵。口服吸收完全而迅速,2小时后血浆药物浓度达峰值,血浆半衰期12~15小时。每日0.5~1.0克,分2次口服。该药物消炎、镇痛作用与吲哚美辛相仿,但消化道及神经系统的不良反应发生率及严重性均较后者为低。不良反应主要有胃肠不适、消化不良、恶心、呕吐、失眠、头晕、头痛、汗多、疲劳及耳毒性等;可使血尿素氮和肌酐测定值升高,出血时间延长。此外,这一药物蛋白结合率较高,与其他药物并用时可使并用的药物游离成分增加,还可增加抗凝药的抗凝作用,对于严重肝肾功能不全、凝血机制障碍者应禁用。

(4)吡罗昔康:又名炎痛喜康,为苯丙噻嗪类衍生物。口服吸收良好,血浆半衰期为45小时,一次服药后可多次出现血浆药物浓度峰值,提示本品存在肠肝循环,作用迅速而持久,且不会在血中积聚。每日20毫克,分1~2次口服。若每日剂量超过20毫克时,发生消化性溃疡的危险性增加。饮酒也可加重消化道不良反应。不良反应主要为胃肠道刺激、胸闷、白细胞减少、神经精神症状、视物模糊、皮疹及肝损害等,停药后一般可自行消失。

(5)双氯芬酸:双氯芬酸钠商品名包括戴芬、扶他林等,双氯芬酸钾商品名包括凯扶兰。本药在胃肠道吸收迅速,口服1~4小时达血浆药物浓度高峰,血浆半衰期为 1~2 小时。该药有较好的消炎镇痛作用,抗炎作用比氟芬那酸、甲芬那酸强,镇痛作用比阿司匹林及吲哚美辛强。每日 75~150 毫克,分 1~2 次饭后服。不良反应相对较轻,主要有食欲缺乏、恶心、呕吐、胃痛等。此外,还偶见头痛、头晕、皮疹、哮喘等。本药可增加地高辛、苯妥英钠、锂剂、甲氨蝶呤的血浆药物浓度,也可增加保钾利尿药的血钾水平,因此与以上药物同用时应引起注意。

(6)舒林酸:属茚乙酸类衍生物,商品名有奇诺力、枢力达等。该药本身是一个前体药,相对无药物活性,但可以在体内转变为一个有活性的硫化物。口服本药 3 小时后,其硫化代谢产物的血浆药物浓度达高峰,血浆半衰期为 18 小时。每日 400 毫克,分 2 次服用。约 20% 的患者在服用该药早期可发生上腹部疼痛或痉挛及消化不良、恶心、腹胀等不适。虽然该药对肾功能及血小板影响较小,但与甲氨蝶呤、环孢素、降糖药、口服抗凝药及降压药合用时仍需注意定期监测血常规、肝功能、肾功能等指标。

(7)萘丁美酮:属萘乙酸类化合物,是一种较弱的前列腺素合成抑制药,商品名有瑞力芬、麦力通等。每次 1 克,每日 1 次,睡前口服。对于严重或持续症状,或急性加重期,可另增加 0.5~1 克,清晨给药。老年人一般每日剂量不超过 1 克,部分患者服用 0.5 克也会得到比较满意的效果。该药胃肠道反应相对较轻,偶见腹泻及消化不良等胃肠道不良反应及头痛、头晕、皮疹、瘙痒等其他不良反应。对于活动性消化道溃疡、严重肝损害等患者应禁用。

(8)奥斯克:原名奥湿克,每片药物成分为双氯芬酸钠 50 毫克、米索前列醇 200 微克。每次 1 片,每日 2~3 次,口服。该药既保持了双氯芬酸钠的抗炎作用,又具有米索前列醇对胃黏膜的保护作用。虽然如此,但对于胃肠道出血者仍属禁忌。此外,由于本品含有米索前列醇,故妊娠期妇女及准备怀孕的妇女应避免使用本药。

(9)尼美舒利:是一种选择性的环氧化酶-2抑制药,商品名为美舒宁、普威等。口服后1~3.8小时血浆药物浓度达峰值,血浆半衰期为2~3小时,6~8小时后仍能持续作用。每日200毫克,分2次饭后口服,可加大剂量至每日400毫克;或使用栓剂200毫克,每日2次。该药能较好地选择性抑制环氧化酶-2,起到解热、抗炎、镇痛的作用,而对正常在胃黏膜、血小板及肾脏的环氧化酶-1抑制较轻而不良反应较少。虽然如此,对于消化性溃疡活动期及严重肝肾功能不全者仍禁止使用。该药不良反应率较低,偶可见轻度上腹部烧灼感、恶心、胃痛、头痛、眩晕、皮疹等。

(10)塞来昔布:商品名为西乐葆,是一个选择性环氧化酶抑制药,对环氧化酶-2的抑制是其对环氧化酶-1抑制的375倍。因此,该药也被称为特异性环氧化酶-2抑制药。与对等剂量的其他非甾体抗炎药相比,其上消化道并发症的发生率明显降低。塞来昔布与对等剂量的非甾体抗炎药(萘普生、缓释双氯芬酸)的抗炎、镇痛效果相似。每次100~200毫克,每日1次,口服。对于妊娠后3个月、磺胺或其他非甾体抗炎药过敏的患者应禁用塞来昔布。有溃疡病史及水肿、高血压或心力衰竭的患者应慎用此药。

168. 其他常用的非甾体抗炎药还有哪些

(1)阿西美辛:每次90毫克,每日1~2次,口服。哺乳期妇女、孕妇禁用;儿童不宜使用;溃疡病、精神病、癫痫、肝肾功能不全、心功能不全、出血性疾病及老年患者慎用。常见不良反应为消化道不适、头痛、头晕、焦虑、耳鸣、外周神经病变、高血压和高钾血症等。

(2)托美丁:每次200~400毫克,每日3次,口服。哺乳期妇女、孕妇禁用;消化道溃疡、严重肝肾损害及出血性疾病慎用。常见不良反应为轻度消化道反应,偶见头痛、水肿症状。

(3)依托度酸:每次400~1000毫克,每日1次,口服。妊娠晚期、哺乳期妇女禁用；心功能不全、肝功能不全、肾功能不全、高血压、哮喘、服用利尿药患者及老年患者慎用。常见不良反应为偶见发热、寒战、消化不良、腹痛、腹泻、抑郁、紧张、瘙痒、皮疹、视物模糊、耳鸣、排尿困难、尿频。

（4）酮洛芬：每次 100 毫克，每日 1～2 次，口服。活动性消化道溃疡及严重肝肾功能不全患者、儿童、妊娠晚期及哺乳期妇女禁用。常见不良反应为较少胃肠道反应、精神紧张、皮疹、哮喘、血红蛋白水平轻度下降。

（5）洛索洛芬：每次 60 毫克，每日 3 次，口服。活动性消化道溃疡及严重肝肾功能不全患者、儿童、妊娠晚期及哺乳期妇女禁用。常见不良反应为胃肠道反应、溶血性贫血、皮肤-黏膜-眼综合征、急性肾功能不全、间质性肺炎、过敏症、转氨酶升高等。

（6）奥沙普嗪（噁丙嗪）：每次 400 毫克，每日 2 次，口服。活动性消化道溃疡禁用；出血性疾病慎用。常见不良反应为胃肠道反应、皮疹、瘙痒、耳鸣、头晕。

（7）美洛昔康：每次 7.5～15 毫克，每日 1 次，口服。孕妇、哺乳期妇女、儿童，以及活动性消化性溃疡、严重肝肾功能不全患者禁用；有胃肠道疾病史及正在应用抗凝药者慎用。常见不良反应为可能出现胃肠道反应、贫血、白细胞和血小板减少、瘙痒、皮疹、口炎及轻微头晕、头痛等。

（8）罗非昔布：每次 12.5～25 毫克，每日 1 次，口服。严重肝肾功能不全、严重脱水、急性哮喘发作、发热患者，以及孕妇、哺乳期妇女、儿童慎用。常见不良反应为下肢水肿、高血压、消化不良、上腹不适、恶心、腹泻。

169. 选择非甾体类抗炎药要注意什么

非甾体抗炎药可迅速改善患者腰背部疼痛和晨僵，减轻关节肿胀和疼痛及增加活动范围，对早期或晚期强直性脊柱炎患者的症状治疗都是首选的。目前临床常用的非甾体抗炎药有 20 余种，虽然非甾体抗炎药的种类繁多，但是各种药物的疗效却无特别明显的差异。因此，强直性脊柱炎患者选择非甾体抗炎药需注意如下情况。

（1）各种非甾体抗炎药均有一定疗效，应根据患者的具体情况，选取适当的药物，强调用药个体化。

（2）阿司匹林和水杨酸类药物对强直性脊柱炎疗效较弱，这可能与对环氧化酶-2 的抑制能力较低有关。塞来昔布和依托考昔等环氧化酶-2 选择性抑制药可能较非选择性非甾体抗炎药疗效更佳。

（3）每位患者对不同类的非甾体抗炎药反应性可能不同，初始使用剂量应足量。

（4）非甾体抗炎药不良反应中较多见的是胃肠道不适，少数可引起溃疡；其他较少见的有心血管疾病（如高血压等），可伴头痛、头晕、肝肾损伤、血细胞减少、水肿及过敏反应等。医生应针对每个患者的具体情况选用，避免不良反应发生。

（5）同时使用两种或两种以上的非甾体抗炎药不仅不会增加疗效，反而会增加药物不良反应，甚至带来严重后果。故一般不考虑非甾体抗炎药之间的联合用药。

总之，医生为患者开具非甾体抗炎药处方时应考虑每个患者的心血管和胃肠道等不良反应的风险。同时，必须告知患者此类药物可能会带来的不良反应，特别是心血管和胃肠道不良反应。患者服用时应严格按照医嘱执行。

170. 治疗中如何调整非甾体类抗炎药

（1）部分强直性脊柱炎患者担心非甾体抗炎药的不良反应，即使症状未得到充分控制也不愿继续服用。由于非甾体抗炎药甚至能够缓解强直性脊柱炎结构破坏的发生，因此使用每日 1 次的长效制剂可增强患者的依从性。

（2）如果患者对新采用的非甾体抗炎药反应不佳时，医生首先应明确患者服用的剂量是否合适。布洛芬的剂量往往会使用不足，如果患者能够耐受，其剂量应不少于每日2.4克。对于半衰期短的非甾体抗炎药晚间服用效果会更好，因为这样有利于减缓患者次日早晨的腰背痛和僵硬感。

（3）使用何种非甾体抗炎药，不但为了达到改善症状的目的，而且希望延缓或控制病情进展，通常建议较长时间持续在相应的药物治疗剂量下使用。如一种药物应用2～4周后仍疗效欠佳，才考虑改用其他药物。

（4）使用任何一种非甾体抗炎药均应注意可能的胃肠道、肝肾不良反应，尽可能根据患者以往用药情况和目前状况，选用最易耐受的非甾体抗炎药，并且定期复诊，监测可能的不良反应，并及时调整。

（5）非甾体抗炎药虽然可使患者的疼痛和晨僵等症状得到较快的缓解，但是仍需坚持服药以巩固疗效。但应随症状的缓解减少非甾体抗炎药的剂量，或改用作用时间长的缓释剂型。

（6）在患者服药期间应注意监测血常规、出凝血时间、肝肾功能等情况，警惕消化道出血、肝肾功能损害及视力障碍等严重不良反应的出现。

（7）如果疗效较好且无明显不良反应发生，一般疗程在3个月左右，以后可逐渐减少用量至停药。不可突然停药，以防引起症状突然加重。

171. 如何评价非甾体抗炎药治疗强直性脊柱炎的效果

（1）对于非甾体抗炎药迅速起效、症状得到缓解是诊断强直性脊柱炎的一个有用指标。若服用非甾体抗炎药48小时内腰背痛明显缓解和（或）撤药后症状很快复发，则诊断强直性脊柱炎的可能性较大。但反过来也表明，所应用的非甾体抗炎药可能具有较好的疗效。

（2）强直性脊柱炎患者初始使用非甾体抗炎药时，需要采用足剂量4～7日，这样方能体现非甾体抗炎药是否有效。

（3）非甾体抗炎药缓解强直性脊柱炎患者症状的最大疗效需在连续服药2周以上才能充分体现出来。因此，要评估某一特定非甾体抗炎药的治疗强直性脊柱炎的效果，应持续规则使用同样剂量至少2周。若经过上述持续规律的治疗，症状仍控制不佳的患者，则应考虑更换另一种非甾体抗炎药。所更换的非甾体抗炎药最好是结构不同的另一类非甾体抗炎药。

（4）强直性脊柱炎患者使用2～3种非甾体抗炎药效果不佳时，才可认为是对非甾体抗炎药无反应。

通常而言，60%～70%的强直性脊柱炎患者经过非甾体抗炎药治疗后症状可以得到明显控制。部分患者可能期望间断服用药物来缓解症状，但建议服用时应足量以确保症状的缓解。

172. 何种情况下使用选择性环氧化酶-2抑制药

环氧化酶-2作为诱导酶，主要存在于炎症部位，仅在炎症过程中大量合成，正常组织中很少表达。与环氧化酶-2不同，环氧化酶-1作为结构性环氧化酶，存在于大部分组织，主要分布于胃、肾和血管组织中。非甾体抗炎药通过抑制环氧化酶，达到抗炎和镇痛作用。但是，同时抑制环氧化酶-1和环氧化酶-2的非甾体抗炎药则导致了非甾体抗炎药的毒性反应和不良反应，因此选择性环氧化酶-2抑制药具有避免非甾体抗炎药不良反应的作用。使用选择性环氧化酶-2抑制药的基本条件如下：使用非选择性非甾体抗炎药镇痛效果不佳，在必要的最短时间内使用最小的合理剂量,并充分告知患者药物的心血管风险。

具体而言,选择性环氧化酶-2抑制药主要用于65岁以下的中老年患者。对于大多数青年的强直性脊柱炎患者,由于没有合并其他疾病,可以使用非选择性非甾体抗炎药。

在严格控制禁忌证的情况下,胃肠道风险大的患者可优先考虑选择性环氧化酶-2抑制药,尤其是曾有上消化道出血或其他胃肠道问题史的患者。

对于有心血管和肾脏疾病史的患者,应谨慎地使用此类药物。

173. 常用的环氧化酶-2选择性抑制药有哪些

(1)美洛昔康:别名莫比可。对环氧化酶-2具有选择性抑制作用,能更有效地抑制炎症部位的致痛物质的合成,主要应用于骨关节炎、风湿、类风湿的治疗。每次7.5毫克,每日2次,口服。有消化不良、腹痛等胃肠道不良反应;短暂的肝功指标异常(如转氨酶或胆红素升高)及贫血、皮肤瘙痒、皮疹、口炎、荨麻疹、感光过敏、轻微头晕、头痛、眩晕、耳鸣、嗜睡、水肿、血压升高、心悸、潮红等不良反应。

(2)洛索洛芬钠:别名乐松。镇痛作用在口服药物15分钟后就出现。每次60毫克,每日2~3次,口服。消化性溃疡、严重血液学异常、严重肝功能障碍、严重肾功能障碍、严重心功能不全、本药组成成分过敏、阿司匹林喘息发作等禁用;偶有的不良反应为过敏、腹痛、胃部不适、食欲缺乏、恶心、呕吐、腹泻、便秘、消化不良、口腔炎等。

(3)罗非昔布:别名万络。适用于骨关节炎症状和体征的短期和长期治疗及缓解疼痛。推荐起始剂量为每次12.5毫克,每日1次;有些患者剂量增加至25毫克,每日1次,可能会取得更好的疗效;最大推荐剂量为每日25毫克。不良反应为下肢水肿、高血压、消化不良、上腹不适、恶心、腹泻。对本产品任一成分过敏的患者禁忌服用;晚期肾脏疾病患者不建议使用本药;已有水肿和心功能不全的患者,应考虑到可能导致体液潴留和水肿;曾因水杨酸盐或非选择性环氧化酶抑制药而导致急性哮喘发作、荨麻疹或鼻炎加重的患者应慎用。

(4)塞来昔布:别名西乐葆。空腹给药吸收良好。治疗骨关节炎的症状和体征推荐剂量为每日 200 毫克,分 1~2 次口服。对本品中任何成分或磺胺过敏者禁用;不良反应主要有头痛、眩晕、便秘、恶心、腹痛、腹泻、消化不良、胀气、呕吐等。

174. 合并其他情况的强直性脊柱炎患者如何使用药物

如前所述,对于合并胃肠道问题的患者,选择性环氧化酶-2抑制药可显著减少主要胃肠道不良反应的发生率,但消化不良、腹痛、恶心、腹胀和腹泻并未明显减少。因此,在严格控制禁忌证的情况下,胃肠道风险大的患者可优先考虑选择性环氧化酶-2抑制药。同时,为了使风险降至最低,建议使用此类药物时以最低有效剂量、最短治疗时间为宜。对于合并其他情况的强直性脊柱炎患者,使用非甾体抗炎药的建议如下。

(1)合并心脑血管问题的患者:昔布类药物使患者水肿发生率高。选择性环氧化酶-2抑制药明显增加心血管风险。因此,建议缺血性心脏疾病(包括冠心病风险因素)和脑卒中患者禁用选择性环氧化酶-2抑制药。

(2)合并潜在肝肾问题的患者:使用非甾体抗炎药治疗 1 个月后应检测患者的肝肾功能和血压,并 3~6 个月复查 1 次。

(3)合并高血压问题的患者:强直性脊柱炎在病程中出现高血压并非少见,除了将非甾体抗炎药的剂量减至控制症状所需的最小量之外,可使用钙通道拮抗药。钙通道拮抗药也是控制与非甾体抗炎药治疗相关的高血压的有效方法。

（4）合并胃肠道问题的患者：非甾体抗炎药与炎性肠病（如克罗恩病）的发病和加重有关。溃疡性结肠炎患者使用非甾体抗炎药的风险与克罗恩病患者相似。因此，对于具有炎性肠病活动性症状的患者，应避免使用各种非甾体抗炎药。对于轻症、非活动性炎性肠病患者，可谨慎、小剂量使用非甾体抗炎药，1 个月后如炎性肠病症状无加重，可适当增加非甾体抗炎药的剂量。

175. 强直性脊柱炎患者是否可以使用对乙酰氨基酚

对于非甾体抗炎药治疗效果不好，有禁忌证和（或）不能耐受的强直性脊柱炎患者，可以考虑应用对乙酰氨基酚。

对乙酰氨基酚作为单纯镇痛药作用的完整机制尚未充分了解。但是已经证明，对乙酰氨基酚是一种极好的解热镇痛药物，虽不具备有效的抗炎活性，但可能通过抑制前列腺素 E2 的合成在大脑和脊髓获得镇痛效果。在治疗效果方面，对乙酰氨基酚可以缓解强直性脊柱炎患者活动、休息、睡眠时的疼痛。同时，由于其并不抑制环氧化酶-1，因此提供了较好的胃肠道耐受性，胃肠道不良反应相对较小，尤其避免了非甾体类抗炎药不良反应，长期应用安全性较高。

对乙酰氨基酚可缓解强直性脊柱炎患者的疼痛，对胃肠道无刺激，不引起胃肠道出血，长期的不良反应低于非甾体抗炎药，缓解疼痛可能比非甾体抗炎药更有效。

对乙酰氨基酚具有许多商品名，如扑热息痛、醋氨酚、必理通、泰诺、百服宁、达宁、泰诺林等。口服吸收快而完全，服后 30～60 分钟血浆药物浓度达高峰。体内经肝脏代谢，肾脏排出。除了可作为骨关节炎镇痛首选药物外，还可用于感冒发热、其他关节痛、神经痛及偏头痛等。

对乙酰氨基酚具体用法与用量：每次 0.25～0.5 克，每日 3 次，口服，疗程不宜超过 10 日。

176. 如何避免对乙酰氨基酚的不良反应

（1）不良反应：在服用对乙酰氨基酚时，还应注意其不良反应。对乙酰氨基酚的不良反应主要包括肝脏的毒性损害和潜在的肾脏损害。短时间的过量使用可造成肝脏毒性损害，有时这种损害是不可逆的。尤其是每天饮酒的患者，对乙酰氨基酚 24 小时的用量应该减少，因为慢性的酒精高摄入降低了对乙酰氨基酚诱导的肝损害的阈值，通过诱导催化药物代谢的酶，导致毒性代谢产物浓度增加。长期使用可造成间质性肾脏损害，这种损害能导致慢性肾衰竭。其他的药物不良反应包括对凝血酶原时间具有潜在的影响，可增加心血管病的潜在风险。

（2）注意事项

①多种非药理性的措施均可以有效消除骨关节炎患者的关节疼痛，降低对镇痛药的需要量。如需要使用镇痛药，以低剂量对乙酰氨基酚作为首选。

②要求患者能够按照正确的治疗方案服用，24 小时用量不应超过 2 克。

③合并肝脏疾病、酗酒、服用抗凝药物或非甾体抗炎药的患者需要谨慎服用对乙酰氨基酚。

④合并存在肾脏疾病的患者，需长期服用此药时，应在医生的指导下服用。

177. 强直性脊柱炎患者是否需要使用麻醉镇痛药

对于非甾体抗炎药治疗效果不好，有禁忌证和（或）不能耐受的强直性脊柱炎患者，也可以考虑应用麻醉镇痛药。由于麻醉药物的成瘾性,临床应用时一定要严格选择患者,并且在使用时间上不超过 2 周。曲马朵在这类药品中镇痛效果较长而成瘾性很低,因此是骨关节炎患者使用麻醉剂类药物的首选药。

(1)曲马朵:为阿片受体激动药,别名反胺苯环醇、曲马多氟吡汀、曲马多、马伯龙、奇曼丁等。镇痛起效快,持续时间与吗啡相似。适用于中重度急慢性疼痛、手术和手术后疼痛。静脉注射、肌内注射、皮下注射、口服、肛门给药,每次 50～100 毫克,每日 2～3 次,每日剂量不超过 400 毫克。可有多汗、眩晕、恶心、呕吐、口干、疲倦等不良反应;静脉注射快可有面部潮红、多汗、一过性心动过速等不良反应;可影响机敏动作(如驾驶车辆)。

(2)喷他佐辛:为阿片受体激动药,别名戊唑辛、戊唑星、镇痛新、思达平、镇痛灵、溴酸酚甲唑辛等。镇痛效力较强,呼吸抑制作用小,大剂量可引起血压上升、心率加快。适用于各种慢性剧痛。静脉注射、肌内注射或皮下注射,每次 30 毫克;口服,每次 25～50 毫克,必要时每 3～4 小时 1 次。若连续用药 1 年以上,也有成瘾现象,切不可滥用。不良反应有眩晕、恶心、呕吐、出汗等;大剂量可引起呼吸抑制、血压上升及心率加速。

(3)可待因:别名甲基吗啡、吗啡、甲乙醚。有镇痛、镇咳作用,实际应用比吗啡安全。口服或皮下注射,每次 15～30 毫克。成瘾性较吗啡小,但也不可久用。

(4)哌替啶:别名度冷丁、地美露、唛啶、利多尔、美吡利啶。作用与吗啡基本相同,镇痛作用比吗啡弱,持续时间也较短;对呼吸中枢有抑制作用;镇静及镇咳作用较弱;能增强巴比妥类的催眠作用。口服,每次 50～100 毫克;极量为每次 200 毫克,每日 600 毫克。成瘾性比吗啡轻,但久用亦能成瘾;不良反应可见头晕、头痛、出汗、口干、恶心、呕吐等;过量时,瞳孔散大、惊厥、呼吸抑制、血压下降及心率加速。

(5)二氢埃托啡:为麻醉性高效镇痛药,是阿片受体激动药,别名二氢片、双氢乙烯啡等。适用于各种剧痛。舌下含化，20～40毫克。只可以舌下含化，不可将药片吞服，否则影响镇痛效果。允许使用最大剂量一般为每日 180 毫克，连续用药不得超过 1 周。

178. 什么是治疗强直性脊柱炎的改善病情抗风湿药

改善病情抗风湿药也称为慢作用抗风湿药，简称慢作用药，本身少有抗炎作用，与一般的抗炎药相比，更多地影响疾病的基本过程，具有改善病情和延缓病情进展的作用。

这类药物作用机制迥异，共同的特点是起效慢，一般在治疗2～4 个月才能显现效果；疗程长，病情缓解后宜长期维持治疗，停药数月才见"反跳"现象或症状。

另外，此类药物不能使已经受损的关节恢复正常，因此应尽早使用，以达到减缓和防止脊柱、关节受损的目的。

此类药物主要包括抗疟药、金制剂及青霉胺、柳氮磺吡啶等。抗疟药、金制剂及青霉胺、硫唑嘌呤等对强直性脊柱炎无效。柳氮磺吡啶、甲氨蝶呤等治疗强直性脊柱炎似有一定疗效。柳氮磺吡啶对一般多关节疾病较少关节疾病疗效好；外周关节较中轴关节疗效好。不良反应有胃肠道反应、皮疹、血象改变、肝功能异常等，均较少见，且一般为暂时性的，停药后可逆。甲氨蝶呤疗效与柳氮磺吡啶相似，不良反应有胃肠道反应、骨髓抑制、脱发、口腔炎、血象改变、肝功能损害等。

迄今为止，尚无一种可根治强直性脊柱炎的特效药，这决定了强直性脊柱炎的治疗是一个长期的过程。因此，选用合适的有效药物是保证强直性脊柱炎患者获得长期治疗的关键。改善病情抗风湿药主要用于缓解强直性脊柱炎患者疼痛、改善晨僵、改善功能和脊柱活动度，同时能够阻止疾病的进展，从而达到控制疾病，改善患者预后的目的。总体而言，强直性脊柱炎患者对此类药物耐受良好。通常,在足量使用非甾体抗炎药和(或)炎症关节局部抽液并注入糖皮质激素的情况下,仍不能控制症状的患者,应该考虑使用改善病情抗风湿药。

179. 柳氮磺吡啶治疗强直性脊柱炎的作用机制有哪些

在治疗强直性脊柱炎的二线药物中,柳氮磺吡啶是目前使用最为广泛的药物之一。柳氮磺吡啶是由 5-氨基水杨酸和磺胺吡啶通过偶氮键结合而成的,既有水杨酸类的抗风湿作用,又有磺胺类的抗菌作用。柳氮磺吡啶口服后自肠道中吸收较少,大部分药物进入远端小肠和结肠,在肠微生物的作用下分解成磺胺吡啶起治疗作用。柳氮磺吡啶的作用机制如下:抑制肠道中某些抗原性物质,抑制前列腺素的合成,抑制脂氧化酶代谢物的形成,抑制中性粒细胞趋化和淋巴细胞转化,抑制血管生成。

柳氮磺吡啶抗肠道感染和治疗溃疡性结肠炎的作用十分明确。由于强直性脊柱炎与炎性肠病之间有很强的相关性,因此柳氮磺吡啶的抗炎作用机制可能是通过磺胺吡啶抑制肠道中的某些抗原性物质达到的。

柳氮磺吡啶能够改善强直性脊柱炎患者的关节疼痛、肿胀和发僵等临床症状,以及降低血清 IgA 水平和其他异常的实验室指标,因此柳氮磺吡啶被列为改善病情抗风湿药的首选。

对于已经确诊为强直性脊柱炎的患者,不论属于早期、中期或晚期,都普遍采用柳氮磺吡啶治疗。柳氮磺吡啶对于早期、症状较轻、以外周关节病变明显的患者效果较好,且特别适用于改善强直性脊柱炎患者的外周关节炎。对于晚期强直性脊柱炎患者,尤其是已经发生脊柱竹节样改变而缺乏外周关节炎表现的患者,可能疗效欠佳。

180. 如何应用柳氮磺吡啶治疗强直性脊柱炎

柳氮磺吡啶作为治疗强直性脊柱炎的首选改善病情抗风湿药，是唯一被证实对强直性脊柱炎有效的缓解病情的药物，且主要对患者的外周关节有效，而其他药物（青霉胺、抗疟药及金制剂）均没有证实具有治疗强直性脊柱炎的效果。

(1)柳氮磺吡啶通常推荐用量为每日2克，分2～3次口服。剂量增至每日3克，疗效虽可增加，但不良反应也明显增多。

(2)柳氮磺吡啶起效较慢，一般要在服药后4～8周开始发挥作用。为了增加患者的耐受性，一般以0.25克，每日3次开始，以后每周递增0.25克，直至每次1克，每日2次；也可根据病情或患者对治疗的反应调整剂量和疗程，维持1～3年。个别患者可用至1克，每日4次，出现疗效后可减少剂量，但低于每日1.5克时疗效难以维持。如病情需要可适当延长治疗时间。

(3)为了弥补柳氮磺吡啶起效较慢及抗炎作用欠强的缺点，通常选用一种起效快的非甾体抗炎药与其并用。

(4)柳氮磺吡啶药效随服药时间的延长而增加，但应注意在剂量加大的同时，其不良反应也可能会相应增加。待临床症状好转控制后，可先撤除非甾体抗炎药。

(5)对于病程超过3个月，同时合并外周关节炎的强直性脊柱炎患者，如果耐受良好，治疗剂量可增加到每日3克。

(6)柳氮磺吡啶的不良反应包括消化系统症状、皮疹、血细胞减少、头痛、头晕及男性精子减少、形态异常（停药可恢复）。磺胺过敏者禁用。

(7)每日2克是有效而安全性较好的剂量，可分2次服用。服用4个月无效则应考虑停用，并改用其他药物。

181. 如何预防柳氮磺吡啶的不良反应

柳氮磺吡啶的不良反应多不严重,50%的患者在服药 4 个月内出现,绝大多数患者可以耐受柳氮磺吡啶。主要的不良反应为胃肠道反应,如恶心、呕吐、消化不良、腹痛、腹泻等。

需要注意的是,长期服用柳氮磺吡啶可能发生转氨酶增高、皮疹、白细胞减少、药物热等其他不良反应,因此服药期间应注意定期复查血常规、肝肾功能等指标。原则上,服药后的前 3 个月应2~4 周检查血常规、尿常规和肝肾功能;3 个月后可每 2~3 月检查 1 次。

另外,柳氮磺吡啶尚可影响精子活动能力,引起可逆性精子数量减少等不良反应。由于柳氮磺吡啶主要影响男性精子的活动度,因此育龄期患者应避孕。对于未生育的患者,停药 6 个月可考虑生育。至今无柳氮磺吡啶致畸的报道。

对磺胺过敏的患者禁用此药。抑制肠道菌群的药物,特别是各种广谱抗生素可抑制柳氮磺吡啶在肠道中的分解,可能使疗效降低。

缺乏葡萄糖-6-磷酸脱氢酶、肝功能异常、肾功能损害、血卟啉症、血小板减少、粒细胞减少、肠道或尿路梗阻者慎用;应用期间,建议保持高尿流量以防结晶尿的发生。

总体而言,柳氮磺吡啶较其他改善病情抗风湿药不良反应少而轻,而且以上不良反应在停药后一般可以恢复。

182. 甲氨蝶呤为什么也能治疗强直性脊柱炎

甲氨蝶呤是叶酸类似物,与天然二氢叶酸还原酶有很强的亲和力(比二氢叶酸大 10 万倍),因而竞争性抑制体内二氢叶酸正常地转化为四氢叶酸,导致细胞内池还原叶酸的耗竭,从而干扰胸苷酸及嘌呤核苷酸的生成,阻断了 DNA 和 RNA 的合成。

甲氨蝶呤广泛用于治疗强直性脊柱炎。甲氨蝶呤对于强直性脊柱炎外周关节炎有一定疗效。可用于对柳氮磺吡啶无效的患者,使用后患者夜间痛症状明显改善,可明显减少非甾体抗炎药的用量。

(1)甲氨蝶呤作用机制:通过降低腺苷合成酶活性,抑制 DNA合成,减少多形核白细胞的趋化作用;使可溶性白介素-2 受体产生减少;抑制病变部位的细胞增殖;抑制炎症部位的单核细胞功能而起到抗炎和免疫抑制作用。

甲氨蝶呤除了可抑制原发及继发的免疫反应外,还可抑制某些炎性介质(如组胺等)的释放,抑制佐剂关节炎症,低浓度时还能促进 NK 细胞增殖。因此,其抗风湿作用可能与其免疫抑制及抗炎作用有关。

因此,对于非甾体抗炎药或糖皮质激素治疗仍然不能缓解症状或者病情仍在进展的患者,则应考虑使用甲氨蝶呤等细胞毒药物。

(2)甲氨蝶呤治疗强直性脊柱炎常规的用法和用量:活动期强直性脊柱炎每次 7.5 毫克,口服,每周 1 次;根据反应可调整到最大剂量为每周 10 毫克。

183. 甲氨蝶呤有哪些毒性、禁忌证和不良反应

(1)毒性

①血液系统。甲氨蝶呤对血液系统的抑制作用有可能是突然发生的,诱因包括年龄、肾功能受损或同时服用其他的抗叶酸药物。任何严重的白细胞和血小板的下降都应停止甲氨蝶呤治疗,同时给予支持治疗。

②肝毒性。在接受甲氨蝶呤治疗过程中,患者若出现任何肝

功能异常或肝活检异常，均应停止甲氨蝶呤的治疗。如果判断正确和给予正确的处理，肝功能在 2 周之内可恢复正常。

③肺毒性。在接受甲氨蝶呤治疗的过程中，患者若出现气短、咳嗽或发热，应引起注意。如果怀疑肺炎，应停止治疗。

（2）禁忌证：肝功能异常、肺出血、急性感染和免疫缺陷患者，妊娠期妇女（对于男性和女性均建议在停用甲氨蝶呤后至少 3 个月才可受孕）、哺乳期妇女。

（3）不良反应：包括厌食、腹部不适、肠道溃疡和出血、腹泻、毒性巨结肠、肺水肿、胸痛、肺纤维化、间质性肺炎、过敏反应、荨麻疹、头晕、乏力、畏寒、发热、瞌睡、头痛、性格改变、神经毒性、糖尿病恶化、月经不调、阴道炎、膀胱炎、氮血症、出血、尿异常、肾功能不全、骨质疏松、关节痛、肌痛、血管炎、结膜炎、视物模糊、皮疹、瘙痒、毒性表皮坏死松解、光敏感、皮肤色素改变、毛细血管扩张、痤疮、疖病等。

184. 应用甲氨蝶呤需要注意什么

（1）甲氨蝶呤溶解度好，局部刺激小，可以采用口服、肌内注射和静脉注射，且效果类似。口服生物利用度为 65％ 吸收，进入体内后迅速分布于全身组织，但不易通过血脑屏障。为了提高溶解度，促进排出，用药前至用药后 48 小时内应大量补充水、电解质或服用碱性药物，并可给予叶酸，以防止骨髓抑制的发生而不影响免疫抑制作用。

（2）患者在使用甲氨蝶呤时应向医生汇报所有提示感染的症状和体征，特别是咽痛。

（3）甲氨蝶呤每日应用可导致明显的骨髓抑制和毒性作用，现多采用小剂量冲击疗法（即每周 1 次，第一周 2.5～5 毫克，以后每周增加 2.5 毫克，直至每周 10～15 毫克维持，最大剂量不超过每千克体重 0.7 毫克）。

（4）甲氨蝶呤具有血液系统和肝脏的毒性，因此在应用前要检测全血细胞计数和肝功能。应用后也要每周检测，直到治疗稳定以后每2～3个月检测全血细胞计数和肝功能。

（5）应用甲氨蝶呤过程中，患者如有口腔溃疡或胃肠道不适，可口服叶酸，剂量为每周5毫克，以减少甲氨蝶呤的不良反应。

（6）甲氨蝶呤以原药形式从肾脏排出，因此临床伴有肾脏疾病、糖尿病的患者在应用甲氨蝶呤时应减量或慎用。

（7）如果患者同时接受甲氨蝶呤和阿司匹林或其他非甾体抗炎药，要仔细监测药物不良反应。

（8）甲氨蝶呤的不良反应取决于患者的临床症状和给药剂量、方式等。停药后，以上不良反应一般可以消失。

（9）既往如有肝病病史、糖尿病病史、酗酒史的患者更易发生肝功能损伤。妊娠早期用药可导致胎儿发育不良、流产、死胎或畸胎。

185. 沙利度胺为什么可以治疗强直性脊柱炎

沙利度胺又名酞咪哌啶酮、反应停。虽然这一药物可以引起神经炎和致畸作用，但在运用得当和严格掌握适应证的条件下，对强直性脊柱炎还是可以起到一定的治疗作用的。

沙利度胺具有特异性免疫调节作用，能够选择性抑制正常单核细胞产生肿瘤坏死因子-α，也能协同刺激人T淋巴细胞、辅助T细胞应答，还可抑制血管形成和黏附因子活性。因此，沙利度胺除了可以用于治疗麻风、光敏性皮肤病、多发性骨髓瘤等疾病外，在炎性肠病和自身免疫性疾病（如类风湿关节炎）中也能起到一定的治疗作用。根据其肿瘤坏死因子-α拮抗药的特点，也可将其应用于强直性脊柱炎的治疗。沙利度胺对于难治性强直性脊柱炎可能是一个极具潜在治疗价值的药物。

沙利度胺对强直性脊柱炎有控制病情作用。长期使用沙利度胺对于难治性强直性脊柱炎安全有效,其疗效随着用药时间的延长有增加趋势。部分男性难治性强直性脊柱炎患者应用沙利度胺后,临床症状、血沉及 C 反应蛋白均明显改善。

186. 应用沙利度胺治疗强直性脊柱炎需要注意什么

(1)初始剂量为睡前 50 毫克,口服,每周递增,至总剂量达到每晚 150 毫克。初始用量不足则疗效不佳,停药后症状易迅速复发。

(2)常见不良反应有困倦、嗜睡、口鼻黏膜干燥、口渴、恶心、腹痛、便秘、头晕、头皮屑增多,面部水肿、面部红斑、过敏反应。停药后可缓解。

(3)同时还存在血细胞下降、转氨酶增高、镜下血尿等不良反应。因此,在用药初期应定期查血常规、尿常规和肝功能、肾功能。

(4)对生殖系统有不良反应,用药期间应严格采用有效避孕措施。

(5)虽然多发性神经炎发生率低,但仍要告诉患者在服用本药期间,一旦出现手足末端麻木和(或)感觉异常,应立即停药。同时,对长期用药者应定期做神经系统检查,以便及时发现可能出现的外周神经炎。

(6)孕妇、哺乳期妇女、儿童、对沙利度胺过敏者、司机和机器操纵者禁用本药。

(7)对上述治疗缺乏疗效的强直性脊柱炎外周关节受累患者可使用甲氨蝶呤和抗风湿药等。

187. 应用来氟米特治疗强直性脊柱炎需要注意什么

来氟米特是一个低分子量、合成的口服异噁唑类免疫抑制药。

具有抗增殖活性,口服后经肝脏和肠壁的细胞质和微粒体迅速转化为活性代谢产物 M1,通过 M1 发挥免疫调节作用。

(1)作用机制:包括抑制嘧啶的从头合成途径;抑制酪酸激酶的活性和细胞黏附;抑制抗体的产生和分泌,具有较强的抑制炎症、改善症状,甚至减少骨破坏的作用和抑制外周关节炎的作用。由于激活 T 细胞需要大量的嘧啶,而来氟米特可特异性抑制嘧啶的合成,因此可优先抑制 T 细胞的激活和增殖。

(2)剂量:来氟米特也是可用于治疗强直性脊柱炎的改善病情抗风湿药,并在治疗强直性脊柱炎外周关节炎方面具有一定疗效。推荐剂量是每日 10～20 毫克,可与柳氮磺吡啶、沙利度胺、甲氨蝶呤等联合应用。

(3)注意事项

①来氟米特可引起一过性的转氨酶升高和白细胞下降,服药初始阶段应定期检查转氨酶和白细胞,间隔时间视患者情况而定。如果服药期间出现白细胞下降,调整剂量或中断治疗的原则如下:若白细胞不低于 3×10^9/升,继续服药观察;若白细胞在($2\sim3$)$\times10^9$/升,减半量服药观察。继续用药期间,多数患者白细胞计数可以恢复正常。若白细胞低于 2×10^9/升,中断服药。

②严重肝脏损害和明确的乙型肝炎或丙型肝炎血清学指标阳性患者慎用。用药前及用药后每月检查转氨酶。如果用药期间出现转氨酶升高,调整剂量或中断治疗的原则如下:如果转氨酶升高在正常值的 1～2 倍,继续观察;如果转氨酶升高在正常值的 2～3 倍,减半量服用,继续观察;如果转氨酶升高超过正常值的 3 倍,应停药观察。停药后若转氨酶恢复正常,继续用药,同时加强保肝治疗及随访。多数患者的转氨酶不会再次升高。

③免疫缺陷、未控制的感染、活动性胃肠道疾病、肾功能不全、骨髓发育不良患者慎用。

④准备生育的男性应考虑中断服药,同时服用考来烯胺。

⑤在用药期间接种免疫活疫苗的效果和安全性没有临床资料，因此服药期间不应使用免疫活疫苗。

⑥不良反应包括过敏反应、白细胞下降、肝功能异常、脱发、腹泻、体重下降等。

⑦对本药及其代谢产物过敏者及严重肝脏损害者禁用。

188. 糖皮质激素可以用于治疗强直性脊柱炎吗

糖皮质激素通过受体发挥很强的且快速的抗炎作用，糖皮质激素主要有 2 个受体。一个受体位于中枢神经，以调节糖皮质激素的昼夜活性规律；另一个受体位于各种体内细胞，具有抗炎和调节代谢作用。

糖皮质激素主要生理作用为促进糖原异生、促进蛋白分解、使脂肪再分布、抗炎、抑制免疫、抗毒素、抗休克等。糖皮质激素对免疫系统的作用主要为：抑制巨噬细胞吞噬和抗原的作用，减少循环中的 T 细胞、B 细胞和 NK 细胞数量，对产生抗体的成熟 B 细胞抑制作用很少。通过细胞抑制炎症性细胞因子和花生四烯酸代谢物前列腺素、白三烯等。

糖皮质激素虽然是目前应用最广泛的抗风湿治疗药物之一，但是对于强直性脊柱炎患者却非最佳选择。原因是糖皮质激素不但不能延缓强直性脊柱炎的发展进程，而且长期使用还会出现类肾上腺皮质功能亢进症、消化性溃疡、骨质疏松、无菌性骨坏死等不良反应。

因此，对于强直性脊柱炎患者，一般不主张应用糖皮质激素，尤其不应长期、大量使用（如口服或静脉全身应用）。

但是，强直性脊柱炎患者若存在一些特殊情况时，仍可少量运用糖皮质激素。

糖皮质激素针对强直性脊柱炎的药理作用为：减轻局部充血、

降低毛细血管通透性,抑制炎症细胞(淋巴细胞、粒细胞、巨噬细胞等)向炎症部位移动,阻止炎症递质(如激肽、组胺、慢反应物质等)发生反应,抑制吞噬细胞的功能,稳定溶酶体膜,阻止补体参与炎症反应。

189. 强直性脊柱炎哪些情况需要用糖皮质激素治疗

(1)对于非甾体抗炎药过敏,或非甾体抗炎药效果欠佳,不能控制症状者,可考虑小剂量糖皮质激素治疗,如泼尼松每日 10 毫克以下。

(2)个别对非甾体抗炎药治疗抵抗的严重外周关节炎,可考虑给予关节内注射给药。例如,对全身用药效果不好的顽固性外周关节(如膝关节)炎积液可行关节腔内注射糖皮质激素治疗,重复注射应间隔 3～4 周,一般一年不超过 2～3 次。同样,对顽固性的骶髂关节痛患者,可选择 CT 引导下的骶髂关节内注射糖皮质激素。

(3)顽固性肌腱附着点炎和持续性滑膜炎可能对局部糖皮质激素治疗反应好,如类似足跟痛样的肌腱附着点炎症也可局部注射糖皮质激素进行治疗。

(4)眼前葡萄膜炎可以通过扩瞳和糖皮质激素滴眼得到较好控制。对难治性虹膜炎可能需要全身用糖皮质激素或免疫抑制药治疗。

(5)出现心脏、肺部损害时,应全身使用糖皮质激素,并加用甲氨蝶呤、硫唑嘌呤、环孢素等药物。

(6)症状表现严重,非甾体抗炎药或小剂量糖皮质激素不能控制者,可考虑给予中等剂量糖皮质激素(如泼尼松每日 20～30 毫克)。待症状控制、其他药物发挥作用后,逐步减量至停药。

(7)对于病情进展急剧的患者,可考虑给予"冲击疗法",如泼尼龙每日 1 克,静脉给予,连续 3 日。

强直性脊柱炎患者,若采用糖皮质激素治疗,常规采用早晨顿服的方法。对于夜间疼痛较为严重的患者,可考虑睡前口服 5 毫克泼尼松,以有效地减轻夜间疼痛及晨僵的程度。

190. 什么是生物制剂治疗

生物制剂是运用基因生物工程技术提取的高活性多肽免疫制剂,具有抗病毒和免疫调节活性。因此,生物制剂是一种新的控制疾病的药物,具有良好的抗炎和阻止疾病进展的效果。

随着科学技术水平的日益发展,以细胞因子为靶向的生物制剂不断被研发,并特异性地针对某一炎症递质或免疫反应的某一环节,阻断疾病的发展进程,使强直性脊柱炎及其他风湿病患者的预后大为改观。生物制剂在强直性脊柱炎及其他风湿病患者的治疗中发挥了越来越重要的作用。生物制剂类型具体包括以下几种。

(1)针对促炎细胞因子开发的生物制剂:目前已被广泛应用于临床的为肿瘤坏死因子-α 抑制药(如依那西普、英利昔单抗、阿达木单抗)和白介素-1 受体抑制药和抗白介素-6 受体单克隆抗体。

(2)针对抗 B 细胞的特异性抑制药:如已开发出成品的并正在尝试使用的抗 CD20 单克隆抗体利妥昔单抗、抗 CD40 配体的单克隆抗体、B 淋巴细胞刺激因子家族的单克隆抗体。

(3)抗 T 细胞特异性抑制药:如细胞毒性 T 淋巴细胞抗原 4-免疫球蛋白。

目前,肿瘤坏死因子-α 抑制药,如依那西普、英利昔单抗、阿达木单抗和戈利木单抗等,均已经被美国食品和药品管理局批准用于治疗强直性脊柱炎及其他风湿性疾病。肿瘤坏死因子-α 抑制药适用于诊断明确的强直性脊柱炎患者。对于临床缺乏放射学典型改变,符合强直性脊柱炎分类标准中"可能"的患者,若存在下列情况的也可选用:已应用非甾体抗炎药治疗,但仍有中、重度的活动性脊柱病变;使用非甾体抗炎药和改善病情抗风湿药仍有中、重度的活动性外周关节炎。

191. 为什么肿瘤坏死因子-α 抑制药可以治疗强直性脊柱炎

肿瘤坏死因子-α 在免疫应答中具有介导炎症和免疫调节作用。低浓度时可作为一种白细胞和内皮细胞的旁分泌和自分泌调节物;大剂量时可引起恶病质。低浓度时其生物学活性包括介导白细胞黏附于血管内皮细胞;刺激单核细胞产生细胞因子白介素-1、白介素-6 等;激活 T 细胞和刺激 B 细胞产生抗体等。强直性脊柱炎患者的骶髂关节活检组织中发现大量肿瘤坏死因子-α 的遗传因子表达,说明肿瘤坏死因子-α 参与了强直性脊柱炎的发病机制。同时,肿瘤坏死因子-α 也是类风湿关节炎等其他风湿病发病机制中最重要的细胞因子之一。肿瘤坏死因子-α 主要的生物学作用包括:导致关节炎症和软骨破坏;诱导其他炎性细胞因子的释放;介导感染和败血症,参与肿瘤监视等。

肿瘤坏死因子-α 抑制药在免疫反应中具有介导炎症和免疫调节作用。肿瘤坏死因子-α 抑制药可以通过与肿瘤坏死因子-α 的特异性结合而阻断肿瘤坏死因子-α 生物活性的发挥,从而达到控制炎症、持续缓解病情的目的。

目前,依那西普、英利昔单抗、阿达木单抗和戈利木单抗等肿瘤坏死因子-α 抑制药应用于强直性脊柱炎临床治疗。肿瘤坏死因子-α 抑制药能够达到的治疗强直性脊柱炎的效果如下:治疗活动性强直性脊柱炎患者;缓解外周关节炎、肌腱附着点炎、脊柱症状;减少葡萄膜炎的复发率;改善患者生活质量、功能及疾病活动性;缓解疼痛;降低 C 反应蛋白、血沉、白介素-6 等实验室指标;无严重的不良反应和感染发生。

192. 哪些强直性脊柱炎可以应用依那西普治疗

依那西普是人工合成的可溶性的肿瘤坏死因子-α受体融合蛋白,通过与可溶性、膜型肿瘤坏死因子及淋巴毒素-α相结合,抑制肿瘤坏死因子与细胞表面的肿瘤坏死因子受体相互作用,从而阻断体内过高的肿瘤坏死因子-α,抑制有肿瘤坏死因子受体介导的异常免疫反应及炎症过程,但不能溶解产生肿瘤坏死因子-α的细胞。

依那西普适用于18岁以上的活动性强直性脊柱炎,也可用于中度及重度活动性类风湿关节炎、成人中度及重度斑块状银屑病。

具体而言,强直性脊柱炎患者须满足下列条件后方可应用依那西普:诊断明确的强直性脊柱炎(通常基于纽约修订标准);疾病活动期至少持续4周;强直性脊柱炎疾病活动度评分≥4分和专家的临床发现;难治性疾病;3个月内至少两种非甾体抗炎药无效、关节内注射激素无效和伴有外周关节炎时对柳氮磺吡啶治疗失败;无生物制剂治疗的禁忌证。

为了监测肿瘤坏死因子-α抑制药治疗,应在开始治疗后观察临床疗效和强直性脊柱炎疾病活动度评分。应用肿瘤坏死因子-α抑制药治疗6~12周无效的患者应停止继续治疗。治疗有效的判断标准是强直性脊柱炎疾病活动度评分至少改善50%或2分以上。依那西普每次25毫克,每周2次,皮下注射;或每次50毫克,每周1次,皮下注射。使用灭菌注射用水稀释。

193. 应用依那西普治疗需要注意什么

(1)活动性感染、败血症、对本品或制剂中其他成分过敏者,以及孕妇和哺乳期妇女禁用。

(2)易感体质须慎用,疱疹病毒和水痘感染,心力衰竭(加重的危险),神经脱髓鞘(加重的风险),血液系统异常者等禁用。

(3)治疗前要进行结核筛查,活动性结核应用标准化抗结核治疗2个月后才有可能开始接受依那西普治疗;患者既往接受过足够的抗结核治疗可以接受依那西普治疗,但每3个月应接受监测以避免复发;非活动性结核但未接受足够抗结核治疗的患者,在接受依那西普治疗前应该先进行完整的抗结核治疗;依那西普治疗过程中如果患者出现提示结核感染的症状(如持续咳嗽、体重下降和发热),要注意结核感染的可能。

(4)如果接受依那西普治疗的患者出现提示血液系统异常的症状,如发热、咽痛、淤斑或出血等,要进行血液系统疾病筛查。

(5)依那西普可出现的不良反应较多,具体包括皮疹、罕见的神经脱髓鞘病变、惊厥、皮肤血管炎、阑尾炎、胆囊炎、胃肠炎、胃肠胆出血、肠梗阻、肝脏损害、食管炎、胰腺炎、溃疡性结肠炎、呕吐、脑缺血、高血压、低血压、心肌梗死、血栓性静脉炎、血栓、气短、化脓性脑膜炎、精神错乱、眩晕、淋巴结肿大、糖尿病、血尿、恶性肿瘤、肾结石、肾功能不全、骨折、滑囊炎、多肌炎、巩膜炎和皮肤溃疡等。

194. 临床上如何应用英利昔单抗治疗强直性脊柱炎

英利昔单抗是人鼠嵌合的单克隆抗体,通过与可溶性和转膜肿瘤坏死因子相结合,阻止肿瘤坏死因子与细胞表面的肿瘤坏死因子受体相结合而发挥其抗肿瘤坏死因子的生物学作用。

(1)适应证:英利昔单抗已被批准为单独或联合甲氨蝶呤治疗强直性脊柱炎,以及活动性类风湿关节炎、银屑病关节炎。中轴关节受累的强直性脊柱炎对常规和传统治疗疗效不佳时,可应用英利昔单抗治疗。

(2)用法:英利昔单抗原则上用于18岁以上强直性脊柱炎患

者,用法为静脉输注。分别在 0、2、6 周按照每千克体重 5 毫克的剂量静脉输注 3 次,以后每 6～8 周按照相同剂量静脉输注。如果到治疗的第六周无效,应终止治疗。

(3)禁忌证:严重感染、孕妇和哺乳期妇女禁用。

(4)不良反应:常见不良反应包括腹泻、消化不良、潮红、胸痛、气短、眩晕、乏力、皮疹、鼻窦炎、出汗、口干;少见的不良反应包括便秘、食管反流、憩室炎、心悸、胆囊炎、心律失常、高血压、低血压、血管痉挛、发绀、心动过缓、昏厥、水肿、血栓性静脉炎、鼻出血、支气管痉挛、胸膜炎、精神错乱、焦虑、紧张、遗忘症、困倦、失眠、阴道炎、脱髓鞘病变、抗体形成、肌痛、关节痛、眼内炎、皮肤色素沉着、淤斑、唇炎、脱发等。

195. 应用英利昔单抗治疗需要注意什么

(1)应用英利昔单抗原则上在治疗前、治疗期间和治疗后 6 个月均要监测感染、心力衰竭,避免中度或重度心力衰竭患者应用。如果应用过程中心力衰竭加重或恶化,应停止治疗;神经脱髓鞘病变恶化或恶性肿瘤恶化,应停止治疗。

(2)患者接受英利昔单抗治疗前应评估结核,活动性结核应采用标准抗结核治疗至少 2 个月以上,才能接受英利昔单抗治疗;既往接受过足够的抗结核治疗的患者可以开始应用英利昔单抗治疗,但每 3 个月应接受监测以避免复发;非活动性结核但未接受足够抗结核治疗的患者,在接受英利昔单抗治疗前应该先进行完整的抗结核治疗;英利昔单抗治疗过程中如果患者出现提示结核感染的症状(如持续咳嗽、体重下降和发热),要注意结核感染可能。

(2)超敏反应包括发热、胸痛、低血压、高血压、气短、瘙痒、荨麻疹、血管性水肿等。超敏反应多发生在静脉输注过程中或在输注结束后 12 小时内,最危险的是在第一次和第二次静脉输注期间或是患者停止应用其他免疫抑制药时。所有患者在静脉输注英利昔单抗后均应密切监测 12 小时,且备有心肺复苏等抢救设备与措施。此外,还要注意迟发性过敏反应的发生。

196. 阿达市单抗在治疗强直性脊柱炎时有什么特点

阿达木单抗是完全人化的单克隆肿瘤坏死因子抗体,与可溶性的肿瘤坏死因子结合,进而抑制肿瘤坏死因子与细胞表面的肿瘤坏死因子受体结合,以达到其抗肿瘤坏死因子的作用。

与英利昔单抗一样,阿达木单抗也是单克隆肿瘤坏死因子抗体,临床疗效也与英利昔单抗相当,但不同之处是在于它是一种完全人化的重组肿瘤坏死因子-α IgG1 单克隆抗体,比英利昔单抗有较低的免疫原性,较少引起自身免疫样综合征。因此,阿达木单抗可高亲和力地结合人肿瘤坏死因子-α,破坏细胞因子与受体结合,并可溶解表达肿瘤坏死因子-α 的细胞。

阿达木单抗适用于活动性强直性脊柱炎,尤其适用于常规治疗效果不佳的成年重度活动性强直性脊柱炎患者,以及中度活动性类风湿关节炎、重度活动性类风湿关节炎、18 岁及以上成人中度及重度斑块状银屑病。

阿达木单抗具有起效快,疗效好的特点。大多数患者的病情可迅速获得显著改善,如晨僵、腰背痛、外周关节炎、肌腱末端炎、扩胸度、血沉和 C 反应蛋白等。应用一段时间后,患者的身体功能及健康相关生活质量明显提高,特别是可使一些新近出现的脊柱活动功能障碍得到恢复。

推荐的阿达木单抗药物剂量是每次 40 毫克,隔周 1 次,皮下注射。可与甲氨蝶呤等联合。阿达木单抗吸收缓慢,到达峰浓度约需 130 小时,半衰期为 16 天。

197. 应用阿达木单抗治疗需要注意什么

（1）阿达木单抗禁忌证、不良反应基本同依那西普。

（2）应用阿达木单抗治疗强直性脊柱炎时，必须严密监测患者是否出现感染。在治疗之前、期间及使用后，必须严密监测患者是否出现感染，包括结核。无论是慢性活动性或局灶活动性感染，在感染未得到控制之前均不能开始治疗。

（3）由于阿达木单抗的清除可能长达 4 个月，因此在此期间应持续进行监测。肺功能受损可能增加感染发生的风险。

（4）当患者出现新的感染情况时，应中断治疗，采用适当的抗菌药或抗真菌药治疗，直到感染得到控制。对具有感染复发病史，或者具有易于感染的情况，包括使用免疫抑制药的患者，使用阿达木单抗治疗时应当慎重。

（5）当患者出现新的严重感染或乙肝再激活时，应中断治疗，直到感染得到控制。

（6）具有中枢神经系统脱髓鞘疾病、恶性疾病、轻度心力衰竭的患者应慎用。

（7）治疗期间出现血液系统异常，狼疮综合征的症状，且双链DNA 抗体阳性的患者应立即停用。

（8）应用本药对驾驶和操作机器有轻微的影响。

（9）不推荐儿童、妊娠或哺乳期妇女使用。在用药期间至结束治疗后至少 5 个月内，育龄女性应避孕，哺乳期妇女不能哺乳。

198. 应用生物制剂治疗强直性脊柱炎需要遵循哪些原则

（1）患者选择：符合强直性脊柱炎的 1984 年纽约修订标准。

（2）疾病活动性：≥4 周，或强直性脊柱炎病情活动指标≥4 分和专家意见。专家意见是指内科医生，尤其是具有治疗炎性腰背痛和使用生物制剂经验的风湿科专家。同时,专家应考虑患者病史、体格检查、血沉和 C 反应蛋白水平、影像学结果等临床特点,尤其是 X 线摄片表现有进展或磁共振显示继续存在的炎症。

(3)治疗失败:所有患者应该至少完成了两种非甾体抗炎药的适当治疗(适当治疗的定义为:除有禁忌证外,最大推荐或耐受剂量的非甾体抗炎药治疗至少 3 个月;由于不能耐受毒性或禁忌证使治疗未达 3 个月退出)。在开始抗肿瘤坏死因子治疗前,仅中轴关节表现的患者不必有改善病情抗风湿药治疗。合并外周关节炎的患者局部至少注射糖皮质激素一次无效。有持续外周关节炎的患者曾用过柳氮磺吡啶治疗(除非出现禁忌证或不能耐受,标准剂量或最大耐受剂量治疗 4 个月;至少治疗 4 个月并因为不能耐受、毒性反应或禁忌证退出治疗)。有症状的肌腱附着点炎患者对适当的局部治疗无效。

(4)禁忌证:包括怀孕或哺乳的妇女;活动性感染;患者具有感染高风险(如慢性下肢溃疡、结核病既往史、过去的 12 个月内有化脓性关节炎、过去的 12 个月内有人工关节置换后的脓毒症、持续或反复的肺部感染、留置导尿管);红斑狼疮或多发性硬化史;恶性肿瘤或恶性肿瘤诊断、治疗未达到 10 年。

(5)疾病评价:躯体功能、疼痛、脊柱活动度、患者整体评价、晨僵、外周关节和肌腱附着点炎症、血沉和 C 反应蛋白、疲劳等存在一定的异常。

(6)疗效评价标准:强直性脊柱炎常用疗效评分标准 50% 的相对改善或绝对改善 20 毫米和专家建议继续使用。

(7)疗效评价时间:6～12 周。

199. 应用生物制剂治疗为什么需要避免结核感染

生物制药的应用,使得安全性也日益受到重视,其中的危险之一是此类药物容易出现感染等不良事件。应用肿瘤坏死因子-α抑制药后除了可能会出现普通细菌和病毒感染外,还可以出现结核感染。

肿瘤坏死因子-α在防御感染结核中起着重要作用,包括肉芽肿形成和阻遏疾病。结核的重新激活与肿瘤坏死因子-α的抑制有关。在应用该药时,要注意以下几条。

(1)在考虑使用肿瘤坏死因子-α抑制药治疗前,必须忠告所有患者要考虑发生结核的风险。

(2)所有的患者必须筛查是否存在潜在的结核,具体应包括患者本人的详细结核病史,以及以往与活动性结核患者的接触史,和(或)当前所采用的免疫抑制药治疗。必要时,应对所有患者进行适当的筛查检验,即结核菌素皮试及X线胸片检查。当怀疑结核菌素试验结果时,患者须进一步拍摄胸片检查。

(3)在开始肿瘤坏死因子-α抑制药治疗前,若患者结核菌素试验阳性或胸片阳性,则应该治疗潜在的结核,可使用单一抗结核药物(如异烟肼)治疗,并在开始接受肿瘤坏死因子-α抑制药治疗前的1~2周到6个月内进行抗结核治疗均可。通常异烟肼持续治疗6~9个月,同时在肿瘤坏死因子-α抑制药治疗过程中还需要监测病情。

(4)临床医生应该警惕使用肿瘤坏死因子-α抑制药治疗的患者容易发生肺外结核和播散性结核。

(5)若在治疗过程中或治疗后,患者出现了结核感染的体征/症状(如持续性咳嗽、消耗性体质/体重减轻、低热),应该立即停止肿瘤坏死因子-α抑制药的治疗。

200. 应用生物制剂治疗为什么需要检测肝炎病毒感染

(1)丙型肝炎病毒感染:丙型肝炎患者的肿瘤坏死因子-α水

平相对较高,并且其升高水平与血清丙氨酸氨基转移酶水平之间具有相关性。由此表明,肿瘤坏死因子-α 可能涉及慢性丙型肝炎损害肝脏的病因。因此,当慢性丙型肝炎患者考虑要使用肿瘤坏死因子-α 抑制药治疗时,必须要非常谨慎地在使用肿瘤坏死因子-α 抑制药的全过程定期监测转氨酶和丙型肝炎病毒负荷量。

(2)乙型肝炎病毒感染:慢性乙型肝炎患者肝细胞和血清肿瘤坏死因子-α 水平升高,肿瘤坏死因子-α 在清除或控制乙型肝炎病毒方面起重要作用,这与肿瘤坏死因子-α 在丙型肝炎中的作用(即促进慢性肝损害的作用)不同。建议在使用肿瘤坏死因子-α 抑制药治疗前对所有患者进行乙型肝炎筛查。慢性乙型肝炎病毒感染[6 个月以上 HBsAg 阳性和(或)转氨酶升高,或 HBV-DNA 阳性]患者在考虑接受肿瘤坏死因子-α 抑制药治疗前,必须应用拉米夫定等抗病毒药物治疗,并且要定期随访转氨酶和 HBV-DNA 水平。如果患者出现乙型肝炎再激活,应停止治疗,并且在适当的支持治疗下采取有效的抗病毒治疗。

201. 应用生物制剂治疗为什么还需要预防真菌感染

在接受生物制剂治疗的患者中,可出现少部分侵袭性真菌感染在内的机会感染问题。由于真菌感染在使用肿瘤坏死因子-α 抑制药的患者中容易被忽略而延误治疗,可能会导致致命的后果。

尽管肿瘤坏死因子-α 抑制药治疗后真菌感染的发生率非常低,但仍建议采取如下措施予以预防。

(1)患者在接受肿瘤坏死因子-α 抑制药治疗前应该知道真菌感染的危险性。

(2)在使用肿瘤坏死因子-α 抑制药治疗后的最初 3 个月要密切随访患者。

(3)如果接受肿瘤坏死因子-α 抑制药治疗的患者出现发热、

不适、体重下降、发汗、咳嗽、呼吸困难和（或）肺浸润或其他严重的全身性疾病（有或无伴随休克）等征兆或症状，应怀疑真菌感染的可能。必要时，停止使用肿瘤坏死因子-α抑制药，并对这些患者进行诊断及实施抗真菌治疗。

（4）肿瘤坏死因子-α抑制药治疗的患者应避免挖掘洞窖和清理鸟粪等高危暴露活动。

202. 应用生物制剂治疗还有其他哪些注意事项

（1）淋巴瘤和实体瘤：与普通人比较，肿瘤坏死因子-α抑制药治疗似乎不同程度地增加淋巴瘤的发生率，因此需要长期随访和监测接受生物制剂的患者可能发生淋巴瘤的概率。肿瘤坏死因子-α抑制药治疗可能不会增加实体瘤的发生率。

（2）充血性心力衰竭：肿瘤坏死因子-α的水平增高与心脏损伤有关。因此，对于肿瘤坏死因子-α抑制药治疗建议如下：既往无充血性心力衰竭发生史的患者，在接受治疗前应进行心电图检查。既往有充血性心力衰竭发生但代偿良好的患者，在接受治疗前应根据心电图检查结果进行判断，如果患者的射血分数正常，在与患者充分讨论和密切监测是否存在加重心力衰竭症状和体征的前提下考虑治疗；如果患者的射血分数降低，应避免接受治疗。对于心功能较差的充血性心力衰竭患者，不应进行肿瘤坏死因子-α抑制药治疗，以避免增加死亡率。已接受肿瘤坏死因子-α抑制药治疗的患者新发生了充血性心力衰竭，要终止治疗，并且不再接受同类治疗。

（3）血液系统：在接受肿瘤坏死因子-α抑制药治疗过程中，尽管血液系统疾病的发生非常罕见，但仍有再生障碍性贫血和全血细胞减少的报道。因此，一旦在治疗过程中发现患者出现面色苍白、牙龈出血、易出现淤斑、全身出血、持续发热或感染，应停止肿瘤坏死因子-α抑制药治疗。

（4）血管炎：在肿瘤坏死因子-α抑制药治疗过程中罕见发生血管炎，一旦发生类似于Ⅲ型超敏反应，应立即停止治疗，同时应用糖皮质激素和抗过敏治疗。

（5）神经系统：极少数患者在肿瘤坏死因子-α抑制药治疗过程中发生惊厥，也有极少部分患者发生脱髓鞘病变。建议在治疗过程中注意密切观察相关症状与体征。一旦出现，应立即停止肿瘤坏死因子-α抑制药治疗。

（6）注射/输注点反应：注射点反应在依那西普和阿达木单抗试验中均可出现，表现为注射部位出现红斑、感觉迟钝、淤斑、荨麻疹或瘙痒，通常发生在治疗的第一个月，随着时间延长而减少。注射点反应可能属于T淋巴细胞介导的迟发型超敏反应，随时间延长而产生耐受。英利昔单抗治疗的患者会发生轻度输注点反应，可同应用抗组胺H_1受体抑制药或同时应用小剂量肠外糖皮质激素来减少发生。如果患者对英利昔单抗发生了严重的输注点反应或过敏反应，应立即终止英利昔单抗治疗，并立即给予相应处理，同时密切监测患者情况直至平稳。此类患者不应再接受英利昔单抗治疗。

（7）免疫遗传学：自身抗体通常出现在自身免疫性疾病中，肿瘤坏死因子-α抑制药治疗增加了自身抗体的发生率。

203. 雷公藤有何药理作用

雷公藤是一种卫矛科雷公藤属植物，又称黄藤、水莽草、菜虫菊、断肠草。药用部位是根，也有用去皮根。民间常用于驱虫。中医学认为，雷公藤具有消炎解毒、祛风湿等功效。

自1974年开始，我国提取雷公藤的有效成分，制成各种制剂，用于治疗多种自身免疫性疾病，疗效显著，为我国所特有的、疗效肯定的抗风湿中药。临床常用制剂为水煎剂、乙醇浸膏。目前，最常用的是雷公藤片、雷公藤总苷片和雷公藤甲素片。

药理学研究表明,雷公藤具有调节免疫、抗炎、抗肿瘤等多种药理作用。对巨噬细胞吞噬功能、NK 细胞活性具有双向调节作用,对 T 细胞、B 细胞的各个细胞周期阶段都有一定影响。其中,尤其具有显著的抗炎作用,对体液免疫和细胞免疫均有抑制作用。雷公藤可使肾上腺皮质功能病态的低水平显著回升至接近正常人的水平,但该药有促进肾上腺皮质激素合成的作用。因前列腺素有产生炎症的作用,因而抑制前列腺素的药物则有抗炎作用。雷公藤含有丰富的锌元素,具有抑制炎症、改善病情的抗炎作用。同时,雷公藤对细胞免疫功能有重要影响,大剂量用时可致胸腺萎缩,随着给药时间延长而萎缩加重,停药后可逐渐恢复正常;小剂量不引起胸腺萎缩,甚至反而使胸腺明显增重。雷公藤的各种成分均可限制抑制淋巴细胞的增殖反应,因此对体液免疫影响十分显著。

204. 如何利用雷公藤治疗强直性脊柱炎

雷公藤对于各种关节疾病有不同程度的止痛、消炎及部分消肿作用,且具有起效快的特点,因此也可作为改善病情的药物治疗强直性脊柱炎。其中,因雷公藤抑制免疫功能的作用,而可延缓强直性脊柱炎患者的疾病发展。临床研究表明,强直性脊柱炎活动期患者服用雷公藤后,可使疼痛症状缓解,晨僵时间缩短。

雷公藤治疗强直性脊柱炎一般采用雷公藤总苷片,具有抗炎和免疫抑制作用,能拮抗核移植炎症介质的释放和关节炎的反应程度;抑制 T 细胞功能,调节 $CD4^+/CD8^+$ 的平衡,抑制细胞因子产生抑制延迟型变态反应,抑制白介素-1 的分泌,抑制分裂原及抗原刺激的 T 细胞分裂与繁殖。其中,雷公藤甲素是其主要活性成分。

雷公藤总苷片每次 20 毫克,每日 3 次,饭后口服。用药后1～

2周开始起效,待病情稳定控制后,可每次给予10毫克,每日3次维持。

雷公藤总苷片停药后一般无明显反跳现象,再次应用仍然有效。另外,对于病情严重、进展迅速或其他药物治疗无效的强直性脊柱炎患者,还可考虑给予雷公藤总苷片与甲氨蝶呤联合用药。

205. 雷公藤治疗强直性脊柱炎要注意哪些不良反应

（1）胃肠道反应:约有20％的患者可出现恶心、呕吐、上腹部不适、腹痛、腹泻、食欲缺乏等症状,但一般可以耐受,并在治疗过程中自行缓解。

（2）血液系统:约6％的患者可发生白细胞减少,1％的患者发生血小板减少,但停药后可恢复。

（3）循环系统:可引起心悸、胸闷、气短和心律失常,但严重者不多见,且多发生于水煎制剂,雷公藤总苷片则比较少见。

（4）肝肾功能:约15％的患者可出现丙氨酸氨基转移酶升高,少部分患者肌酐清除率下降（即肾脏排泄功能下降）。雷公藤严重中毒时,有发生急性肾衰竭的危险。因此,在治疗期间要定期检查肝肾功能,有严重肝肾疾病的患者应慎用。

（5）皮肤黏膜:皮肤色素沉着、丘疹、斑疹、口腔溃疡、痤疮、皮肤瘙痒、指甲变薄变脆等比较多见,发生率可达40％,停药后症状可逐渐消失。

（6）生殖系统:雷公藤可引起女性患者月经紊乱和男性患者精子活力降低、数目减少。育龄妇女一般服用雷公藤2～3个月即可出现月经量减少等月经紊乱现象,服药6个月后约5％以上的女性患者发生闭经。闭经可突然发生,也可表现为月经量逐渐减少或周期逐渐延长乃至于闭经。闭经后常有绝经综合征的表现。闭经与患者年龄也有明显关系,40岁以上女性即使短期用药也可导致闭经,且停药后不再来潮;年轻患者如服药时间在 6 个月以内,停药后月经通常可恢复正常。雷公藤可使男性患者生精管及睾丸结构发生退行性变,精子头部异常发生率可达 90%,但这些不良反应是可逆的。因此,对于雷公藤如此严重的生殖系统不良反应,需要根据具体情况选择用药。若患者为育龄期且尚未生育,应尽量不用;若病情严重必须应用时,需要向患者交代清楚,取得患者同意后方可使用,并应注意用药时间不宜过长,总量不宜过大,妊娠及哺乳期妇女应避免使用。

在用药治疗中若出现上述不良反应时,一方面要考虑药物的疗效,另一方面要注意观察药物的不良反应。若病情稳定、治疗有效,应尽量缩短疗程以期望不良反应尽快消除。

206. 正清风痛宁的药理作用有哪些

正清风痛宁是以青风藤的提取物青藤碱为主要成分的中成药。青风藤是防己科植物青藤及茂青藤干燥藤茎。青藤别名青风藤、大青木香、追风散、防己、土藤、追骨风等,毛青藤别名毛风龙。青风藤具有祛风散寒、除湿止痛作用;青风藤中含有多种生物碱,其抗炎镇痛有效成分为青藤碱。

成药正清风痛宁的主要成分为青藤碱的有效生物碱,具有抗炎镇痛,抑制肉芽肿形成和免疫抑制作用,对非特异性免疫和细胞免疫均有抑制作用。

(1)镇痛作用:其化学结构与吗啡相似,属中枢镇痛药,但原理不同于吗啡。与糖皮质激素、非甾体抗炎药合用能增强该药的镇痛作用。

(2)抗炎作用:原理可能是通过下丘脑影响肾上腺,促进肾上腺皮质分泌功能。该药也可显著抑制前列腺的合成与释放,显著抑制肉芽增生。

(3)免疫抑制作用:对细胞免疫及体液免疫均有抑制作用,与环磷酰胺作用相似,是一种组胺释放药。因组胺可激活 T 淋巴细胞,并刺激 T 淋巴细胞释放水溶性诱导抑制因子,具有免疫抑制作用,所以正清风痛宁的免疫抑制作用可能与组胺释放有关。

207. 如何用正清风痛宁治疗强直性脊柱炎

正清风痛宁特点为作用快,不良反应较小,尤其对生殖系统无影响,适合长期服用,能够在较短时间内控制症状,且能降低血沉、C 反应蛋白等活动性炎症指标,抑制过强的免疫反应,从根本上控制强直性脊柱炎患者病情。

具体治疗中,一般以小剂量逐渐增加,初始量为 20～40 毫克,每日 3 次,逐渐增加至每次 60～80 毫克,每日 3 次。饭后口服,并停用其他慢作用药,配以非甾体抗炎药。药物起效时间在 6～11 日,其控制疼痛及缓解关节僵硬的疗效与其他非甾体抗炎药相似,且无胃肠道不良反应,总有效率 82%～86%。活动期的疗效明显优于非活动期。与甲氨蝶呤、柳氮磺吡啶等联合使用可以减少本药剂量,降低其毒性反应。

正清风痛宁也可用于关节腔内注射,治疗活动期强直性脊柱炎。

不良反应包括刺激组胺释放引起皮疹,导致皮肤瘙痒、头面潮红、出汗、食欲缺乏等症状。持续用药可使组胺释放减少,不良反应消失。但无胃肠道及肝肾损害。

208. 如何有针对性进行强直性脊柱炎的药物治疗

(1)推荐非甾体抗炎药作为有关节痛和晨僵强直性脊柱炎患者的一线用药。

(2)对于炎性腰背痛、外周关节炎、肌腱附着点炎首选的治疗药物是非甾体抗炎药,这类药物常可消除炎症,降低疼痛,缓解症状。

(3)对于那些胃肠道风险逐渐增加的患者,可应用非选择性非甾体抗炎药,加胃肠黏膜保护药或选择性环氧化酶-2抑制药。

(4)对于非甾体抗炎药治疗效果不好,有禁忌证和(或)不能耐受的患者,可以考虑应用对乙酰氨基酚和阿片类等镇痛药。

(5)对于非甾体抗炎药治疗不满意的患者,则可考虑使用改善病情抗风湿药,如柳氮磺吡啶、甲氨蝶呤等。

(6)对于单纯的中轴关节病变,没有证据表明柳氮磺吡啶和甲氨蝶呤有效。对于外周关节炎可考虑应用柳氮磺吡啶。

(7)可根据患者具体情况选择关节腔穿刺,局部抽液,注入糖皮质激素、肌腱附着点炎部位局部注射、CT引导下骶髂关节穿刺注射药物等,以达到缓解症状,最大限度保持功能和达到正常生活、工作的目的。临床证据并不支持全身应用糖皮质激素治疗中轴关节病变。

(8)对于那些应用传统治疗无效,不能控制病情活动的患者,可应用抗肿瘤坏死因子治疗。但对于中轴关节病变的患者,尚无证据支持抗肿瘤坏死因子治疗之前或同时必须加用改善病情抗风湿药。

209. 强直性脊柱炎患者服用药物需要注意什么

药物治疗是强直性脊柱炎重要治疗手段。强直性脊柱炎患者的病程一般都较长,无论是服用西药还是中药,或是使用外用药物,均应注意解决用药过程中出现的各种问题,以使药物发挥最佳疗效,并将药物不良反应降至最低。

(1)口服西药的注意事项:患者首先必须遵照医嘱,并在医生指导下服用药物。药物的种类选择,药量的增减均应在医生指导下进行,切不可自行变更,尤其是服用免疫抑制药和激素类药物的患者,一方面要注意用药剂量、方法、时间,另一方面要注意不当的增、减药量会给患者造成病情反复或严重的脏器损害。部分患者需要长时间服用非甾体抗炎药,而大多数非甾体抗炎药又对胃肠道有刺激作用,所以患者一定要注意不要空腹服药,应在饭后30~60分钟服用,或采用肠溶制剂服用,以减轻药物的不良反应。如果同时服用中药时,应注意两者的时间间隔应在1小时左右。

(2)服用中药的注意事项:中药服法是每日1剂,每剂2煎,每煎汤药的量为150~200毫升,不宜过多。汤药的适宜服用温度为45℃~55℃,分别为早晚服用,服药时间为饭后30~60分钟,以避免长时间服用中药对胃肠道产生刺激而引起胃肠道不适。如果患者的胃肠功能较弱,或服药后腹部胀满不适,可以将2煎中药合二为一,分3~4次服完,这样既能保证药效,又能减轻每次服药量较多而造成的胃肠道不适。对于服用中药特别困难的患者,可采用浓煎或散剂装胶囊服用的方法。

(3)注意观察用药后的反应:服药后,患者应注意自我观察有否反应,以帮助判断疗效和药物的不良反应。目前治疗强直性脊柱炎的药物很多,各类药物存在不同程度的毒性及不良反应。因此,患者必须在服药后及时注意观察服用药物后的反应情况,尤其是注意是否产生口干、咽痛、腹痛、腹泻、便血、皮疹等反应。一旦发现异常,应及时就诊,以获得及时诊治。

210. 什么是强直性脊柱炎药物治疗的合理方案

目前虽无治愈强直性脊柱炎的有效治疗手段,但是大多数患者可以通过药物治疗得到较好的病情控制。因此,药物治疗在强直性脊柱炎治疗中占有较大的比重。但由于治疗强直性脊柱炎的药物较多,且存在一定的不良反应,因此根据患者的病情轻重、病情变化,提供患者合理的、最有效的治疗方案,帮助患者选择最适合的药物,进行长时间的治疗是非常必要的。目前相对合理的治疗方案如下。

(1)镇痛:迅速控制患者最痛苦的症状,尤其是患者的疼痛症状。建议选择确实有效的、可以镇痛抗炎的、不良反应较小的非甾体抗炎药。

(2)合理应用糖皮质激素:在非甾体抗炎药不能控制症状或患者不能耐受且病情较重或发生眼部损害时,建议酌情增加小剂量糖皮质激素。

(3)及早使用改善病情抗风湿药:非甾体抗炎药不能影响强直性脊柱炎的自然病程。而柳氮磺吡啶、甲氨蝶呤、雷公藤等对强直性脊柱炎有一定的抑制病情进展的作用,因此强直性脊柱炎患者一经确诊,建议及早使用改善病情抗风湿药治疗。

(4)联合用药:对于病情严重的进展性患者,联合用药尤为重要。建议根据患者病情、年龄、患者经济状况等,选择柳氮磺吡啶、甲氨蝶呤、雷公藤中的两种联合使用。待病情控制后,保留其中之一维持或交替使用。用药时间应以若干月、年计,不宜时间太短。

(5)定期进行放射学影像复查:以了解患者病情进展情况及药物治疗效果,提供酌情调整药物的依据。

(6)注意不良反应:注意药物对肝肾功能及骨髓的影响,用药期间应定期复查肝肾功能和血常规,若出现肝、肾功能损害等情况应立即采取对策。

211. 为什么部分强直性脊柱炎药物治疗效果不理想

(1)个体差异及对药物的反应不同:对同一种药物,有些患者可能起效快,有些患者可能起效慢。应用改善病情抗风湿药的效果相对出现较晚,如甲氨蝶呤多在用药4周后才起效,柳氮磺吡啶在用药 6～8 周才起效。在改善病情抗风湿药还未起效时,为减轻疼痛,应同时应用非甾体抗炎药;若患者症状严重,可在不良反应可耐受的前提下适当增加非甾体抗炎药的用量,且尽量足量使用,以迅速控制症状。由于患者个体差异决定了不同患者对同一种治疗方案反应不同,当上述药物治疗效果不明显时,应在专科医生指导下,考虑更换合适的药物,以最短时间控制病情。

(2)未系统、规律用药:如甲氨蝶呤用药特点为每周 1 次,且静脉注射效果较好,患者需要坚持治疗 8 个月以上。若不规律用药,则效果不佳。服用柳氮磺吡啶等药后,可出现上腹部饱胀感、恶心、厌食、乏力等不适症状;服用雷公藤后,可出现脱发、月经紊乱甚至闭经等症状……部分患者因此不能接受而中途停药。中途停药或间断用药必然影响疗效,致使患者病情久治不愈。

(3)过早停药:强直性脊柱炎是一种慢性疾病,病程时间较长,有时甚至可达数十年。因此,治疗强直性脊柱炎需要有"持久战"的心理准备。部分患者可能在病情改善后,未遵医嘱过早停药,从而导致病情复发。因此,须使患者明确知晓巩固疗效需要继续用药一定的时间,避免前功尽弃。此外,应特别注意,应用改善病情药物时从小剂量开始,逐渐增加到维持量;在停药时,需要逐渐减量,以防症状反跳。

(4)其他:部分患者病急乱投医,接受虚假广告,延误治疗,也可导致患者病情加重。

212. 为什么中医学认为强直性脊柱炎是痹证

《黄帝内经》对痹证的概念、病机、病位、症状及鉴别、预后等,均有较详尽的记载,是后世医家论痹、治痹之渊源。其中有关"肾痹、骨痹"的论述,与现代医学中强直性脊柱炎有许多相似之处。

《素问·痹论》载:"五脏皆有所合,病久而不去者,内舍于其合也。故骨痹不已,复感于邪,内舍于肾……肾痹者,善胀,尻以代踵,脊以代头"。"善胀"是"易强直僵紧"之义,腰下为"尻",指骶尾骨,即骶髂关节部位;"踵"指足跟;"脊"特指上部胸椎。"尻以代踵,脊以代头"是描述痹证日久不愈,反复发作,深入筋骨所出现的弓背弯曲畸形,与强直性脊柱炎晚期特征性临床表现极为相符。

《素问·长刺节论》曰:"病在骨,骨重不可举,骨髓酸痛,客气至,名曰骨痹。"

因此,许多中医学观点认为,强直性脊柱炎属于中医学"痹证"范畴。肾虚督滞是强直性脊柱炎的基本病因病机。肾藏精,主骨生髓,肾精的盛衰关系骨的生长发育和骨的坚强脆弱。先天不足是本病发病的内在因素,六淫、七情、创伤、虫蚀、兽害仅是诱因。强直性脊柱炎的病因就是肾气、肾精虚亏,或是禀赋不足,或称先天虚损,先天遗传,或是后天失于调养,五脏六腑、气血均虚,导致肾气、肾精亏虚。督脉行于背中,总督一身之阳,为肾之精气的通路,肾之精气充养骨髓、补益心脑、温煦气化,必通行此脉,此脉一通,百脉皆通。反之,督脉为病,则出现经脉所行部位受病的临床表现。体内痰、瘀、湿、浊着于督脉,阻于孙络,流注脊柱,充塞关节,深入骨骱脊髓,由浅入深,从轻到重,终致强直。

213. 中医如何对强直性脊柱炎进行分型

中医根据强直性脊柱炎的病情轻重将其分为肾痹型和骨痹型两大类。

(1)肾痹型:为前期型,也称为湿热郁阻型。临证多见低热持续不退,腰脊酸痛,或髋痛,膝肿痛,踝肿痛,舌苔黄腻,舌体瘦,脉细数等阴虚湿热症状。因阴虚湿热兼夹,至低热缠绵,痰瘀痹阻奇经,导致膝踝,尤其是骶髂关节疼痛,且在短时间内骶髂关节发生质的变化,其特点为湿热痰瘀痹阻奇经督脉之路。这类患者骶髂关节 X 线摄片多以模糊为主。

（2）骨痹型：为强直性脊柱炎后期，也称为肾督亏损型。症见久病气血肾精亏损，督脉空虚，外邪深入经脉骨髓。临证多见颈项前倾，胸椎后突，严重伛偻，目难平视，腰膝酸软，晨僵，夜间疼痛，髋关节强直或半强直，舌体胖嫩，舌苔薄白，脉沉细数。髋关节X线摄片多有变窄及破坏，少数有融合，脊椎X线摄片呈竹节样变，椎体方形变，椎间小关节模糊，韧带钙化等。骨痹之因，有先天不足和后天失养及外邪久闭血虚致损，虚中夹实。盖肾精亏损，不能濡养督脉，则不荣则痛。督脉空虚，风寒湿乘虚而入，壅阻经络久而变生痰瘀，深入经脉骨髓，则不通则痛。因痰瘀阻滞，故出现肿痛、晨僵、活动功能受限等症。

214. 什么是强直性脊柱炎的中医病因病机

强直性脊柱炎主要病因病机不外乎在肾督亏虚、阳气不足的情况下，或因风寒湿邪（尤其是湿寒偏重者）深侵肾督。督脉行于脊背通于肾，总督人身诸阳，督脉受邪则阳气开阖不得，布化失司。肾藏精主骨生髓，肾受邪则骨失淖泽，且不能养肝荣筋，血海不足，充任失调，脊背腰胯之阳失布化，阴失营荣，加之寒凝脉涩，必致筋脉挛急，脊柱僵曲；或因久居湿热之域及素嗜辛辣伤脾蕴湿，化热交结，湿热之邪乘虚入侵痹阻肾督，阳之布化失司，阴之营荣失职，湿热蕴结，伤骨则痹痛僵曲、强直而不遂，损筋则"软短""弛长"而不用，损肉则肉消倦怠；或因肾督虚，邪气实，寒邪久郁，或长服温肾助阳药后阳气骤旺，邪气从阳化热，热盛阴伤，阳之布化受抑，阴之营荣乏源，筋脉挛废，骨痹痛僵。若兼邪痹胸胁、四肢、关节、筋骨，则见胸胁痛而不展，肢体关节肿痛僵重，屈伸不利等。

中医学认为，强直性脊柱炎发病系由肾督亏虚、阳气不足为其内因，风寒湿热之邪深侵为其外因，内外合邪所致。临床上可见到强直性脊柱炎病情变化复杂，不仅肾督病变，还会波及肝、脾、肺、心、胃肠、膀胱等其他脏腑病变,殃及目、口、二阴等窍。强直性脊柱炎的症候表现主要是腰、尻(骶)、脊背及胯骨、臀部的疼痛、僵硬、活动不利,并牵及腹股沟部、耻骨联合、坐骨结节等部位。这些部位为众多经脉循行所经之域。故强直性脊柱炎的病因病机与临床表现又与这些循行于此的诸经脉失调密切关联。

215. 强直性脊柱炎有哪些证型

(1)肾虚督寒证:本证临床颇为多见,尤其是久居寒冷之地的人。

(2)邪郁化热证:本证系寒湿之邪入侵或从阳化热,或郁久热生所致。多见于强直性脊柱炎的活动期或病程较长,久服、过服温辛燥热之品者。

(3)湿热伤肾证:本证多见于久居湿热之域或于潮湿、闷热之环境众长期工作的人群,肾虚湿热之邪入侵蕴结而伤肾、督所致。常见于强直性脊柱炎活动期。

(4)邪痹肢节证:本证见于外周关节病变为首发或为主要伴见症状的强直性脊柱炎患者,尤其以下肢大关节如髋、膝、踝等为多见。

(5)邪及肝肺证:本证多见于胸胁疼痛、腹股沟部位疼痛、臀部深处疼痛及双坐骨结节疼痛等为主要表现的强直性脊柱炎患者。

216. 如何治疗肾虚督寒证强直性脊柱炎

(1)主症:腰、臀、胯疼痛,僵硬不舒,牵及膝腿痛或酸软无力,畏寒喜暖,得热则舒,俯仰受限,活动不利,甚则腰脊僵直或后凸变形,行走坐卧不能,或兼男子阴囊寒冷,女子白带寒滑,舌苔薄白或白厚,脉多弦或沉弦细。

(2)治则:补肾祛寒,壮督除湿,散风活瘀,强筋壮骨。

(3)方药:补肾壮督祛寒汤。狗脊 25～40 克,熟地黄 15～20

克,制附片 9～12 克,鹿角 9～12 克,骨碎补 15～20 克,杜仲 15～20 克,桂枝 9～15 克,白芍 9～15 克,知母 9～15 克,独活 9～13 克,羌活 9～15 克,续断 15～20 克,防风 9～12 克,威灵仙 9～15 克,川牛膝 9～15 克,炙穿山甲 6～15 克。

(4)方解:方中以狗脊温补肾、坚骨脊、强督脉、利俯仰、壮腰膝,为君药。熟地黄补肾益阴填精;制附片温肾助阳,逐风寒湿并治脊强拘挛;鹿角补督脉,壮六阳,生精髓,强筋骨;骨碎补入肾补肾,行血补伤;杜仲补肾壮腰,强健筋骨,直达下部筋骨气血,为臣药。桂枝温太阳经而通血脉;白芍和血脉,缓筋急;知母滋阴润肾,以防桂枝、制附片等燥血生热;独活辛散通达,胜湿活络,蠲痹止痛,转少阴伏风;羌活散风除湿,为太阳经药,主治督脉为病,脊强而厥;续断补肝肾,续筋骨,通血脉,为理腰肾之要药;防风入膀胱经,祛风胜湿,善治脊背痛,颈项强;威灵仙味辛散风,气温祛寒除湿,其性好走,通十二经;川牛膝既通经活血,通利关节,止腰膝痛,又引药入肾,为佐药。炙穿山甲止风湿痹痛,解筋骨拘挛,善窜专能行散,通经络,引药直达病所,为使药。

(5)加减:寒甚痛重不移者,加制川乌、制草乌各 3 克,淫羊藿 9～15 克,七厘散(随汤药冲服)1/3 管,以助温阳散寒,通络止痛之效;舌苔白厚腻,关节沉痛僵重伴肿胀者,去熟地黄,加生薏苡仁 30～40 克,炒白芥子 3～6 克;大便溏稀者,可去或减少川牛膝用量,加白术 9～12 克,并以炒为宜,加补骨脂 9～15 克;畏寒重并伴脊背冷痛不舒者,加炙麻黄 3～9 克,加干姜 5～9 克;久病关节僵直不能行走或腰脊坚硬如石者,可加透骨草 10～15 克,寻骨风 10～15 克,自然铜(先煎)6～9 克,代替虎骨及加泽兰 15～20 克;甚者可加急性子 3～5 克。

(6)用法:每日 1 剂,水煎分 2 次服,6 剂为 1 个疗程。

217. 如何治疗邪郁化热证强直性脊柱炎

（1）主症：腰骶臀胯僵痛、困重，甚则牵及脊项，无明显畏寒喜暖，反喜凉爽，伴见口干、咽燥，五心烦热，自汗盗汗，发热或午后低热，甚者关节红肿热痛，屈伸不利，纳呆倦怠，大便干，小便黄，舌偏红，舌苔薄黄或黄白相间少津，脉多沉弦细数，尺脉弱小。

（2）治则：补肾清热，壮督通络。

（3）方药：补肾壮督清热汤。本方是在补肾壮督祛寒汤的基础上，减或去掉辛热之品（如桂枝、制附片等）的用量，酌加清热之品，（败龟版、黄柏等）而组成。狗脊 25～40 克，生地黄 15～20 克，知母 9～15 克，鹿角霜 6～10 克，骨碎补 15～20 克，败龟版 20～30克，秦艽 9～15 克，羌活 9～12 克，独活 9～12 克，桂枝 6～9 克，白芍 9～15 克，黄柏 6～12 克，土鳖虫 6～9 克，杜仲 15～20 克，桑寄生 15～20 克，炙穿山甲 9～15 克。

（4）方解：方中以狗脊补肝肾，入督脉，强机关，利俯仰，为君药。生地黄滋补肝肾，养阴清热，除痹疗伤；知母滋阴润肾，清热除蒸；鹿角霜主入督脉，补肾强骨，壮腰膝；骨碎补祛骨风，疗骨萎，活瘀坚肾；败龟版益肾阴，健筋骨，清虚热，除骨蒸，共为臣药。秦艽疗风祛湿，退热除蒸，解筋挛急，止肢节痛；羌活散风除湿，治督脉为病，脊强而厥；独活祛风胜湿，通经蠲痹，活络止痛；桂枝辛甘温，和营卫，通经络；白芍敛阴益营，调和血脉，舒缓挛急；黄柏苦寒清热，坚肾壮骨；土鳖虫味咸性寒，剔血积，逐血瘀，疗折伤；杜仲补腰膝，健筋骨；桑寄生补肝肾，主腰痛，小儿脊强，助筋骨，益血脉共为佐药。使以炙穿山甲祛风湿，舒筋挛，治风痹、强直疼痛、性专行散、通经络，引药直达病所。

（5）加减：若午后潮热明显者，加青蒿 9～12 克，炙鳖甲 15～30 克，银柴胡 9～12 克，胡黄连 6～9 克，地骨皮 9～12 克；若咽干、咽痛者，加玄参 9～15 克，知母 10～15 克，板蓝根 9～15 克；若关节红肿疼痛、僵硬、屈伸不利者,加忍冬藤 20～30 克,桑枝 30～40 克,寒水石 10～30 克,片姜黄 9～12 克,生薏苡仁 30～40 克,白僵蚕 9～12 克;若疼痛游走不定者,加威灵仙 9～15 克,青风藤 15～20 克,防风 9～12 克;若腰脊、项背僵痛不舒、活动受限者,加葛根 15～20 克,白僵蚕 9～15 克,伸筋草 20～30 克,防风 9～12 克。

(6)用法:每日 1 剂,水煎分 2 次服,6 剂为 1 个疗程。

218. 如何治疗湿热伤肾证强直性脊柱炎

(1)主症:腰臀胯酸痛,沉重,僵硬不适,身热不扬,绵绵不解,汗出心烦,口苦黏腻或口干不欲饮,脘闷纳呆,大便溏软,或黏滞不爽,小便黄赤或伴见关节红肿灼热焮痛,或有积液,屈伸活动受限,舌质偏红,苔腻或黄腻或垢腻,脉沉滑、弦滑或弦细数等。

(2)治则:清热除湿,祛风通络,益肾壮督。

(3)方药:补肾壮督清化汤。本方系在补肾壮督清热汤的基础上,去掉养阴清热之品(如败龟版、生地黄等),并酌加芳香化湿之品组成。狗脊 25～40 克,苍术 9～12 克,黄柏 9～12 克,牛膝 9～15 克,生薏苡仁 20～40 克,忍冬藤 20～30 克,桑枝 20～30 克,络石藤 15～30 克,白豆蔻仁 6～10 克,藿香 9～12 克,防风 9～12 克,防己 9～12 克,萆薢 9～12 克,泽泻 9～15 克,桑寄生 15～20 克,炙穿山甲 6～9 克。

(4)方解:方中以狗脊补肾、坚肾、强督脉,为君药。苍术入脾经、胃经,运脾燥湿,以清其源,散风除湿以止痹痛;黄柏味苦,燥湿,性寒清热,与苍术乡相佐,则除湿清热之力尤胜之;牛膝通经化瘀、入肾壮腰、清降泄热,以川牛膝入药为宜;薏苡仁既湿又清热,且能通利关节,缓和拘挛,用于湿热滞皮肉筋脉之痹痛及湿热不攘,大筋软短所致的拘挛证,以生用为佳;忍冬藤性寒能清热,味甘缓挛急,故可清热、通络、解挛、除痹,共为臣药。桑枝清热祛风、通利关节，主治风湿痹痛，四肢拘挛等证；络石藤祛风清热、除湿通络；白蔻仁气芳香，温脾胃、化湿浊、宽胸膈、下滞气；藿香芳香化湿而不燥，擅治湿热内阻，气机不利而致身热不扬、脘闷纳呆、二便不爽等证；防风祛风胜湿、除挛急、止痹痛，乃太阳本经药；防己味苦、辛，性寒，燥湿除风、清热通络而止痹痛，应以汗防己入药为宜；草薢能祛风利湿、舒筋通络，宜治湿热痹；泽泻甘淡利水渗湿，性寒清热泻火，用之则湿去、水消、热除、络畅、痹通；桑寄生补肝肾、除腰痛、治脊强，共为佐药。炙穿山甲既能祛风、通络、除痹，又能引药直达病所而为使药。

（5）加减：若关节红肿热痛兼有积液，活动受限甚者，可加茯苓15～30克，猪苓15～30克，泽兰10～15克，白术9～12克，寒水石20～30克；若脘闷纳呆甚者，可加佩兰9～12克，砂仁6～10克，川厚朴9～12克；若低热无汗或微汗出而热不解、五心烦热者，可加青蒿10～15克，炙鳖甲20～30克，败龟版15～30克，知母10～15克，并加重炙穿山甲用量；若腰背项僵痛、俯仰受限者，可加白僵蚕9～15克，伸筋草15～30克，葛根15～20克，羌活9～15克；若兼见畏寒喜暖恶风者，加桂枝6～9克，赤芍、白芍各6～12克，知母9～15克；若口黏、胸闷、咽中黏痰频频者，加苏藿梗各9～12克，杏仁6～10克，茯苓10～20克，花橘红9～12克；若腹中不适、便意频频、大便黏滞不爽者，加焦榔片6～10克，炒枳壳9～12克，木香3～6克，乌药9～12克。

（6）用法：每日1剂，水煎分2次服，6剂为1个疗程。

219. 如何治疗邪痹肢节证强直性脊柱炎

（1）主症：病变初起表现为髋、膝、踝、足跟、足趾及上肢肩、肘等关节疼痛、肿胀、沉重、僵硬，渐见腰脊颈僵痛不舒、活动不能；或除腰背胯尻疼痛外，并可累及以下肢为主的大关节，畏寒、疼痛、肿胀，伴见倦怠乏力、纳谷欠馨等。病初多见畏寒喜暖（也可能无明显畏寒、反喜凉爽、发热者），舌淡红暗、苔白，脉沉弦或沉细弦。

（2）治则：益肾壮督，疏风散寒，祛湿利节。

（3）方药：补肾壮督利节汤。本方是在补肾壮督祛寒汤基础上，酌加通经活络补肾利节之品（如骨碎补、青风藤、海风藤、鸡血藤、石楠藤等）；偏于热象者可酌加清热之品，并减量或去掉辛燥之品。狗脊 20～30 克，骨碎补 15～20 克，鹿角片 6～10 克，青风藤 10～15 克，络石藤 15～20 克，海风藤 10～15 克，桂枝 9～12 克，白芍 9～15 克，制附片 6～10 克，知母 9～15 克，秦艽 9～15 克，独活 9～12 克，威灵仙 9～15 克，续断 15～20 克，桑寄生 15～20 克，炙穿山甲 6～12 克。

（4）方解：方中以狗脊补肾督、强腰脊、利俯仰，为君药。以骨碎补强骨化瘀，补肾，祛肾风；鹿角片补肾强督，壮阳健骨；青风藤祛风除湿，通经活络，利节、消肿、止痛；络石藤主腰髋痛、坚筋骨、利关节，专于舒筋活络、缓筋挛急；海风藤祛风除湿，散寒通络，舒筋利节，共为臣药。桂枝温通血脉，疏风散寒，解肌止痛；白芍益营阴、和血脉、缓挛急，与桂枝相配尚能和营卫以除寒热；制附片温经散寒，除湿通痹，止脊强拘挛；知母滋肾润燥，防辛燥之品化热之弊；秦艽散风除湿，蠲痹止痛，舒缓挛急；独活辛散通络，祛风胜湿，开痹止痛；威灵仙味辛性温，疏散十二经风邪，祛寒除湿，通痹止痛；续断补肝肾，续筋骨，疗绝伤，理腰肾；桑寄生除风湿、助筋骨、益肝肾、强腰膝，共为佐药。炙穿山甲通经活络、祛风开痹，引药达病处，为使药。

（5）加减：若见口干欲饮、溲黄便干等化热征象者，可减或去桂枝、制附片，加大知母用量，并加用炒黄柏 6～12 克，生地黄 9～15 克；若关节红肿热痛或不恶寒、反恶热喜凉者，可加忍冬藤 30 克，桑枝 30 克，寒水石（先煎）15～20 克，减或去桂枝、制附片；若上肢关节疼痛，晨僵畏寒者，可加羌活 9～15 克，片姜黄 9～12 克，制川乌或制草乌 3 克；若恶风畏寒，腰尻凉痛喜覆衣被，四末不温者，可加淫羊藿9～15克,干姜3～5克,炒杜仲15～20克;若下肢关节沉重肿胀,伴见倦怠、纳差者,可加千年健10～15克,苍术6～10克,白术9～12克;若关节屈伸不利、僵硬不舒甚者,可加伸筋草15～30克,白僵蚕9～15克。

(6)用法:每日1剂,水煎分2次服,6剂为1个疗程。

220. 如何治疗邪及肝肺证强直性脊柱炎

(1)主症:腰、脊、背部疼痛、僵硬、屈伸受限、心烦易怒及胸锁关节、胸肋关节、脊肋关节疼痛肿胀感;或伴有腹股沟处、臀部深处疼痛及坐骨结节疼痛,或伴有双目干涩疼痛且可牵及头部、双目白睛红赤或红丝缕缕,发痒多眵,大便或干或稀,脉象多为沉弦,舌苔薄白或微黄。

(2)治则:燮理肝肺,益肾壮督,通络利节。

(3)方药:补肾壮督燮理汤。本方是在补肾壮督祛寒汤基础上,酌加燮理肝肺、利气行血、活络止痛之品,酌减或去掉辛燥黏腻之品而成。狗脊20～30克,骨碎补15～20克,鹿角9～12克,延胡索10～15克,香附9～12克,紫苏梗9～12克,姜黄9～12克,枳壳9～12克,桂枝9～15克,白芍9～15克,续断15～30克,杜仲15～20克,羌活9～15克,独活6～10克,防风9～12克,炙穿山甲6～15克。

(4)方解:方中狗脊温肾强骨,壮督强腰,为君药。以骨碎补补肾坚骨,活血疗伤;鹿角益肾壮阳,强骨生髓;延胡索入肺肝经,活血通络,利气止痛;香附味辛入肝,理气解郁,活络止痛;紫苏梗开宣肺气、行气宽中、除胸闷痛,共为臣药。姜黄性味辛散、苦泄、温通,行气化瘀,通痹止痛;枳壳为利气要药,气行则痞胀消,气通则痛自止,与姜黄相伍深寓"推气散"之意,功能调和肝经气血、化瘀解郁、疏散肝风,是治肝肺气血郁滞而胁痛的有效药物;桂枝通阳温经,合营行瘀;白芍柔肝和血,缓筋挛急;续断补益肝肾,续筋壮骨;杜仲补肾益肝,强筋健骨,可直达下部筋骨气血;羌活入太阳经,辛散除风,祛湿除痹,治脊强而厥、督脉之病;独活辛散通达,胜湿祛风,活络除痹,祛寒止痛;防风入膀胱经,散风祛湿,除脊背痛,共为佐药。使以炙穿山甲行散、通经活络,引药直趋病处。

(5)加减:若腰脊背痛僵明显者,可加桑寄生15~20克,菟丝子9~12克;如同时兼畏寒及颈项僵痛者,可再加干姜3~6克,炙麻黄3~6克,葛根10~20克;若胸锁、胸肋、脊肋关节疼痛甚且伴有心烦易怒者,可酌加青皮6~10克,川楝子9~12克;若胸闷、气短明显者,加檀香6~10克,杏仁9~12克,槟榔6~10克;若胸脘胀满、纳谷欠馨者,可去方中枳壳,酌加厚朴9~12克,枳实6~10克,陈皮9~12克;若微咳者,可酌加炒紫苏子6~10克,炒莱菔子9~12克,枇杷叶9~15克,紫菀9~10克;若伴低热者,可减少桂枝用量,酌加炒黄柏9~12克,知母9~15克,败龟版15~30克,并可加大炙穿山甲的用量;若白睛红赤,双目干涩,发痒多眵明显者,可酌加白菊花6~10克,枸杞子9~15克,知母9~15克,炒黄柏9~12克,炒黄芩9~12克,减少或去掉桂枝、骨碎补、鹿角的用量;若大便秘结者,可加生地黄9~15克,决明子(打)9~15克;若大便溏稀日数次者,可酌加补骨脂9~15克,建莲肉9~15克,炒薏苡仁15~30克。

(6)用法:每日1剂,水煎分2次服,6剂为1个疗程。

221. 中医治疗强直性脊柱炎需要注意什么

(1)活血通络在治疗中的作用不可忽视:临床上血瘀证是强直性脊柱炎常见的兼证。在肾虚寒湿之邪深侵肾督的寒性证候中,因寒湿为阴邪,易伤阳气,可致寒邪内生,复感外寒,内外之寒均可致"寒凝血瘀络阻"而见血瘀的证候;在肾虚、湿热之邪入侵蕴结更伤肾督所致的热性症候中,热为阳邪,易伤津耗血,热炼津血,致

"血凝血瘀阻络"亦可见血瘀的证候。因此,辨证使用活血化瘀通络的药物,对强直性脊柱炎的治疗有着重要意义。

（2）重视补肾壮骨：肾虚风寒湿热之邪深侵入肾致肾之阴阳愈加亏虚且督阳受损,骨损脊强而发生强直性脊柱炎。根据肾主骨的理论,肾阳不足,肾失温煦,骨之生长失其动力;肾阴不足,骨失润养,而质松质脆,易损易折。因此,在治疗强直性脊柱炎时一定注重"补肾壮骨"的治疗方法及药物的合理运用。

（3）注意调和营卫："调和营卫"是一种治疗法则,即解除风邪,并调整营卫失和的治法。"营卫"乃营气与卫气的合称,两气同出一源,皆水谷精气所化生。营行脉中,具有营养周身的作用;卫行脉外,具有捍卫躯体的功能。当风邪火风邪携寒、湿、热等外邪自表而入,必致营卫失调,而见汗出、恶风寒、肢酸、身痛等营卫不和的症候。在强直性脊柱炎患者的诸种证候中,多可见营卫不和之证候,故"调和营卫"的治疗法则往往是不可缺少的。

（4）重视循经辨证：辨证论治是中医的灵魂。辨证其中包括了八纲辨证、脏腑辨证、六经辨证、卫气营血辨证等内容。而"循经辨证"的方法在临证中是绝对不可忽视的。强直性脊柱炎的临床表现虽然复杂多样,但不外乎"痛"与"僵"之主要症状。"循经辨证"即要辨清痛在何处,僵在何位,其属何经,孰与之连,归何脏腑等。在论治中要针对病情立法处方用药,一定要诸种药物的归经酌情选用"引经药",以达"引药直达病所"获得较好的疗效。

（5）注意顾护脾胃：强直性脊柱炎的病因病机虽然是以肾虚作为前提条件,但肾与脾分别为人之先天与后天之本,肾虚日久,病变必累及于脾,即肾之阴阳不足久则必致脾之阴阳两虚而产生纳呆、腹胀、便溏、消瘦、倦怠乏力等脾虚之证候。而本病实属缠绵难愈之难治之病,故需要长期服药。因此,一则应嘱患者于早、晚餐后 1 小时左右服用中药;二则在药物的配伍应用中切不可缺少"健脾和胃"之品。

(6)鼓励患者树立坚持长期治疗的决心与信心：强直性脊柱炎的发病机制比风、寒、湿、热痹更为复杂，乃肾虚、风寒湿热诸邪深侵入肾，病邪更为深入，症状更为严重，并波及肝、脾、督脉等，导致骨损、筋挛、肉削、脊强，而且本病的病程长，缠绵难愈，而寒湿、贼风、痰浊、瘀血互为交结，凝聚不散，亦可加剧病情变化，使病情加重、发展。因此，需要注意与患者沟通，鼓励患者树立坚持长期正规治疗的决心与信心。

222. 强直性脊柱炎的中医食疗方有哪些

正气内虚是强直性脊柱炎的病之根本，故具补气血、益肝肾与祛风湿之功为一体之食品为常用，如鳝鱼、蛇肉、羊肉、牛肉、狗肉等。急性期时饮食宜清淡，易消化，水分要充足，有发热时更宜如此。强直性脊柱炎的中医辨证配餐如下。

(1)风邪偏盛证：可选用防风薏苡仁煎。或以下食疗方：蛇肉250克，胡椒40~60克，放砂锅内加水适量，炖汤调味服食，每日1次，连服数日。

(2)湿寒偏盛证：可选用附片蒸羊肉，或虎骨木瓜酒。或以下食疗方：薏苡仁50克，白糖50克，干姜9克。先将薏苡仁、干姜加水适量煮成粥，再调白糖服食，每日1次，连服1个月。

(3)湿邪偏盛证：可选用薏苡仁粥，蜜汁冬瓜，木瓜薏苡仁粥。或以下食疗方：五加皮50~100克，糯米500~1 000克，酒曲适量。将五加皮洗净，加水适量泡透，煎煮，每30分钟取煎液1次，共煎取2次，再将煎液与糯米同煮成糯米干饭，待冷加酒曲适量拌匀，发酵成为酒酿，每日随餐适量服用。

(4)湿热痹阻证：可用薏苡仁丝瓜粥。将薏苡仁、薄荷、淡豆豉、丝瓜、食盐(糖)各适量。薄荷、淡豆豉洗净，放入锅内，加水1 500毫升，沸后用文火煮约10分钟，滤汁去渣，薏苡仁、丝瓜洗净后倒入锅内，注入药汁，置火上煮至薏苡仁酥烂。食时可酌加糖或食盐调味,空腹服。

(5)肝肾亏虚证

①壮阳狗肉汤。将狗肉洗净,整块下水焯透,捞出,切成2厘米见方的小块,下锅用姜片煸炒,烹入料酒,然后与包好的菟丝子、附片同入大砂锅内,以食盐、味精、葱调味,武火烧沸后,文火烧约2小时至熟烂。

②猪肉鳝鱼羹。将杜仲水煎,去渣取汁备用;鳝鱼洗净,用开水略烫,切段;猪肉剁成末,放油锅内煸炒,加水及杜仲汁,放入鳝鱼段、葱、姜、料酒,烧沸后改文火煮之鱼酥,加醋、胡椒粉,起锅食用。

③其他。可选用涮羊肉或羊肉串。

223. 针灸疗法为什么可以治疗强直性脊柱炎

中医学认为,经络系统是人体重要的组成部分。通过这一系统,将五脏、六腑、五官、九窍、四肢、百骸等全身组织器官连接成一个有机的整体。经络系统有运行气血、沟通机体表里上下内外、调节脏腑生理功能作用。外邪侵入经络,可致经络气血运行不畅,甚至经络闭阻不通,出现气滞血瘀,引起疼痛、肿胀、麻木或者肢体运动不灵。久之,经脉失养,可引起肢体痿软,肌肉萎缩。针灸、按摩、拔罐及穴位贴敷等方法都有疏通经络,刺激气血运行的作用,对于以经络受邪为主的风湿类疾病具有良好的疗效。因此,针灸疗法可以有效地治疗强直性脊柱炎。

针灸包括针刺疗法和灸疗法。针刺疗法采用针具刺激人体的一定部位,运用各种手法激发经气,疏通经络,以调整人体功能,治疗疾病的方法。灸疗法则是以艾绒制成的各种灸具为燃料,烧灼、熏烤体表的一定部位,借灸火的热力给人体温热的刺激,通过经络和腧穴的作用,以温通气血,达到治疗疾病和保健的目的。

随着针灸方法的不断发展,除了传统的针法灸法以外,结合现代技术,发展出多种新方法,如电针(针灸加电刺激)、水针(药物穴位注射),激光、红外线、紫外线穴位照射,还有穴位贴敷、穴位药物离子导入等。

224. 强直性脊柱炎针刺治疗处方有哪些

强直性脊柱炎针刺治法以取足太阳经、督脉穴为主,配足少阴肾经穴,并可配阿是穴(即以痛为腧)。

(1)主要穴位:肾俞、腰阳关、夹脊、委中、昆仑、太溪、三阴交、阿是穴。

(2)随证配穴

①按证候配穴。寒湿明显者,刺风府,灸关元;肾虚明显者,灸命门、志室;疼痛走窜者,针膈俞、血海;肌肤麻木重者,针足三里、商丘、阳陵泉;关节发热者,针大椎、曲池、风市;急性剧烈疼痛者,针人中、委中(三棱针刺血)。

②按部位配穴。背部痛,配水沟、风府、身柱、脊中;骶髂关节痛,配八髎、环跳、居髎、悬钟;臀部及大腿痛,配环跳、秩边、承扶、风市、阳陵泉;膝部痛,配犊鼻、梁丘、阳陵泉、膝阳关、足三里;踝部痛,配申脉、照海、丘墟、解溪、悬钟;足跟部痛,配申脉、金门、太溪、仆参;颈部痛,配大椎、大杼、后溪、悬钟、列缺;肩部痛,配肩髃、肩髎、臑俞、后溪;肘部痛,配曲池、合谷、手三里、外关、尺泽;腕部痛,配阳溪、阳池、外关、曲池、腕骨;胸部痛,配内关、列缺、肩髃、曲池;胁部痛,配支沟、阳陵泉;全身关节痛,配大椎、身柱、八髎、后溪、申脉、足三里、曲池、合谷。

(3)方义:足太阳经和督脉巡行于脊背部,故以此两经穴为主穴,此两经穴常为风寒湿邪所侵,故可用泻法以祛邪气,用温补手法行针,或灸督脉穴来宣通阳气。外感风寒湿之邪,常因肾督亏虚正气不足,故取肾经穴以扶正气。夹脊穴和阿是穴有疏通局部经脉气血的作用。

225. 强直性脊柱炎针刺疗法施针要点有哪些

(1)进针：目前常选用一次性不锈钢针，粗细为 28～31 号，长度为 1.5～3.5 寸的毫针。进针前应做好刺入部位和操作人员手部的消毒。

(2)针刺的角度和深度：人体大部分腧穴，如腰、腹及四肢部可直刺。肌肉较浅薄处或内有重要脏器而不宜直刺的腧穴，如颈项、咽喉、侧胸及背部的腧穴可斜刺。皮肤浅薄处的部位，如头面部及胸部中线处的腧穴可平刺。针刺深度的标准是相对的，一般以既有针感又不伤及重要脏器为原则。在临床运用时，还要根据患者的年龄、体质、病情及针刺时的时令、季节灵活掌握。

(3)行针法：是在刺入后为了"得气"而使用的各种手法。"得气"即针感，是一种经气感应，操作人员会感到针下有徐和或沉紧的感觉，患者会出现酸、麻、胀、重或是沿某一方向传导的感觉。常用的有以下几种。

①提插法。针尖刺入皮肤以后，将针继续刺入深层为插，由深层退到浅层为提，如此反复在穴位内上下进退的方法。

②捻转法。是将针刺入一定深度后，再将针身沿水平方向来回旋转捻动的方法。

以上方法可以单独使用，也可以联合使用。

③其他。还可用循法，刮柄、弹柄、摇柄、搓柄等辅助手法增强针感。

(4)补泻法：是通过针刺腧穴，采用得当的手法激发经气以补益正气、疏泄病邪来调节人体脏腑经络功能的方法。临床须根据辨证施行补法或泻法。

①捻转补泻。得气后，捻转行针角度小，频率低，用力轻、时间

短为补法；而角度大、频率快、用力重、时间长为泻法。

②提插补泻。得气后，由浅至深用力插入，然后由深至浅轻轻提起，为补法；进针后立即插到深层，由深至浅用力提起，然后由浅至深轻轻插入为泻法，即重插轻提为补法，轻插重提为泻法。

③疾徐补泻。缓缓将针刺入，行针时少捻转，快速出针为补法，而快速将针刺入，行针时多捻转，缓缓将针取出为泻法。

④迎随补泻。针尖顺着经脉循行的方向刺入为补法，逆着经脉循行的方向刺入为泻法。

⑤呼吸补泻。患者呼气时进针，吸气时出针为补法；患者吸气时进针，呼气时出针为泻法。

⑥开阖补泻。出针后迅速按压针孔为补法，出针时用摇大针孔且不按压针孔为泻法。

⑦平补平泻。得气后均匀提插捻转。

(5)留针：在实施行针手法后，将针留置于穴位内为留针。其目的是加强针感和便于行针，一般得气后留针 10～20 分钟即可。

226. 强直性脊柱炎针刺治疗注意事项有哪些

(1)针刺治疗过程中，注意观察患者的神色，经常询问患者的感觉，以便及时发现异常情况，及时处理。

(2)在患者过于饥饿、疲劳、精神过度紧张时，不宜立即针刺；对于高龄、体弱的患者不宜用强刺激手法，以免出现晕针或滞针。

(3)胸、胁、腰、背等处内有重要脏器所在，不宜直刺、深刺，尤其是有肝脾大和肺气肿的患者。对于颈项部的风府、哑门及脊柱部位的腧穴，宜斜刺，不宜大幅度地提插、捻转和长时间的留针。

(4)进针忌过猛、过速，以防弯针；忌强行拔针，以防断针。

(5)进针时避开血管，以防血肿；拔针后适当按压针孔，观察有无活动性出血，以及时采取止血措施。

(6)针要逐一拔除,以防遗漏。

(7)妇女月经期和孕期不宜针刺。

(8)有自发性出血性疾病者和凝血机制障碍者,不宜针刺。

(9)皮肤有感染、溃疡、瘢痕、开放性创伤或肿瘤的部位,不宜针刺。

227. 强直性脊柱炎常用灸法有哪些

灸法是借助灸火的热力给人体以温热的刺激,具有温通经络、行气活血、祛湿除寒、消肿散结、回阳救逆及防病保健的作用。

(1)艾炷灸:包括艾炷直接灸(含化脓灸和非化脓灸)和艾炷间接灸(如隔姜灸、隔蒜灸、隔盐灸和隔附子灸)等。艾炷是用艾绒制成的锥形艾团,每燃尽一个艾炷,称为一壮。灸治时,以艾炷的大小和壮数多少来决定刺激量。一般大炷为蚕豆大小,中炷如黄豆大小,小炷如麦粒大小。直接灸艾炷要小,间接灸艾炷可大。

①直接灸。非化脓灸是将小艾炷放在穴位上燃烧,当患者感到有灼痛时,立即将艾炷去掉,再重新放一炷点燃,可反复3～7壮,直至局部皮肤发红,以不起疱为度。化脓灸(瘢痕灸)是艾炷在皮肤上烧尽后,局部烫伤形成瘢痕,此法属于有创疗法,现已不常用。

②艾炷间接灸:在灸疗局部皮肤与艾炷之间隔以药物的灸法,常用的间隔物为姜、蒜、附子片或食盐等。将鲜姜切成一元硬币大小和厚薄的圆片,或将附子研成粉末,用酒调和制成饼状,中间针刺数孔,将此片(饼)置于穴位上,再施以艾灸。

艾灸刺激量和年龄、体质、病情和部位均有关系,如初病、体质强壮者艾炷宜大,壮数宜多。久病体质虚弱者艾炷宜小,壮数宜少。在头面、胸部施灸宜小炷少壮,腹背、腹部、四肢可大炷多壮。

(2)艾条灸:以特制的艾条或有药艾条点燃后灸烤病痛部位。

(3)温针灸:是指针刺与艾灸结合运用的方法。在针刺得气后,将艾绒捏在针尾,或用一段1～2厘米的艾条套在针柄上,从离皮肤的近端点燃艾绒或艾条。

(4)温灸器灸:用一种特制的金属圆筒灸具,内底部为孔状结构,可将艾绒或小段艾条放在上面点燃,熨烤病变部位。此法简便,患者可自己操作。

228. 强直性脊柱炎的灸疗如何操作

(1)治法:辨证为无热证的强直性脊柱炎患者可使用灸疗。常采用艾炷灸3～7壮或艾条灸,每穴每日10～30分钟。取任脉穴,温经散寒,培补下元。可配脊柱或关节冷痛剧烈处腧穴或阿是穴,温散寒邪,疏经活血。

(2)处方:取神阙(不可直接灸)隔姜灸或隔附子饼灸。隔姜灸有温中散寒,宣散发表的作用,可用于治疗外邪偏盛的风寒痹证。隔附子灸有温补肾阳、回阳救逆的作用,可用于治疗命门火衰的风寒痹症。或取关元、气海穴,隔姜灸或隔附子饼灸。脾胃虚寒者,可灸足三里,有强健脾胃作用。

(3)注意事项

①虚、实热证及阴虚阳亢证,不宜灸疗。

②一般灸疗以皮肤红热或患者耐受为度,以不起疱为佳。若治疗确需行瘢痕灸,应事先征得患者同意。

③若施灸后皮肤出现较小水疱者,只要注意不擦破,可任其自然吸收;如水疱较大,需用针抽出水疱中的液体,消毒后包扎,以避免感染。

④施灸时注意防止艾绒脱落,烧伤皮肤与衣物。

⑤颜面五官、会阴部、肚脐处(神阙穴)、大血管部位(委中穴)不宜进行直接灸;孕妇的腹部、腰骶部不宜施灸。

229. 强直性脊柱炎常用的推拿疗法有哪些

推拿是通过特定的手法作用于人体的特定部位,以达到调节脏腑功能,疏通经脉气血,治疗疾病的一种方法。推拿治疗中特定的手法对治疗的效果起着重要的作用。

强直性脊柱炎常用推拿手法:可以分为摆动、摩擦、振动、挤压、叩击和运动关节等6类。

(1)摆动类手法:包括一指禅推法、滚法、揉法等。均以指端或掌侧来回摆动作用于治疗部位。

(2)摩擦类手法:包括摩法、擦法等,均以掌面或指腹附于治疗部位来回摩擦起到治疗作用,具有温热与消散效应。

(3)振动类手法:包括抖法、振法等,均以抖动或振动治疗部位进行治疗。

(4)挤压类手法:包括点按法、捏法、拿法、踩跷法等,均以较重的力度按压,提捏治疗部位。要注意的是,强直性脊柱炎患者多合并存在骨质疏松,故不宜采用踩跷法。

(5)叩击类手法:包括拍法、击法等,即采用手或物体拍击治疗部位。

(6)活动关节类手法:包括摇法、扳法、拔伸法、背法等,均采用外力牵引关节活动。对强直性脊柱炎患者,此类手法应慎用,特别是扳法、拔伸法和背法,对于有骨质疏松的患者应禁用,以免出现骨折等不良后果。

230. 强直性脊柱炎如何辨证应用推拿手法

根据临床辨证分型,确定病症的阴阳、表里、虚实、寒热,采用温、清、补、泻、通、和、汗、散等手法治疗。

(1)温法：较长时间的缓慢、柔和、有节律地摆动、摩擦、挤压等手法,使患者局部有较深透的温热感。适用于阴寒虚冷等证。

(2)清法：运用刚中有柔的手法,达到清热的目的。适用于发热性疾病。

(3)补法：运用用力轻浅、操作柔和、频率缓慢、顺经络的方向、刺激时间较长的手法,再加上腧穴的补益作用,起到扶助正气的作用。适用于健脾胃、壮腰肾。

(4)泻法：运用较深重的力量,刚中有柔、频率稍快、逆经络方向、持续时间较短的手法。适用于实证患者。

(5)通法：运用刚柔相济的挤压、摩擦手法。适用于疏通经络、运行气血。

(6)和法：运用平稳而柔和、频率较慢的振动和摩擦手法。适用于调和气血,补脾胃,疏肝理气。

(7)汗法：多用于风寒和风热外感。对于风寒外感采用先轻后重的手法,步步深入,使全身出汗以祛风散寒;对于风热外感则用柔和轻快的手法,使身体微微汗出。

(8)散法：频率由慢至快的推、摩、揉、搓等手法。适用于消瘀散结等。

231. 强直性脊柱炎如何分阶段推拿治疗

推拿治疗对强直性脊柱炎患者主要有疏通经络,舒畅气血,散瘀行滞,消肿止痛功效,并有一定的固本扶正作用。由于强直性脊柱炎患者各个阶段病情特点不同,因此需要相应采用不同的推拿治疗方法。

(1)早期：早期强直性脊柱炎患者以脊背、腰骶、双臀深部疼痛为主,或伴有髋、膝、踝等关节疼痛。治疗以温法、补法、通法、和法为主。可先以滚法或揉法,按摩两侧竖脊肌、骶髂关节处、臀部,放松肌肉;继以一指禅推法或点按法按摩腰背部酸痛最明显之处;或点按命门穴、双肾俞穴、双环跳穴;再以摩法、擦法行温补治疗;最后以拍法、击法梳理经气为结束。

（2）中期:中期强直性脊柱炎患者疼痛加剧,并出现明显的僵板不舒症状,脊柱及外周关节活动受限。治疗以温法、补法通法、散法、和法为主。可先以㨰法或揉法,按摩两侧竖脊肌、骶髂关节处、臀部、下肢后侧,放松肌肉;继以一指禅推法或点按法按摩阿是穴处;或点按命门穴、肾俞穴、环跳穴、承扶穴、委中穴、承山穴;再以摩法、擦法行温补治疗,可轻轻做关节的活动,活动度以患者能耐受为限,忌用暴力活动关节;最后以拍法、击法梳理经气为结束。

（3）晚期:晚期强直性脊柱炎患者可能疼痛已不剧烈,以脊柱的僵板不舒为主,脊柱或髋关节可能已经骨性强直。此时,按摩治疗主要以放松肌肉,舒畅气血为主,仍以㨰法、揉法开始,继以摩法、擦法产生温热效应,可在命门、肾俞一线做横擦,以透热为度,起到温补作用,最后以拍法、击法梳理经气为结束。此期忌用暴力挤压、扳动已强直的关节。

232. 强直性脊柱炎患者推拿治疗需要注意什么

（1）强直性脊柱炎患者多有不同程度的骨质疏松,晚期患者的脊柱可能呈竹节样改变,正常的韧带已骨化纤维化,对于已经骨性强直的脊柱应慎用踩跷法、扳法、拔伸法、背法,特别是对于颈部禁用扳法。

（2）对强直性脊柱炎患者的按摩手法宜轻柔和缓,多用补法、温法、通法、和法、散法,忌用暴力。

（3）按摩时应由轻渐重,由慢至快,先用柔和的手法让患者的肌肉松弛下来,再施以刺激性较强的手法,如点按、拿捏等,最后要注意使用放松和整理的手法,如摩法、揉法、拍法,以理顺经气,放松肌肉。

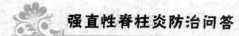

（4）在按摩治疗后,可嘱患者行关节活动,以加强疗效。

（5）对于急性期的肌腱附着点炎的部位,或红肿拒按的部位不宜按摩。

（6）患有皮肤病,局部有开放性损伤、出血者不宜按摩。

（7）患者过饱、过饥、过度疲劳时暂不宜按摩。

233. 拔罐为什么可以治疗强直性脊柱炎

拔罐疗法是以罐作为工具,用燃烧的方法使罐内形成负压,使之紧紧吸附于穴位或应拔部位的体表,造成被拔部位皮肤充血或淤血,从而达到治疗疾病的目的。

拔罐具有很好的祛风、散寒、除湿的作用。拔罐在临床上用于治疗寒性痹症具有较好疗效。强直性脊柱炎患者的主症多为腰背疼痛、僵硬不舒,其病机为督脉和足太阳膀胱经为风寒湿邪所侵,经络闭阻,气血不通。采用拔罐的方法来疏通督脉和膀胱经的经气,并能起到行气活血、祛风散寒的治疗作用,恰能针对强直性脊柱炎的病机。

脊背部较为平坦,面积大,适合走罐的施行,可沿督脉和膀胱经的走行方向走罐,待皮肤潮红后,可选肩井、脊中、命门、肾俞等穴位留罐,并配以患者自觉疼痛最明显的阿是穴。

需要注意的是,拔罐时患者体位要恰当,火罐应保护好,防止脱落。乙醇棉球上的乙醇量不宜太多,以防燃烧时滴下烫伤。针罐时火罐的大小选择要得当,注意不要将针压住。刺血拔罐出血量以不超过 10 毫升为宜。起罐时,一手持罐体,另一手拇指或食指从罐口旁边按下皮肤,使空气进入,然后起罐,不可强拔。留罐时密切观察罐内皮肤淤血情况,防止皮肤起疱。拔罐后淤血较重的部位不宜反复拔罐。毛发和皮肤损伤处不能拔罐;大血管部位不宜拔罐。

234. 强直性脊柱炎的常用拔罐治疗方法有哪些

（1）基本方法：可分为闪火法、投火法、架火法、贴棉法等。其中以闪火法最为简便易行且安全可靠，不易烫伤。首先根据拔罐部位面积选择大小适当的火罐数个，使拔罐部位充分暴露；然后镊子夹乙醇棉球点燃，快速伸进罐内环绕 1 周（注意勿将罐口烧热，以免烫伤皮肤），将火退出后迅速将罐扣于皮肤上，即可将皮肤紧紧吸住。扣后应试着提起火罐，检查火罐是否被拔紧，不紧的火罐需要重新再拔。拔罐吸附力量的大小，可以通过火罐的大小、火焰的大小、火焰在罐中的燃烧时间、撤火后扣罐的速度来调整。火罐越大、火焰越大（在一定范围内）、火焰在罐内的燃烧时间越长、撤火后扣罐的速度越快，火罐的吸附力就越强。

（2）拔罐的运用手法

①留罐法。将拔上的罐保留数分钟，夏季一般 3～5 分钟，冬季一般 10～15 分钟，待局部皮肤充血、淤血后取罐。根据个人体质和拔罐时吸力的大小，适当调整留罐的时间，以免起疱。

②走罐法。选用口径较大的火罐，拔罐前将皮肤上或罐口涂些润滑剂（如按摩乳或刮痧油等），待罐拔上后，握住火罐底，上下左右反复推动，直至所拔的部位皮肤发红、充血，甚至淤血时，将火罐拔起。适用于面积较大、肌肉丰厚的部位，如脊背、腰臀、大腿等部位。此法刺激的面积较大，可以循经进行，如在脊背部可沿督脉和膀胱经的走行方向推动，这样有利于经脉气血的流通。运用此法时，应注意按照患者皮肤的紧度、肌肉的厚度来调整拔罐的力度。瘦体型患者皮肤松弛，拔罐的力量可稍大；胖体型患者皮肤紧张，拔罐的力量可稍小。一般而言，走罐时的拔罐力度要小于留罐时的力度，这样有利于火罐的往返推动，也会减轻对患者的刺激量，便于患者耐受。同一部位的走罐法，应视皮肤的充血、淤血程

度来调整使用的频度,应待皮肤基本恢复正常后再继续进行,以免损伤过重。

③闪罐法。将火罐拔住后,立即取下,可用两火罐交替拔、起,如此反复多次,至皮肤潮红、充血、淤血为度。

④刺血拔罐法。在应拔罐的部位消毒后,用三棱针点刺出血或用梅花针叩打后,再拔罐,可加强刺血治疗的效果。此法多用于治疗急性热病。

⑤针罐法。在留针时,以针为中心拔罐,待皮肤潮红、充血或淤血时起罐起针。可起到针罐配合的作用。

235. 为什么康复治疗是强直性脊柱炎重要的治疗手段

康复治疗之所以是强直性脊柱炎最重要的治疗手段,是因为康复治疗方法多样,可以解决强直性脊柱炎患者的各种问题。康复治疗可以减轻强直性脊柱炎患者的疼痛、僵硬和改善关节功能,是强直性脊柱炎患者综合治疗中的一项重要的辅助治疗措施,较之于药物和手术治疗,具有不良反应小,花费少,易为患者接受的特点。

(1)疼痛是强直性脊柱炎患者最主要的临床症状,并可能因此而加重患者的功能障碍和心理障碍,影响患者生活质量。康复治疗中的物理因子疗法,如温热疗法、电疗法等均可作为缓解强直性脊柱炎患者疼痛症状的治疗手段。而且,应用物理因子疗法治疗强直性脊柱炎患者疼痛问题的同时,还可以减少应用镇痛药物的用量,避免潜在的药物不良反应。

(2)运动疗法作为康复治疗的主要组成部分,在改善强直性脊柱炎患者的关节活动度、运动功能方面也同样发挥极为重要的作用。而且,即便是需要手术治疗的强直性脊柱炎患者,在其手术前后阶段也同样需要采用运动疗法等康复治疗加强手术疗效,促进患者更好地恢复功能。

(3)康复治疗可以积极预防和纠正强直性脊柱炎患者的畸形问题,辅助具属于康复工程范畴,也同样可以运用于强直性脊柱炎患者的康复治疗。

(4)康复治疗可以提高强直性脊柱炎患者的日常生活能力和生活质量。属于作业治疗范畴的日常活动能力训练可针对性地恢复强直性脊柱炎患者的日常生活能力。

236. 强直性脊柱炎有哪些康复治疗手段

(1)理疗:是减轻患者疼痛的重要康复治疗手段之一。具体可采用离子导入疗法、低中频脉冲电疗法、高频电疗法、超声、磁疗等方法达到镇痛的目的。也可选用辐射热、传导热在内的各种热疗。

(2)运动疗法:可根据病变受累部位进行。一般包括脊柱的后伸、胸廓的扩张、四肢关节的活动和维持体位、纠正姿势的活动。其中,水中运动是一项比较适宜强直性脊柱炎患者的运动疗法方法。具有一定温度的水疗可缓解疼痛、解除肌痉挛、增加关节活动范围。借助水的浮力,可进行各种水中运动,以增强肌腱、韧带的柔韧性,而且使关节部位的炎症消退,水的浮力作用也可使关节运动时所受的压力明显减少。

(3)作业疗法:强直性脊柱炎的日常生活活动能力训练重点在于解决脊柱、髋关节、肩关节功能障碍所造成的日常生活能力不足或丧失,内容可有日常生活活动能力、工作、娱乐、再训练和家庭、工作环境改建等。辅助具(如够及物体的及物器、长把手工具和宽角度全景后视镜或聚光镜等)可用于帮助脊柱活动受限患者完成功能性任务。

(4)群体治疗:若可能,患者每周应参加一次群体治疗。治疗内容除了包括前面所述之外,其他练习有俯卧位相互向对方掷球;俯卧位,体操球支持双手,向上、向下牵伸下肢;跨步站立,通过躯干转动向对方传球。群体治疗的优点:患者间可相互支持;竞争可提高兴趣,也可达到健身目的;同时提供了饮食、心血管功能教育的场所。

237. 强直性脊柱炎康复治疗的目标是什么

(1)减轻疼痛,消除炎症,改善血管功能障碍:除了药物治疗可缓解疼痛、消除炎症之外,许多物理因子疗法可以有效达到镇痛和消炎的作用。常用治疗强直性脊柱炎的物理因子疗法包括各种热疗、离子导入疗法、低中频脉冲电疗法、高频电疗法、超声、磁疗等。

(2)解除关节僵硬,改善关节活动范围:蜡疗等物理因子疗法可有效地解除强直性脊柱炎患者的关节僵硬问题,关节活动度训练是改善关节活动范围的重要康复治疗手段。

(3)保持或增强关节周围肌肉力量,满足功能需要:等长肌力训练等肌力增强训练可以较好地保持或增强强直性脊柱炎患者受累关节周围的肌肉力量。

(4)增强患者所有运动功能活动能力:关节活动度训练、肌力增强训练及有氧训练等可有效增强患者整体运动功能。

(5)改善患者的自理生活能力:步行、爬坡、爬楼梯、辅助具训练等日常活动能力训练,可使得患者最大限度地保持或改善日常生活自理能力。

238. 如何选择物理因子治疗强直性脊柱炎患者的疼痛

应用自然界和人工形成的各种物理因子,如电、光、声、磁、热、冷、矿物质和机械等因素作用于人体,以预防和治疗疾病的方法,即利用物理因子在组织中产生治疗性反应称为物理因子疗法。

许多物理因子可用于镇痛,针对疼痛不同的病因,可以采用不同的物理因子。强直性脊柱炎患者的疼痛原因主要为炎症等一系列病理改变所致。因此,具有热效应的物理因子治疗可通过热效应,直接抑制游离神经末梢,扩张血管,加强清除代谢产物,提高组织的弹性,抑制骨骼肌的过度兴奋,从而实现镇痛的目的。

此外,也可根据物理因子的自身特性选择治疗强直性脊柱炎疼痛。例如,电疗法可以通过闸门学说达到镇痛效果,因此也可运用于治疗强直性脊柱炎。治疗性超声可产生深部组织的治疗效应,可作为强直性脊柱炎深部镇痛的手段。

物理因子治疗强直性脊柱炎,除了具有较好的镇痛效果外,也具有一定的增强患者运动功能的作用。例如,蜡疗及其他热疗方法可以缓解患者的僵硬问题,并由此可以促进强直性脊柱炎患者关节活动度等运动功能的改善。

239. 强直性脊柱炎热疗方法有哪些

强直性脊柱炎患者的物理因子治疗重点应放在改善局部物质代谢和微循环,缓解疼痛症状等方面。因此,可以针对性地选择具有热效应的物理因子疗法进行治疗。具有热效应的物理因子较多,可根据所产生热效应的种类进行分类。可以用于治疗强直性脊柱炎的物理因子疗法包括:属于辐射热范畴的红外线疗法,属于传导热范畴的湿热敷疗法、蜡疗法,以及属于内生热范畴的微热量或温热量超短波疗法、微波疗法等。

强直性脊柱炎患者的热效应物理因子疗法不仅是缓解患者疼痛症状的重要治疗方法,同样也常作为配合运动疗法改善患者运动功能的辅助手段。

(1)浅表热:常由于热辐射、传导等方式形成,如红外线所产生的辐射热,石蜡、湿热敷、热气流等所产生的传导热。由于这些物理因子所产生的热通常是渐次透过人体的皮肤、皮下组织,温度也随之下降,穿透能力也相对较弱,因此称为浅表热。

(2)内生热:除了上述一些具有热源,通过辐射、传导等方式的物理因子之外,其他一些物理因子可因在人体内部因分子振荡等物理效应而产生热,而且产生热的部位相对较深,如超短波、微波等,因此也称为内生热。

240. 如何用红外线治疗强直性脊柱炎

红外线的主要作用为改善局部血液循环,促进局部代谢,改善局部组织营养;促进局部渗出物吸收;减轻局部肿胀,清除致痛化学介质,消肿镇痛。因此,适用于强直性脊柱炎的治疗。

红外线的光源可以是专门的红外线灯或者是白炽灯,具体治疗方法如下。

(1)患者采取舒适体位,暴露需要治疗的关节部位。

(2)将红外线光源辐射器固定于需要治疗的关节上方或侧方,距离30厘米左右,并使大部分红外线垂直辐射于治疗关节处。

(3)治疗时可根据患者局部的温热感调节红外线光源辐射器距治疗部位的高度。正常情况下,患者感受到的是舒适的温热感,而不是可耐受的最大热感。一旦患者感觉过热,需要加大红外线光源辐射器距治疗部位的高度。

(4)治疗时间一般每次为20～30分钟,治疗频度为每日1次,20次为1个疗程。

(5)可同时配合红花、当归等活血中药酊剂涂搽后再进行照射,还可以在治疗后配合直流电疗法、紫外线疗法等治疗,以增加疗效。

开展红外线疗法时需要特别注意避免烫伤。首先,要检查患者治疗局部的皮肤感觉是否正常,尤其要注意合并存在皮肤感觉障碍、瘢痕等情况;其次,要求患者不要离红外线灯过近,一旦患者感觉过热,应立即报告;此外,应在治疗中随时询问患者的感觉,观察局部反应。

241. 如何用石蜡治疗强直性脊柱炎

利用加热的石蜡为温热介质,将热传导至机体起到治疗作用的方法称为蜡疗。石蜡是高分子碳氢化合物,熔解后随着热能的放散和冷却逐渐变硬,体积可缩小 10%～20%,具有可塑性和黏滞性。同时,当熔化石蜡的温度很高时,由于气体和水分不能透过石蜡,不呈对流现象,其液体变为固体的过程很慢,因而蓄热性能强。由于石蜡的上述物理特性,因此蜡疗热作用较强而持久,治疗时局部皮肤血管扩张,促进局部血液循环和营养过程的改善,使细胞膜的通透性加强,有利于组织内淋巴液和血液渗出物的吸收,减轻组织水肿。同时,治疗时与皮肤紧密接触,随着石蜡逐渐冷却,石蜡的体积缩小,加压于皮肤及皮下组织,因而产生柔和的机械压迫作用。

强直性脊柱炎蜡疗的具体方法可为蜡饼法、蜡袋法和刷蜡法等。

(1)蜡饼法:将已熔化的石蜡降至 45℃～50℃,石蜡处于凝结状态时,取出放在塑料布或橡皮布上,敷于治疗的关节部位,局部包裹保温。

(2)蜡袋法:根据治疗关节部位的大小,用聚氯乙烯塑料薄膜压制成大小不同的塑料袋,将已融化的蜡液倒入塑料袋,容量为塑料袋的 1/3,排出袋内的空气,用热合机封口制成蜡袋。治疗时将蜡袋放入热水中,加温至 60℃～70℃,待袋内的石蜡充分熔化后,用毛巾包裹放置需要治疗的关节部位。

(3)刷蜡法:需要治疗的关节部位先涂以凡士林,用容器盛已熔化的 60℃～70℃的蜡液,用毛刷蘸上蜡液,迅速而均匀地涂于关节局部皮肤上,涂刷至 0.3～0.5 厘米厚,每次涂刷的边缘不超过第一层蜡膜,再放上浸透石蜡的纱布垫或蜡饼保温。

以上 3 种方法以蜡袋法热作用最强,保温时间较长(持续 1 小时后温度仍达 40℃左右），操作简便，清洁，不浪费石蜡。但机械作用较差，不能紧密贴紧凹凸不平的部位，且塑料袋易老化。此外，刷蜡法的凝缩压迫作用最强，但操作较费时。

局部蜡疗的治疗时间一般每次 20～25 分钟，治疗频度为每日1 次，20 次为 1 个疗程。

蜡疗操作过程中，预防烫伤也是最重要的注意事项。在蜡袋法使用中要注意蜡袋破裂，蜡液流出引起烫伤。蜡疗过程中，患者不得任意活动治疗部位，防止蜡块或蜡膜破裂，使蜡液流动而致烫伤。若患者感觉过热应及时中止治疗，检查原因并予处理。皮肤感觉障碍、血循环障碍、瘢痕、植皮术后的治疗局部需要格外注意。

242. 如何用湿热袋治疗强直性脊柱炎

湿热袋是通过传导方式将热量和水蒸气作用于治疗部位的热疗形式，具有良好的保温和深层热疗作用，尤其适用于缓解强直性脊柱炎患者的疼痛。同时，湿热袋在治疗过程中逐渐变冷，因此是安全的。若初始治疗时提供良好的保护，则烫伤的危险性可降至最低。

湿热袋一般可根据治疗需要制成不同大小的方形、矩形、长方形的亚麻布袋，内装有硅胶颗粒。湿热袋使用前，可置于专用恒温箱内保持于 80℃的恒温。湿热袋敷疗法治疗强直性脊柱炎的具体操作方法如下。

（1）患者舒适卧位，暴露需要治疗的关节部位，在需要治疗的关节部位覆盖数层清洁的毛巾，面积应大于湿热袋。

（2）从恒温箱中取出大小与需要治疗的关节部位相适合的湿热袋，拧去多余的水分。

（3）将湿热袋置于需要治疗关节部位的毛巾上，再以毛毯等物品覆盖保温。

（4）整个治疗过程中患者应感受到舒适的热感而非可耐受热感。

（5）湿热敷的温度可通过增加或减少治疗关节与湿热袋之间的毛巾调节。过热时在湿热袋与患者体表间多垫毛巾。随着湿热袋温度逐渐下降，可逐步抽出湿热袋下的毛巾。

（6）每次治疗时间 15～30 分钟，治疗频度为每日 1 次，20 次为 1 个疗程。

湿热袋敷疗法操作时也需要预防烫伤。湿热袋加热前，先检查布袋有否裂口，以免加热后硅胶颗粒漏出引起烫伤。湿热袋使用前必须拧出多余水分，以不滴水为度。治疗时勿使湿热袋被压在患者关节（或身体）下方，以免挤压出湿热袋内水分而引起烫伤。患者治疗过程中，注意观察患者的反应，询问患者的感觉。局部合并有感觉障碍、血液循环障碍的患者因不能正确判断热度，并因为血液供应不良，故不宜使用温度过高的湿热袋，且要小心观察。

243. 如何用超短波治疗强直性脊柱炎

超短波治疗强直性脊柱炎主要是利用超短波的内生热这一物理效应，并以此促进和改善关节局部的物质代谢和微循环，达到镇痛和维持、促进关节运动功能的作用。

（1）产热方式：超短波由于频率高，容抗降低，通过人体的电流显著增大，高频电流通过人体组织，在组织中发生耗损，电能转变为热能而产热，因此这种热也被称内生热。超短波产热的方式有如下 3 种。

①欧姆耗损产热。高频电振荡→离子振动→传导电流→欧姆损耗→热。

②介质耗损产热。高频电振荡→电介质偶极子旋转→位移电流→介质损耗→热。

③共振吸收产热。组织中某些成分（水分子）的固有振动频率与作用的高频电频率相近时产生共振，对电磁波能量产生最大限度地吸收，被电能加强的微粒动能在运动过程中因克服周围阻力

而转变为热。

（2）剂量：超短波的剂量分为微热量和温热量。

①微热量。患者有微热感，氖灯管辉度较亮，电极与体表间距离 4～5 厘米。

②温热量。患者有明显温热感，氖灯管辉度明亮，电极与体表间距离 3～4 厘米。

（3）操作方法：采用板状电极对置于患病的关节，调节输出旋钮，达到治疗要求的微热量或温热量剂量，每次治疗时间为 10～15 分钟，每日 1 次，15～20 次为 1 个疗程。治疗时，需要注意除去患者治疗区域的一切金属物品。

244. 如何用分米波治疗强直性脊柱炎

分米波疗法治疗强直性脊柱炎主要是利用分米波的内生热效应。分米波内生热产生的原理和方式与超短波大致相同，分米波的热作用可以使机体组织血管扩张，细胞膜渗透性升高，改善局部组织营养代谢，促进组织再生等，还有解痉、止痛、消炎等作用。因此，也适用于治疗强直性脊柱炎。

（1）微热量分米波的剂量判断标准：恰有温热感，功率密度为每平方厘米 88～220 毫瓦。

（2）操作方法：除去患者身上的金属物品，取舒适体位，治疗部位不需裸露（可穿着单层薄棉质地衣服）。选择与治疗关节相应的辐射器，安装于治疗仪器的支臂上；移动支臂，使辐射器正对准治疗关节部位，辐射器与皮肤之间距离一般为 5～10 厘米，调节输出旋钮，达到治疗要求的微热量剂量。每次治疗时间为 15～20 分钟，每日 1 次，10～12 次为 1 个疗程。

（3）注意事项：分米波疗法治疗时应特别需要注意避免烫伤，治疗过程中应注意询问患者的感觉，注意监测、记录温度，以便及时调节输出。如患者感觉过热或有烫痛感，应中止治疗。感觉障碍或血液循环障碍的部位治疗时，不应依靠患者的感觉来调节剂量，且治疗剂量宜稍小。

此外，由于分米波属于微波范畴，因此在治疗过程中还需要根据微波安全允许标准进行规范操作。

245. 如何用直流电离子导入疗法缓解强直性脊柱炎患者疼痛

应用低电压（30～80 伏）、小强度（＜50 毫安）的平稳直流电作用于人体以治疗疾病的方法称为直流电疗法。在直流电疗法的基础上，利用电学的同性相斥、异性相吸的原理，在直流电场力的作用下，将带电的药物离子导入治疗部位的方法称为直流电离子导入疗法。

（1）作用：直流电离子导入疗法一方面通过直流电直接将药物导入治疗部位，不破坏导入药物的药理作用，且只导入其有效成分；另一方面具有直流电和药物的综合作用，两者作用相互加强。同时，由于导入药量少，不损伤皮肤和黏膜，不刺激胃肠道，不会产生药物不良反应，因此患者易于接受。

（2）操作方法

①选用醋酸根离子或中药作为导入药物，导入电极的极性随药物而变。在阴极衬垫中，带负电荷的药物离子向人体方向移动进入人体；在阳极衬垫中，带正电荷的药物离子向人体方向移动进入人体。

②导入药物的作用方式选择衬垫法，即将药液均匀地洒在面积与衬垫相近的绒布或滤纸上，药量以浸湿为准（一般 5～15 毫升），与皮肤紧密接触，然后放上普通的电极衬垫。所用药物极性必须与主电极一致，非作用极下不放药物。

③电极板放置于需要治疗的关节处，对置或并置。用对置法时，两电极分别置于关节的两侧；用并置法时，两电极并列放置关

节的一侧。注意,作用电极(主电极)应比非作用电极(负电极)面积小,以增强作用极的电流密度,使治疗作用增强。

④治疗剂量由电流密度和治疗时间两个因素决定。电流密度以作用电极的面积为标准,一般为每平方厘米0.05～0.2毫安。

⑤关节部位的治疗时间为每次20～25分钟。治疗频度为1～2日1次,15～20次为1个疗程。

(3)注意事项:用直流电离子导入疗法时,应检查治疗部位皮肤是否清洁完整,感觉是否正常。同时,去除治疗部位及其附近的金属物。此外,还应注意电极与衬垫必须平整,尤其在关节体表不平整的部位,必须使衬垫均匀接触皮肤,通电时电流才能均匀作用于皮肤,而不使电流集中于某点。治疗中的正常感觉应为均匀的针刺感。若患者局部出现刺痛、灼痛等异常感觉时应检查原因,妥善处理。

246. 如何用低频调制中频电疗法缓解强直性脊柱炎患者疼痛

(1)作用特点:应用频率1 000～100 000赫兹的脉冲电流治疗疾病的方法,称为中频电疗法。中频电疗法包括中频正弦交流电、低频调制中频电流等。其中,低频调制中频电疗法采用0～150赫兹的低频电流调制中频电流,使中频电流的幅度随低频电流的频率而发生变化。由于其波形、波幅、频率不断变化,人体不易产生习惯性。同时,除了具备以上中频正弦交流电流的特点外,还有兼有低频电流的特点。因此,低频调制中频电流在中频电疗法中镇痛效果最显著,治疗后使局部的痛阈增高,并有即时镇痛作用和后续镇痛作用。此外,低频调制中频电疗法可使小血管、毛细血管、淋巴管扩张,并可使骨骼肌产生收缩活动。因此,除了镇痛作用外,低频调制中频电疗法对解决强直性脊柱炎患者的其他问题也有一定的作用。

（2）操作方法

①调制中频电疗仪采用导电橡胶板材料制成的小电极置于痛点，导线两端分别插入电极和治疗仪输出插口。

②对于疼痛剧烈的患者，采用调制频率 100 赫兹，调制深度 50%，波组持续时间 2～3 秒钟，每次治疗持续时间 6 分钟，不会因刺激过度而引起疼痛加剧。当疼痛减轻后，可逐渐降低调制频率，加深调制深度，延长波组的持续时间和治疗的持续时间，以加强镇痛作用。每次治疗时间最长为 20 分钟。

③治疗频度为每日 1 次，15～20 次为 1 个疗程。

247. 如何用超声波治疗强直性脊柱炎

将频率调至 20 000 赫兹以上，不能引起正常人听觉反应的机械振动波作用于人体以达到治疗疾病的方法称为超声波疗法。

（1）作用：超声波疗法的治疗作用主要包括机械作用和热作用两大部分。超声波的机械作用在组织中引起细胞波动而出现一种微细按摩作用，可改善局部血液和淋巴循环，加强组织营养和物质代谢；同时可刺激半透膜的弥散过程，增强通透性，提高组织再生能力。超声波疗法的热效应主要是组织吸收声能的结果，因此超声波疗法又称为超声透热疗法。超声波疗法的热效应主要通过如下 3 种途径产生：通过媒质时被吸收而转变成热能；在超声波压缩相位中，通过媒质时交替的压力变化，使组织细胞周期性紧缩，引起温度升高；在不同组织界面上超声能量的反射，因驻波形成而致质点、离子摩擦而生热。

（2）优点：由于超声波疗法的上述治疗作用，因此具有如下优点：可使深层组织发生显著的温度改变；机械效应和热效应共同作用，分离胶原纤维、增加结缔组织延展性，有效地治疗关节软组织疾病；增加细胞膜的通透性，以增加离子交换等。超声波疗法的治疗作用与优点也决定了其适用于治疗强直性脊柱炎。

（3）操作方法：患者取舒适体位，充分暴露需要治疗的关节部位，局部皮肤涂以耦合剂，选择合适的超声波声头，将声头置于治疗部位。超声波频率为 800～1 000 千赫，超声强度每平方厘米 1～1.5 瓦。治疗方法采用接触移动法，即声头紧密接触需要治疗的关节部位并做缓慢往返或圆圈移动，声头移动速度以每秒钟 2～3 厘米为宜。每次治疗时间 8～12 分钟，治疗频度每日 1 次，10～15 次为 1 个疗程。

对于局部凹凸不平的关节部位（如踝关节），可采用水下法超声波疗法，即需要治疗的关节部位与声头同时放入 37℃～38℃ 的去除气泡的水盆中，声头对准需要治疗的关节部位，距离皮肤 1～5 厘米。每次治疗时间 5～12 分钟，治疗频度 1～2 日 1 次，10～15 次为 1 个疗程。

248. 是否可在超声波治疗强直性脊柱炎的同时加入药物

在超声波治疗强直性脊柱炎的同时局部采用药物是可行的。这一方法也称为超声波药物透入疗法，即将药物加入耦合剂中，利用超声波以提高弥散和组织渗透性，使药物经皮肤或黏膜透入体内。作用机制主要包括以下几方面。

（1）超声波所引起的振动波能改变分散相表面分子结构，使细胞膜通透性增加，从而使药物易于透入到细胞内。

（2）超声波使局部毛细血管扩张，也促进药物的透入。

（3）超声波的作用使细胞内产生微声流，细胞结构发生变化，出现新的酶中心，使催化过程的趋向性发生改变，提高了细胞对药物的敏感性。

（4）超声波的机械和热效应，可使大分子药物解聚，有利于大分子药物进入体内。

（5）超声波将药物导入体内主要都是通过皮脂腺和汗腺的开

口而实现。

超声波药物透入疗法具有以下特点：所用药物范围广，药物可完全透入细胞内；药物浓度不受电离、电解作用的限制；不存在影响作用强度和时间的极化问题；没有电刺激现象，不会发生电灼伤等。

超声波药物透入疗法治疗强直性脊柱炎时，局部结合使用的药物主要为扶他林或氢化可的松霜，通过超声波和上述药物的共同作用达到治疗效果，尤其是镇痛效果。

除了治疗时需要在关节局部皮肤涂抹扶他林或氢化可的松霜外，其余的操作内容与超声波疗法相同。

249. 如何用脉冲电磁治疗强直性脊柱炎

应用磁场作用于机体、经络穴位可以治疗疾病，这一物理因子疗法称为磁场疗法。磁场疗法具有镇痛、消炎消肿、镇静、解痉等作用。其中，磁场疗法能改善局部血液循环和组织营养，加速炎性渗出物的吸收，降低末梢神经的兴奋性，促使致痛物质的分解和转化，因此具有明显的镇痛作用。同时，在磁场作用下，血管的通透性增加，有利于渗出物的吸收消散，从而达到消炎消肿的作用。

磁场疗法的具体方法较多，主要分为静磁场疗法（直接贴磁法、间接贴磁法和耳磁场法等），动磁场疗法（旋转磁疗法、电磁场法等）两大类。其中，电磁场法又可细分为低频交变电磁疗法、脉动电磁疗法和脉冲电磁疗法。脉冲电磁疗法可产生均匀、渐强、疏密等各种脉冲磁场，因此较为适宜强直性脊柱炎患者治疗用。

脉冲磁场疗法治疗强直性脊柱炎时，患者取舒适体位，将双磁头对置于需要治疗的关节部位，选择磁场强度 50～150 毫特斯拉，脉冲频率每分钟 40 次，每次治疗时间 15～20 分钟，治疗频度为每日 1 次，6～12 次为 1 个疗程。

脉冲磁场疗法治疗时，应注意让患者取下手表与治疗部位邻近的金属物品,以免被磁化。治疗过程中,若患者感觉过热发烫,应在磁头与治疗部位间加垫或加大间距,以防烫伤。年老体弱、妇幼患者,对磁场强度的耐受性较低,宜采用弱磁场,且治疗时间不宜过长。极少数患者磁疗后出现头晕、恶心、心慌、气短等不适反应,轻者不需处理,可继续治疗;重者可减弱磁感应强度、缩短治疗时间或停止磁疗。以上反应可逐渐自行消失,不留后遗症。

250. 如何用水浴法治疗强直性脊柱炎

利用水的物理化学特性,以不同的治疗方式作用于人体,达到预防和治疗疾病目的的方法称为水浴疗法。

水浴疗法主要利用水的可塑性、可溶性和比热及热容量大等物理特性。水的可塑性决定了水在通常情况下为液体,可与人体各部位密切接触,是传递刺激机体的最佳物质。水的可溶性决定了水可以溶解多种物质,治疗中在水中加入某些化学药物,可增强水疗法的化学刺激作用,进行人工矿泉和药物浴等疗法。水具有较大的热容量(比热为1),热传导性好,约为空气的33倍,易于散热和吸取热量,对机体可产生温热或寒冷刺激。

水浴疗法的物理特性使得其具有温度刺激作用、机械刺激作用(静水压、浮力、水流冲击),添加物质(如各种盐类、气体、微量元素、药物等)后的化学刺激作用及由上述作用形成的综合刺激作用。

水浴疗法由于水温、添加成分、治疗方式、作用压力、作用部位、操作方法不同,治疗作用、临床适用的范围也有所不同。因此,水浴疗法常根据上述不同的情况进行分类。按添加成分可分为淡水浴,药物浴(包括盐水浴、松脂浴、苏打浴、硫黄浴、芥末浴等),气水浴(包括二氧化碳浴、硫化氢浴、氡泉浴、气泡浴等)。淡水浴主要为温度刺激;药物浴添加的化学物质刺激对水浴疗法具有加强作用;气水浴除了具有化学物质刺激作用外,还具有气泡产生的机械刺激作用。

水浴疗法治疗强直性脊柱炎时,主要采用矿泉浴,可用全身矿水浴、盐水浴、淡水浴、氮泉浴等。将 38℃～41℃ 的矿泉水,引注于各式池内,需要治疗的关节以入浴方式浸泡,每次治疗时间15～20分钟,治疗频度每日 1 次,15～20 次为 1 个疗程。治疗时,也可在池内徐徐活动关节,以扩大接触面,形成活性薄膜,以起到更好的消炎镇痛,改善循环及提高新陈代谢的作用。

251. 如何用泥灸治疗强直性脊柱炎

将各种泥类物质加温后敷于人体,达到治疗作用的方法称为泥灸,属于传导热疗法范畴。

可以用于治疗的泥种类为淤泥、泥煤腐殖土、黏土和人工泥等。治疗泥的特性包括导热性、可塑性和黏着性。泥的导热性与水相仿,但热的对流极小,因此与皮肤接触的泥层冷却较慢,温热作用时间长。泥具有较好的可塑性和黏着性,治疗中可与皮肤紧密接触,从而充分发挥其治疗作用。

(1)治疗作用

①温热作用。泥疗具有明显的温热作用,具体表现如下:治疗局部毛细血管扩张,血液循环加强,促进了组织的新陈代谢,皮肤及组织的营养得到改善,有利于慢性炎症、水肿、浸润、渗出液和血肿的消散吸收,能促进瘢痕、粘连的软化松解;降低末梢神经的兴奋性,使肌张力减低,具有镇痛解痉的作用;引起全身反应,如体温可稍有升高,汗腺分泌增强,脉搏和呼吸加速等。

②机械作用。泥类物质具有一定的重量,当作用于人体时,对组织产生压迫作用及泥微粒对皮肤的摩擦作用,可促进血液及淋巴液的回流。

③化学作用。治疗泥中含有各种矿物质和有机物质等成分,可通过皮肤的吸收或附着在体表刺激皮肤或黏膜,对机体产生一定的化学刺激作用。

(2)操作方法:包括局部或全身泥灸。

①局部泥灸时,泥温多采取 50℃～53℃,每次治疗时间20～25 分钟,治疗频度每日 1 次,20 次为 1 个疗程。

②全身泥灸时,泥温多采取 39℃～40℃,每次治疗时间12～25 分钟,治疗频度每日 1 次,20 次为 1 个疗程。

252. 用热效应物理因子治疗强直性脊柱炎时应注意什么

上述许多物理因子通过辐射、传导或"内生"等方式产生热效应,从而起到治疗强直性脊柱炎的作用。但是,在具体选择时需要注意如下情况。

(1)注意物理因子透热效果和关节软组织厚度之间的关系:大多数用于表面加热的物理因子治疗方法能够使表皮下 1 厘米深度的软组织温度提高 3℃。红外线仅仅能穿透皮肤几毫米。所以,体表表面加热不能穿透进入深部的关节,如髋关节或膝关节。事实上,这种体表加热使得血流分布到更表面的软组织,从而轻微降低了关节内的温度。

(2)注意避免烫伤:湿热疗法较干热疗法对皮下组织产生更高的温度,更常被用来解除关节的疼痛。采用干热或湿热治疗方法可以使皮肤温度超过 44℃,所以应注意避免皮肤的烫伤,特别是在骨突出的部位。

(3)深部透热疗法需要注意患者是否存在禁忌证:透热疗法可采用短波或微波等物理因子,或者采用超声波,后者的高频声波能被转换成热量,能够较短波或者微波透热疗法穿透得更深。深部组织加热不能用于有局部肿瘤或者有出血倾向的患者。如果局部的血液循环差、患者服用了镇静药或者感觉受到损害,则可使上述任何一种透热疗法的危险性增加。

(4)注意与其他康复治疗方法综合应用:深部透热疗法与体表

表面加热相比,它能影响胶原的黏弹性能。在胶原伸展时,对组织有一定的张力,会出现蠕变的增加。这种蠕变是韧带在张力下的塑形伸展。在进行牵张训练、关节活动度训练等运动疗法之前对深部组织加热,将增强治疗的有效性。

253. 是否可以在家应用强直性脊柱炎物理因子疗法

除了在医院开展强直性脊柱炎的物理因子疗法外,患者还可以在家进行强直性脊柱炎物理因子疗法。

在家中应用强直性脊柱炎物理因子疗法不但可以巩固正规治疗的疗效,降低复发率,而且可提高患者对疾病的深入了解和增强保健意识,节省去医院的时间和减少经济开支;另一方面,声、光、电、磁等物理因子有许多可在我们日常生活中随时获得,现在又有许多家庭使用理疗仪器,也为进行家庭物理因子疗法创造了条件。因此,强直性脊柱炎家庭物理因子疗法也是很容易做到的。

在家庭物理因子疗法中,最容易进行的是温热敷疗法和红外线疗法。热毛巾、热水袋、热水澡等都是进行温热敷疗法的便利条件。加热后的石蜡、发光的白炽灯等则是很好的红外线发射器。强直性脊柱炎患者洗澡时浸泡在热水中,也可以获得较好的治疗效果。这种热水疗法是一种通用的方法,能够治疗多关节和肌肉的疼痛。此外,蜡疗袋、场效应治疗仪、小型红外线辐射灯、频谱家用保健治疗仪等家庭理疗产品也可以采用。这些简易的物理因子疗法可改善强直性脊柱炎局部的血液循环,缓解肌肉痉挛,消除肿胀和减轻症状,有助于巩固和提高正规治疗的效果。同时,通过家庭物理因子疗法减轻疼痛等症状后,使得患者能够更加有效地进行运动疗法治疗。

254. 强直性脊柱炎患者如何进行家庭物理因子疗法

(1)温热敷:患者首先根据疼痛情况,找到需要温热敷的部位。然后将毛巾在热水中浸透,拧干毛巾,待毛巾温度基本上不是很烫后,展开毛巾平放在疼痛部位。为保持温度持久,可在毛巾上面覆盖塑料布或干毛巾,以减少散热。热敷时间10分钟左右。为了加强疗效,也可以配合采用中草药水热敷。此外,还可在沐浴时利用淋浴进行湿热敷。患者在受累关节疼痛部位放上一块毛巾(较大的毛巾可折叠),用45℃左右的温水冲淋患部5～10分钟,以达到效果。

(2)蜡疗:治疗时将封闭好的蜡袋投入热水中加温,待蜡熔化后将蜡袋敷于受累关节部位。每次30～60分钟,每日1次。

(3)场效应治疗:利用专门的场效应治疗仪进行。场效应的主要作用是低频交变电磁场的生物效应。颈椎病患者应用时可将效应带置于受累关节处,打开电源后,根据自我感觉调整"强、中、弱"开关,选择合适的场强和温度。每日1～2次,每次30～40分钟。为增强疗效,可结合使用配套的中药增效垫。

(4)红外线疗法:红外线的辐射作用是一种以热作用为主的理疗方法。热作用不但能促进血液循环、消除炎症,而且可降低末梢神经的兴奋性而镇痛、缓解肌肉痉挛。具体方法:将红外线灯对准受累关节部位照射,灯距为30～50厘米,治疗剂量以患者受累关节部位有舒适热感,皮肤出现均匀的桃红色红斑为宜,时间为15～30分钟,每日1次。

255. 强直性脊柱炎患者在家应用物理因子疗法应注意什么

(1)应在康复医学科医生的指导、示范下进行,有问题及时就诊。

（2）选择家庭理疗仪器要慎重，尤其要适合患者自身病症。

（3）在治疗中，尽管湿热敷和干热疗法均是常用的方法，但是湿热敷较干热疗法更为有效。

（4）治疗中要根据患者的要求及方便程度而定。患者可采用每日1次的淋浴或者洗浴，以及使用热毛巾、热水袋和加热垫等方法。

（5）进行治疗操作时要遵照医嘱，如局部温度应保持在50℃～60℃，不宜过高，尤其是使用热毛巾、热水袋和加热垫等物品时更应注意；红外线照射应与皮肤有一定的距离。温度过高不仅会引起血管扩张而加重症状，还会造成皮肤烫伤。

（6）治疗时间不宜过长，过长会加重症状，或造成皮肤烫伤。因此，对一个部位的治疗时间每次不应超过15～20分钟。

（7）在热效应物理因子疗法开展前，将局部所涂搽的药物清除干净，避免局部烫伤或皮肤不良反应。不要在局部有人工假体关节的部位进行热效应物理因子疗法。

（8）操作时，要避免身体压在热毛巾、热水袋和加热垫上，因为患者的体重能降低局部的血液循环，增加局部烫伤的危险。

（9）避免同时进行几项均为热效应作用的理疗，以免造成剂量过大而出现烫伤或加重病情等不良现象。

256. 为什么强直性脊柱炎患者必须进行运动疗法

强直性脊柱炎之所以必须进行运动疗法是在一定程度上因为其自身疾病特点和功能障碍问题所决定的。

强直性脊柱炎病变可累及的关节极为广泛，其中以脊柱的颈段、胸段、腰段等中轴关节、下肢的髋关节、膝关节，以及胸肋关节多见。这些关节多为日常生活中运动较多、承受负重、维持胸廓运动的关节。

强直性脊柱炎患者往往因腰背部僵痛，腰椎、髋关节和膝关节活动受限,胸廓活动受限影响呼吸功能等而对日常生活造成严重影响。部分患者不能完成下蹲、穿袜、转头等简单日常动作。晚期患者因脊背后凸畸形不能平卧;髋关节、膝关节强直造成坐下或行走困难;甚至因驼背、颈项僵直而不能抬头见天日,以致在青壮年就丧失劳动能力,生活无法自理,给家庭和社会造成了极大的负担。

髋关节功能状态是评价患者生活能力、生活质量、预后的敏感指标,而髋关节是强直性脊柱炎患者较为常见的受累外周关节。胸廓活动度则决定了慢性患者的肺顺应性,患者有可能因肺的顺应性降低而影响寿命。因此,在治疗中保持患者的关节功能,提高患者生活质量,降低致残率极为重要。

而强直性脊柱炎上述问题基本上属于运动功能受限问题,因此可通过运动疗法获得改善。换言之,强直性脊柱炎患者一定要加强运动疗法训练。运动疗法是强直性脊柱炎康复治疗的一个重要手段,目的是通过活动关节,避免出现僵直挛缩,防止肌肉萎缩,恢复关节功能,所谓"以动防残"。此外,运动疗法还能促进机体血液循环,改善局部营养状况,增强体质,促进康复。

257. 运动疗法在强直性脊柱炎治疗中起什么作用

(1)牵伸关节囊及韧带,防止其挛缩。

(2)恢复或改善关节活动范围。

(3)促进关节内滑液的分泌与循环,预防关节粘连。

(4)改善关节局部血液循环,减轻疼痛。

(5)防止或减轻关节畸形。

(6)使肌肉收缩,促进血液循环,有利于血钙向骨内输送,并促进淋巴液回流,减轻水肿与粘连,同时肌肉收缩产生的生物电有助于钙离子沉积于骨骼,防止骨骼脱钙。

(7)使肌纤维增粗,萎缩的肌肉逐渐肥大,使肌力和耐力得到增强和恢复。

（8）积极主动的运动疗法可以调整和缓解患者抑郁、焦虑等消极心理，增强患者的康复信心。

258. 强直性脊柱炎运动疗法的基本原则是什么

（1）目的明确：强直性脊柱炎的运动疗法目的是维持患者的脊柱正常生理曲度，防止畸形；保持及恢复四肢关节的灵活性，防止关节强直；维持良好的胸廓活动度，避免呼吸功能受影响；防止及减轻肌肉因肢体强直而导致的失用性萎缩；维持骨密度及骨强度，防止骨质疏松；通过适当运动使患者保持良好的心理状态，增强康复的信心。

（2）因人而异：由于每个强直性脊柱炎患者功能障碍的特点、发病部位、疾病情况、康复需求各不相同，因此需要根据患者的具体情况制订运动疗法的治疗方案，选择针对性的运动疗法治疗技术，并根据治疗进度和功能改善情况及时调整治疗方案和治疗技术。即运动疗法应个体化和以患者为中心，考虑到患者年龄、并发症、综合活动能力。尤其应根据患者全身及受累关节的状况、肌力、X线摄片及其他实验室检查指标确定运动疗法方案。

（3）循序渐进：强直性脊柱炎患者在最初接受治疗时存在不同程度的疼痛症状和关节活动障碍等限制运动的因素，因此强直性脊柱炎患者进行运动疗法时，运动强度应该由小到大，运动时间由短到长，动作复杂性由易到难，休息次数和时间由多到少、由长到短，训练的重复次数由少到多，运作组合由简到繁。

（4）持之以恒：运动疗法需要持续一定的时间才能获得显著效应，运动疗法停止后训练效应将逐步消退，只有持续进行运动疗法，坚持不懈，才能保持长期治疗效果。因此，强直性脊柱炎患者的运动疗法训练需要长期坚持，甚至坚持终生。

（5）主动参与：虽然物理因子疗法和药物治疗等在很大程度上可以缓解强直性脊柱炎患者的疼痛等临床症状，但患者的运动功能不可能通过被动治疗而得到最大限度的恢复。因此，强调强直性脊柱炎患者主动参与运动疗法训练。只有主动参与，才能获得最佳的治疗效果。

（6）全面锻炼：强直性脊柱炎患者受累关节可以是多部位的，因此运动疗法治疗应该综合考虑患者的整体健康状况，全面锻炼。

（7）多种方式：为了达到有效锻炼，运动疗法锻炼项目应包括促进患者积极改变生活方式的建议与教育。群体锻炼和家庭锻炼具有等同效果。同时，还应考虑患者爱好。

259. 强直性脊柱炎患者运动疗法的目标是什么

强直性脊柱炎患者运动疗法的主要目的在于缓解疼痛等症状，促进局部物质代谢和微循环，保持和改善关节功能，促进关节运动功能的恢复。具体而言，骨关节炎患者运动疗法的基本目标和实现途径包括如下几方面。

（1）缓解疼痛：实践证明，运动疗法通过改善局部血液循环、促进局部物质代谢和产生内啡肽等途径，可以有效地缓解强直性脊柱炎患者的疼痛症状。

（2）改善关节活动度，提高日常生活的能力：有针对性的关节活动度训练可较好地恢复患者的关节活动范围。同时，科学的运动疗法在选择具体训练方法等方面可以进一步避免不恰当的活动造成关节损害加重的潜在风险。

（3）通过增加日常活动和改善身体的适应性，预防因不能活动而带来的躯体残疾和健康状况的恶化：若强直性脊柱炎患者因为疼痛、关节活动障碍而限制了自身的日常活动，使得运动量大大减少，则会进一步因肌肉供血不足，造成肌肉缺乏营养而萎缩，肌力减退,肌肉的弹性下降,由此潜在增加发生损伤的风险。经常运动和参加体育锻炼的人能使骨骼变得粗壮。运动和体育锻炼对关节肌肉具有如下明显的好处:经常运动,可以改善血液循环功能,能使机体各部位获得充足的营养。经常运动能使各关节保持较大的活动范围;使肌肉、韧带强而有力,可以起到稳固关节、加强骨的坚固性作用;并使关节囊不断分泌滑液,滑液对关节有营养作用,有利于改善运动系统的功能。

260. 强直性脊柱炎的运动疗法有什么优点

(1)运动疗法是强直性脊柱炎的基础治疗,运动形式和运动量可根据受累关节决定。正确进行运动疗法,基本不存在不良反应。同时,所需要的经济费用也少。

(2)简单易学:强直性脊柱炎的运动疗法一般为徒手体操等形式,因此一旦教会患者具体的训练方法,患者即能很快掌握。

(3)随时应用:强直性脊柱炎运动疗法基本不受场地、时间的限制,在器械上也无更多的特别要求。同时,也可在办公室、家中等各种场所进行治疗。

(4)增强患者治疗的信心:当患者通过运动疗法获得疗效时,往往会由于自己给自己解除疾病的痛苦而产生欢愉的心情。所以,运动疗法在很大程度上可提高骨关节炎患者的兴趣和战胜疾病的信心,改善患者情绪,在心理上可获得极好的疗效。

(5)有其他治疗方法达不到的功效:由于关节活动度训练等运动疗法是有针对性地解决强直性脊柱炎患者的功能问题,因此疗效较其他治疗方法更为直接。

(6)与其他治疗方法相互促进、相辅相成:运动疗法与治疗强直性脊柱炎的其他非手术治疗方法综合应用可以达到更好的疗效。对于手术治疗而言,运动疗法也具有较好的辅助作用。在手术之前,运动疗法可以对关节局部的病理状态有较大的改善,肌力也有所增强,同时还可增强体质,特别是在增加心脏负荷、提高心脏搏出量及心肌收缩力和改善呼吸系统功能方面;手术之后,运动疗法对巩固手术疗效、最大限度地恢复患者的局部功能和体能同样也是很有帮助的。

261. 哪些强直性脊柱炎患者不能进行运动疗法

并非所有强直性脊柱炎患者都可以进行运动疗法,要特别注意是否存在运动疗法的禁忌情况。

(1)禁忌证:体温升高,化脓性疾病,各种内脏器官疾病急性期,有出血倾向的疾病,局部骨折或损伤未愈,恶性肿瘤晚期等。

(2)不适合进行运动疗法的明确指标:发热(体温在 38℃ 以上);安静时脉搏每分钟超过 100 次;舒张压＞120 毫米汞柱,并有自觉症状;收缩压＜100 毫米汞柱,伴有自觉症状;心功能不全、心源性哮喘、呼吸困难、全身水肿、胸腔积液、腹腔积液;近期(10 日内)有心肌损害发作;严重心律失常;在安静时有心绞痛发生;体质特别虚弱者。

262. 强直性脊柱炎患者进行运动疗法需要把握哪些原则

(1)设定切实可行的目标,进行患者喜欢的训练,这样才能持续地保持训练的积极性。

(2)最大限度保证训练效益的关键是训练的规律性,如果感到运动过量,可以休息片刻后再训练,或者在次日适当减量继续进行,掌握合适的运动量也是重要的。训练后原则上不应感到疲劳或明显的不适。

(3)简单、不要设备的训练最为合适,常采用特定的关节活动度训练、综合性体育活动(如行走)等。关节活动度训练开始时以自我舒适性良好确定重复次数,然后逐渐增加重复次数。

(4)注意参加运动训练时的衣着,宽松的、不限制运动的衣服可保证训练的舒适性。参加运动时所穿的鞋子要合脚,保证能稳定站立,不产生滑动。同时,鞋子的宽度要合适,避免脚趾受挤压;鞋垫和衬里应质地柔软,以保证能够减震、保护关节。

263. 强直性脊柱炎患者的运动疗法具体有哪些形式

(1)关节活动度训练:受累关节的关节活动度训练有助于关节正常活动范围的保持。

(2)牵伸训练:改善患者的僵硬和活动度降低,主要采用牵伸训练形式。轻柔的牵伸训练缓解僵硬、预防姿势不良。例如,髋关节被动牵伸训练增加关节活动度,改善功能。

(3)肌力增强训练:肌力增强训练是保持肌肉力量、脊柱活动度和正常生理曲度、部分关节(尤其是髋关节、肩关节)活动度必要的运动疗法。肌力训练还有助于增强保持良好姿势和正常生理列线的肌群,预防骨质疏松症,促进患者体能恢复。

(4)呼吸训练:强直性脊柱炎患者因为脊柱僵硬,并累及肋骨和胸廓及相关肌肉,因此会影响呼吸功能。具体表现为限制性呼吸功能受限,并伴随胸廓扩展度降低的肺活量降低,因此呼吸训练是必要的。深呼吸训练可以有助于增强脊柱和胸廓的活动,改善患者呼吸功能。最好在早晨开始深呼吸训练。深呼吸训练时可以将双上肢向前上举伸展,也可以配合瑜伽和太极,由此增加训练效果。

(5)有氧训练:强直性脊柱炎患者显示心肺耐力水平低下,因此需要开展有氧训练。推荐每周 3 次,每次 30 分钟,低至中强度。

(6)水中运动:强直性脊柱炎值得提倡的运动疗法为水中运

动,是最有利于强直性脊柱炎患者的运动疗法之一。利用水的浮力,可以进行全身运动,尤其是腰背部运动,这样可有利于改善与保持脊柱的正常生理曲度,四肢运动有助于改善与保持外周关节活动度;同时,水中运动时的扩胸运动有助于改善与保持胸廓活动度。水中运动特别适合于症状较为严重、不能耐受常规陆地训练的强直性脊柱炎患者。

(7)被动训练:对于病情较为严重的急性期患者、卧床患者或腰背部、髋关节强直固定较明显的患者,宜选择被动训练或主动-辅助训练,在他人帮助下进行。具体操作时,患者平卧于床上,由医护人员或家属帮助患者活动。例如,对下肢的踝关节、膝关节、髋关节进行屈伸运动,动作尽量轻柔。初始,每一关节重复 10 次,然后逐渐增加次数至 20~30 次,注意不要用力过猛,避免造成关节拉伤。

264. 强直性脊柱炎患者运动疗法基本注意事项有哪些

(1)注意早期进行运动疗法:患者切不可因疼痛而不动,甚至卧床不起。运动疗法训练越早进行,畸形产生的程度就越轻。同时,只有长期坚持,运动疗法的效果才能长久保持。

(2)注意把握运动量的大小:运动量与强度、运动时间密切相关。由于强直性脊柱炎患者年龄、体力、病情等因素的不同,在实施运动疗法时,应十分注意运动量的大小,注意不要过度或过量。

(3)注意运动疗法进行的时机:强直性脊柱炎患者进行运动疗法最佳的时机是疼痛、僵硬等症状最轻时。通常可在晨僵消失后或午后进行。存在晨僵的患者在温水浴后进行训练效果更好。同时,原则上应选择温度相对适宜的时候。户外训练一般不宜选择在清晨进行,而应选择在太阳出来后,天气稍暖时进行。如果户外温度偏低,可在室内进行。

（4）注意选择合适的运动训练项目：强直性脊柱炎患者的运动疗法宜采用低冲击性、低承重的训练，如医疗体操、行走、骑自行车、游泳或水中有氧运动。

（5）注意调整训练程序：训练程序刚开始时，轻微的肌肉酸痛和僵硬是正常的。若发生这些情况，休息数天后，尝试降低运动强度或缩短运动时间的方式恢复训练。随着时间推移，逐渐延长训练时间和增加训练强度。若训练导致严重的关节疼痛、肿胀，则需要调整训练程序。

（6）定期评价疗效：强直性脊柱炎运动疗法的疗程通常为4周。1个疗程评估疗效1次，并根据疗效调整下一个疗程的运动疗法治疗方案。

265. 强直性脊柱炎患者运动疗法具体注意事项有哪些

（1）运动疗法前的注意事项：重点为保证患者安全。

①若患者存在脊柱手术史或外周关节人工关节置换术等手术史时，运动疗法训练程序需要改良。

②急性期患者，如有关节剧烈疼痛、红肿、发热等情况时应暂缓运动疗法，待应用药物控制病情稳定后再进行运动疗法。

③若患者存在其他健康问题，尤其是心肺系统问题时，需要注意把握运动量。

④若患者诉有胸痛、心悸、不明原因的气短、头晕等问题时，需要暂停运动疗法。

⑤患者年龄≥65岁或强直性脊柱炎病史≥10年，运动疗法需要谨慎进行。

（2）运动疗法中的注意事项：重点为把握运动量，避免意外发生。

①在运动疗法实施过程中若突然出现胸痛、心悸及不明原因的气短、头晕等症状，需要及时就医。

②根据患者的病情程度不同,动作幅度因人而异,尽量做到自己力所能及的最大限度,一些暂时完成不了的动作不要强求,以免发生损伤。

③运动量以运动后不感到疼痛加重或仅引起轻微疼痛为宜,且经休息后(持续时间<2小时)即可好转,切勿操之过急。

④如有髋关节受累,则需在不负重的情况下酌情进行主动与被动的运动。

⑤患者在进行运动疗法时应注意保暖,避免出汗后受凉而加重病情。

⑥不主张进行剧烈运动,如竞技运动、爬山等。

⑦有继发骨质疏松的患者需避免负重运动,日常生活避免提重物,预防骨折,以多做垫上运动为宜。

(3)运动疗法后的注意事项:重点为观察疗效,巩固训练效果。

①训练后疼痛加重或持续时间延长,需要暂停训练,并及时就诊。

②强直性脊柱炎患者进行运动疗法的同时,在日常生活中也应注意保持良好的体位,走路挺胸抬头,坐位时上身挺直,避免久坐,睡眠宜仰卧,睡硬板床等。

266. 强直性脊柱炎患者如何选择运动疗法及其运动量

训练强度要考虑患者自身体质、年龄、性别、病情严重程度。急性发作期全身症状明显或关节症状严重时,原则上应卧床休息,待症状有所缓解后,可先在床上进行训练,然后再考虑选择适合自身的运动方式和强度,切不可运动量过大,用力过猛。

(1)逐渐增量:从低强度逐渐在症状允许的情况下增加,避免加重症状或造成不必要的损伤。训练时或训练后可能会出现轻微关节肌肉疼痛,但是休息1~2小时后疼痛能够自行缓解者,表明训练强度合适；如疼痛在 2 小时候不能缓解，则应调整训练强度和训练时间。

（2）平稳的训练节律：避免过强或忽动忽停的运动，额外增加关节应力。

（3）训练和呼吸必须协调：训练时的呼吸频率以达到正常人运动后呼吸频率的 50％ 为宜，这样利于扩大患者的肺活量。

（4）在脊柱活动度可耐受范围内进行：训练频率一般每日上下午各 1 次，训练时间为每次 30～60 分钟。

（5）其他：运动疗法应每天进行，持续而不间断。必要时需在专科医生指导下进行。

267. 哪些信号表明强直性脊柱炎患者运动疗法的运动量过量

超负荷的活动易引起外伤或发生意外，过度的活动可能会加重症状。而合适运动量的运动一般不会激惹关节疼痛，并有助于缓解症状，预防关节僵硬，改善或保持关节活动度。因此，要求强直性脊柱炎患者的运动量在选择和实施时注意不要过量。

强直性脊柱炎患者运动疗法的运动量选择依据为强直性脊柱炎的病程、受累的关节、炎症情况、是否关节置换、其他身体限制等。具体实施时，如下信号表明运动量偏大。

（1）与往常不同或持续的疲劳。

（2）肌肉无力程度增加。

（3）关节活动度降低。

（4）关节肿胀增加。

（5）训练后疼痛持续 1 小时以上。

（6）若关节感到发热，也表明运动量过大，应暂停训练。

268. 强直性脊柱炎患者如何保持良好的姿势

（1）保持正确的休息姿势：患者选择硬床垫卧位，枕头不能过高，以保持脊柱的生理曲度。仰卧位休息时，双下肢伸直，枕部下压床面，下颌始终处于微收状态。此外，建议每天应坚持俯卧位休息1小时以上（从30分钟开始逐渐增加）；俯卧位时，保持双髋关节处于站立状态的伸展位，并保持上半身挺直，并将双脚悬置于床沿外，避免产生或加重踝关节的功能问题。如果由于颈部活动受限不能以此姿势俯卧位，可将枕头垫于胸部，折叠的毛巾置于前臂。

（2）维持体位：可在日常活动过程中进行。活动期可参照正确休息姿势的保持方法，髋关节受累时也可用俯卧位方法。俯卧位训练可以较好地保持脊柱正常的生理列线。患者在地板或床上俯卧位，假如患者感觉俯卧平躺有困难，可以将枕头置于胸部或前额。若开始这一训练时不是很费劲，可以持续2～5分钟，并根据适应情况逐渐增加训练时间。患者可能开始训练时会产生轻微的肌肉酸痛，因此建议在训练前开展必要的"热身"活动。训练环境的温度不能偏低，以避免肌肉紧张造成疼痛。进一步增加俯卧位训练的方法为双上臂支撑上半身。

（3）纠正姿势的运动：包括"四肢"位（手膝跪位）和后背抵墙训练。

①"四肢"位（手膝跪位）。向足跟方向后坐，并向肩关节方向前俯，必要时可以进行爬行运动。

②后背抵墙训练。这一训练仍然是有效保持患者脊柱正常生理列线的一种方法，以形成患者站立、行走和坐位的"挺直"姿势。患者双足跟距墙10～15厘米，半蹲位，后背抵墙站立，臀部和双肩轻轻接触墙壁。患者注意尽量让身体保持伸展，保持5秒钟，然后放松，重复。

③其他纠正姿势运动。站立时伸展颈部，将枕部靠墙，上下滑

动并轻度屈膝,以加强姿势;面朝椅背骑坐椅子进行胸椎旋转活动。

269. 强直性脊柱炎患者如何保持运动能力

(1)基本措施

①任何时候尝试保持良好的姿势,并可以早晨和晚上俯卧位于硬板床。

②镇痛药物有助于睡眠,并可较大限度地给予患者训练时的放松。

③避免过度屈曲活动受限的关节,不选择冲击性体育运动项目,预防跌倒。

(2)进行针对性的医疗体操:医疗体操的动作依据强直性脊柱炎的主要病变部位制定,主要包括以下几种。

①头颈部运动。主要包括头颈部的前后屈伸、左右侧屈与旋转。

②上肢运动。主要包括上肢的屈伸、外展内收等。

③胸腰部运动。主要包括扩胸、深呼吸、转体和侧屈、旋转等。

④深呼吸训练。有助于改善和保持肺活量。

⑤下肢运动。主要包括下肢的下蹲、屈曲、后伸等。

⑥垫上运动。主要有两头翘、波浪起及在不负重的情况下进行下肢的屈曲、伸展等运动。

(3)适宜的体育活动:进一步改善和增强患者运动能力。

①借助大训练球(直径>65厘米)的训练对牵伸核心肌群有帮助,同时也适用于脊柱、髋关节和肩关节活动受限的患者。

②在水温适宜的泳池中游泳和训练。若颈椎活动受限,游泳时采用通气管或面罩。

270. 强直性脊柱炎患者如何做保持脊柱活动能力的医疗体操

(1)站立位控制牵伸训练:患者足跟站立,臀部抵墙。双肩胛展平与墙相触,在保持下颌内收的前提下,轻轻将头的后枕部与墙相抵。保持5秒钟,然后放松,重复10次。附加训练动作:在右肘关节伸直的前提下,右上肢向前、向上,上臂贴近同侧耳部,拇指指向墙壁。保持5秒钟,然后将右上肢放下,还原。左右交替,重复5次。

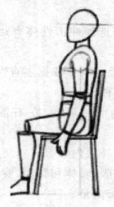

图 28　坐位训练

(2)坐位训练:患者坐于硬靠背椅上。坐位高度调整在双足、双膝与双髋等宽。双肩水平,保持这一姿势(图28)。

(3)深呼吸训练:患者将双手分别置于同侧胸廓的下部,用鼻缓慢地吸气,感觉胸廓及腹部的扩张。然后,用嘴缓慢地呼气,感觉胸廓及腹部的内陷。重复5～10次。这一训练也可以双膝、双髋屈曲仰卧位进行。

(4)颈椎训练:注意,所有颈椎训练须缓慢而平滑,不能动作突然,避免颈椎旋转运动。

①旋转训练。患者收颌,缓慢而平滑地向右转动头部,视线舒适地落于右肩,保持5～10秒钟,还原。然后,缓慢而平滑地向左转动头部,视线舒适地落于左肩,保持5～10秒钟(图29),还原。每日重复2～3次。

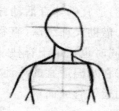

图 29　颈椎旋转训练

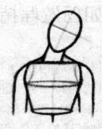

图30　颈椎侧屈训练

①侧屈训练。患者站立位或坐位于靠背椅，脊柱挺直。躯干向右侧侧屈，使左侧感到牵伸，保持5～10秒钟（图31），还原。然后，躯干向左侧侧屈，使右侧感到牵伸，保持5～10秒钟，还原。两侧每日重复2～5次。

②旋转训练。患者坐位于靠背椅，脊柱挺直，保持下肢自然位

②侧屈训练。患者收颌，颈椎右侧屈，头部倾斜，使右侧耳尽可能靠近右肩，保持5～10秒钟（图30），还原。然后，颈椎左侧屈，头部倾斜，使左侧耳尽可能靠近左肩，保持5～10秒钟，还原。两侧每日重复2～3次。

（5）腰椎训练

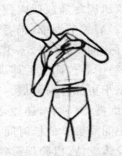

图31　腰椎侧屈训练

置。呼气，腰部同时轻柔向右侧旋转至最大限度，保持5～10秒钟，吸气，还原。然后，呼气，同时腰部轻柔向左侧旋转至最大限度，保持5～10秒钟，吸气，还原。两侧重复2～5次。

（6）垫上（或床上）训练

①背部训练1。患者仰卧位，双膝屈曲，双足踏于床面。缓慢抬起双髋，并尽可能抬至最大限度，保持3～5秒钟，还原。重复5～10次。

②背部训练2。患者俯卧位，双下肢贴于床面。同时抬起右下肢与右上肢，分别至最大限度，保持3～5秒钟，还原。然后，同时抬起左下肢与左上肢，分别至最大限度，保持3～5秒钟，还原。两侧重复5～10次。

271. 强直性脊柱炎患者如何做保持四肢活动能力的医疗体操

（1）髋关节和下肢伸展训练：患者仰卧位，双膝关节下压，保持10秒钟，放松5秒钟，然后大腿与身体列线保持一致，屈曲膝关节，保持这一姿势10秒钟，放松。髋关节训练时，俯卧位，保持膝关节伸展，将整个下肢向身体后上方抬起到舒适的高度，保持这一姿势10秒钟，这可放松腘绳肌和髋屈肌。注意不要过度抬高，避免造成肌肉疼痛或肌肉疲劳。

（2）肩关节训练：患者站立位，轻柔地转肩运动，依次向前、向上、向后、向下，重复5～10次。

（3）俯卧位四肢后伸训练：患者俯卧位，将腹部贴于床面，使患者的躯干更加容易伸展。初始训练阶段，将一侧上下肢同时缓慢抬起，维持10秒钟，还原，另一侧上下肢重复这一动作。左、右侧动作中间隔数秒放松时间。患者注意保证臀部和腹部肌肉提供充分的身体支持，以确保脊柱不存在过度的应力。放下双下肢时，尽可能缓慢。如上动作重复3～10次。可逐渐延长保持的时间，重复次数也可以增加。

272. 强直性脊柱炎患者如何做牵伸体操

（1）背部牵伸运动：患者双膝跪位，双手撑地，头部放松，下垂。将背部向上弓起直至感到背部的上、中、下部有较好的牵伸感。若感到舒适，则尽可能长时间地保持这一姿势，时间15～30秒钟，还原。然后将腹部下压，形成背部"下陷"，臀部向上，保持这一姿势15～30秒钟（图32）。重复2～4次。注意：训练需要轻柔并重复，最好每日2次。但一般不要选择在早晨身体僵硬时进行。

（2）扩胸运动：患者舒适坐位（也可站立位），双足分开，与肩同宽。双眼平视前方，注意头部不要后倾。深呼吸，呼吸时，双上肢

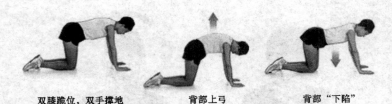

双膝跪位，双手撑地　　　　背部上弓　　　　　　背部"下陷"

图 32　背部牵伸运动

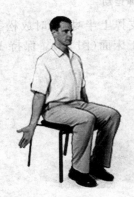

图 33　扩胸运动

微外展，前臂外旋，手掌向前，感觉胸部牵伸（图 33）。在此牵伸姿势下呼吸 15～30 秒钟，还原。重复 2～4 次。

（3）上背部与双肩牵伸运动：患者站立位（或椅坐位）。双眼平视前方。双上肢上举至头顶，同时吸气，注意头部不要后倾。然后双上肢努力向后，牵伸双肩（图34）。在此牵伸姿势下呼吸15～30 秒钟，还原。重复 2～4 次。

（4）颈部牵伸运动：患者椅坐位（或站立位），下颌微收。向右转动头部至最大位置，保持 15～30 秒钟，还原（图 35）。左右交替，各重复 2～4 次。然后，向右侧屈头部至最大位置，保持 15～30 秒钟，还原。左右交替，各重复 2～4 次。

（5）俯卧撑背部伸展运动：

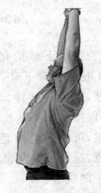

图 34　上背部与双肩牵伸运动

261

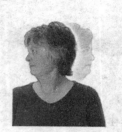
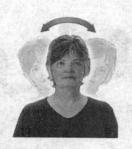

图 35　颈部牵伸运动

患者俯卧位,双肘关节屈曲,于体侧支撑上半身,同时放松腹部肌肉,上肢撑起时,双髋和骨盆保持贴于床面(图 36)。保持 15~30 秒钟,还原。重复 2~4 次。

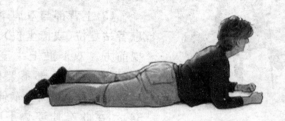

图 36　俯卧撑背部伸展运动

　　(6)交替上下肢抬起运动:患者双膝跪位,双手撑地,腹肌收缩。向上抬起一侧下肢,保持 6 秒钟(图 37)。还原,向上抬起另一侧下肢,保持 6 秒钟。左右交替,重复 8~12 次。随着训练推移,姿势保持时间可延长至 10~30 秒钟。若上述动作可稳定、自如地完成,可在向上抬起一侧下肢的同时,尝试抬起另一侧的上肢。注意:这一节操宜慢,并尽量保持身体平直,不要让一侧髋部低于另一侧髋部。

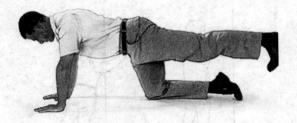

图 37　交替上下肢抬起运动

273. 强直性脊柱炎患者如何做脊柱伸展和深呼吸相结合的医疗体操

（1）脊柱伸展：患者俯卧位，双上肢向后伸展，同时将胸部、双肩和头部尽可能地抬起（图 38），保持这一姿势 5 秒钟，然后放松。重复 20 次。

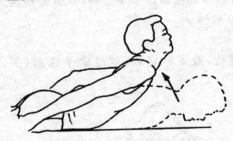

图 38　脊柱伸展，抬头运动

（2）胸部扩张训练：患者仰卧位，双手置于后枕部并抱紧，然后向外展开双肘关节，同时深呼吸。在呼气前屏住呼吸，计数 1～10，然后放松 10 秒钟。重复 20 次。

（3）脊柱伸展和胸部扩张相结合训练：可采用墙角推-起动作来完成。患者面朝墙角，双上肢伸直，以一臂距离将双手分别置于对应的墙面，然后双肘关节屈曲，使头部、颈部和脊柱向墙角倾斜并达到充分伸展，双足不离地，双膝关节充分伸展（图 39）。在此动作完成过程中进行 1 次深呼吸。计数 1～10，还原，回到直立位置并呼气。重复 20 次。若可能，每日训练 3 次。

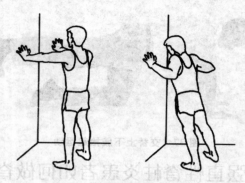

图 39　脊柱伸展和胸部扩张相结合训练

274. 强直性脊柱炎患者如何做关节功能医疗体操

（1）准备活动：患者用力原地高抬腿踏步 1 分钟，双臂分别向前屈曲、向后伸、向外展各 20 秒钟。

（2）卧位训练

①准备姿势。患者仰卧位，双下肢屈膝，双足踏于床面（图 40）。

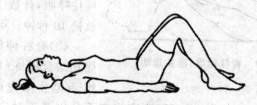

图 40　卧位训练准备姿势

②动作 1。尽量抬高臀部，坚持 5 秒钟（图 41），然后慢慢放下。重复 5 次以上。

③动作 2。患者双手交叉，尽量举起双臂并尽量左转，同时双

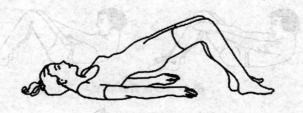

图 41 卧位训练动作 1

膝尽量右转（图 42）。反向重复上述动作。重复 5 次以上。

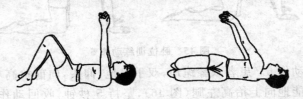

图 42 卧位训练动作 2

④动作 3。患者保持下颌内收，双手伸向双膝（图 43），抬头、提肩，然后放松。重复 5 次以上。

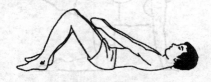

图 43 卧位训练动作 3

⑤动作 4。患者下颌内收，抬头、提肩，双手置于右膝外侧，放松（图 44）。反向重复上述动作。重复 5 次以上。

⑥动作 5。患者双膝跪地，双手撑地，两肘伸直，头部置于双臂之间，并尽量向上弓背。然后抬头，并使背部尽量下凹（图 45）。重复 5 次以上。

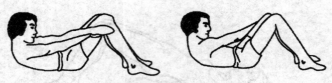

图 44　卧位训练动作 4

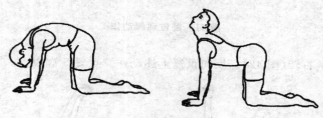

图 45　卧位训练动作 5

⑦动作 6。患者双膝跪地,双手撑地,仰头,向前抬高右手,同时尽可能地向上抬高左腿(图 46),坚持 5 秒钟,收回动作。反向重复上述动作。重复 5 次以上。

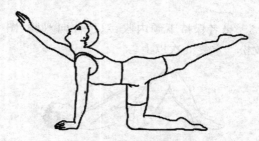

图 46　卧位训练动作 6

(3)椅上训练

①动作 1。患者坐在椅子上,双足着地,双脚钩于座椅腿内,双手垂肩,左手握椅子扶手。身体尽量向右侧屈,并不产生屈曲,右手伸向地板(图 47)。反向重复上述动作。重复 5 次以上。

②动作 2。患者坐在椅子上,双手扣紧前臂,抬高至与肩相平

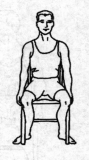
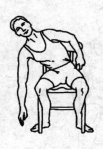

图 47　椅上训练动作 1

（图 48），尽量向右转动上半身（图 49）。反向重复上述动作。重复
5 次以上。

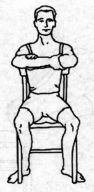
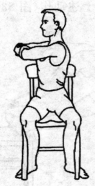

图 48　椅上训练动作 2-1　　　　　图 49　椅上训练动作 2-2

　　③动作 3。患者坐在椅子上，双手握住座椅边缘。双肩不动，
尽量向右转动头部（图 50）。反向重复上述动作（图 51）。重复 5
次以上。

　　④动作 4。患者站在椅子前，椅上放一舒适的坐垫。抬起右
腿，将右足跟置于坐垫上，伸直右腿，双手尽量伸向足部（图 52）。
坚持 6 秒钟，放松。重复 2 次，每次较前次尽量前伸。放松，然后

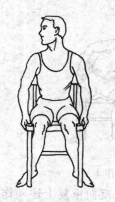

图50 椅上训练动作3-1

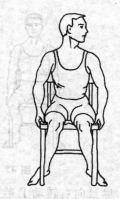

图51 椅上训练动作3-2

反向重复上述动作(图53)。重复5次以上。

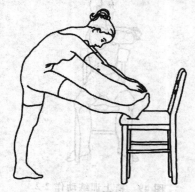

图52 椅上训练动作4-1

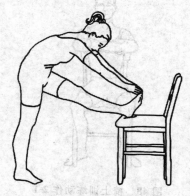

图53 椅上训练动作4-2

⑤动作5。患者站于椅子侧面,右手抓住椅背(图54)。屈曲右膝,右小腿置于坐垫上(图55)。左脚尽量向前站(图56),双手置于身后;尽量屈曲右膝,抬头、背伸(图57)。转身站到椅子的另一侧,反向重复上述动作。重复5次以上。

(4)站立训练:患者背靠墙站立,足跟尽量靠墙,下颌内收,头部靠墙,双肩下垂。足跟着地,身体尽量向上伸展。伸肘状态,前抬右

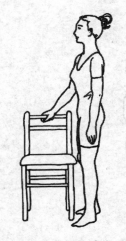

图 54　椅上训练动作 5-1

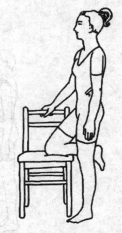

图 55　椅上训练动作 5-2

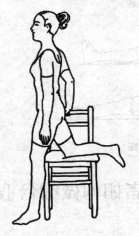

图 56　椅上训练动作 5-3

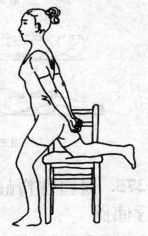

图 57　椅上训练动作 5-4

臂,再向上,使上臂紧贴耳朵,拇指指向墙壁(图 58)。放下,然后反向重复上述动作。重复 5 次以上。该动作也可仰卧位进行(图 59)。

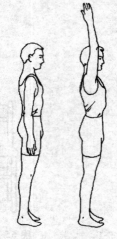

图 58 站立训练

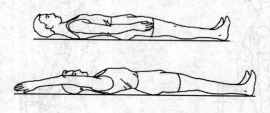

图 59 卧位训练

275. 强直性脊柱炎患者如何做综合锻炼医疗体操

（1）改善姿势：患者后背部抵墙站立，双足跟、臀部和双肩尽可能与墙接触（图 60）。将头部向墙后压（不倾斜），保持 5 秒钟，然后放松。重复 10 次。

（2）改善上体转动：患者分足站立，双手分别叉于各自髋部，上

270

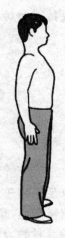

图60　改善姿势

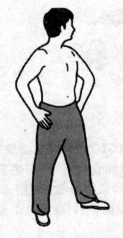

图61　改善上体转动

半身躯干转动,双眼随躯干转动尽可能水平方向后视,同时下肢保持双膝关节和双足处于面向前方的姿势(图61)。保持5秒钟,然后放松。重复10次。这一节也可以坐位进行。

(3)改善胸廓扩张,帮助呼吸:患者仰卧位,双膝关节屈曲,双足平踏于床面。双上肢平置于体侧紧贴胸廓旁(图62),用鼻深吸气,用嘴呼气,吸气时胸廓扩张与对应的上肢相抵。重复5次。注意呼气和吸气均为最大限度。然后,将双手置于胸廓的前上部,用鼻深吸气,用嘴呼气,吸气时胸廓扩张与对应的手相

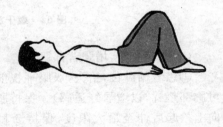

图62　改善胸廓扩张,帮助呼吸

抵,保持5秒钟。重复5次。这一节也可坐位进行。

(4)后背部伸展:患者仰卧位,双膝关节屈曲,双足平踏于床

面。抬起骨盆,并使下背部离开床面(图63)。保持5秒钟,然后缓慢放松。重复10次。

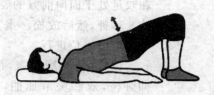

图63 后背部伸展

(5)躯干旋转:患者仰卧位,双膝关节屈曲,双足平踏于床面,双手交叉置于枕部。将屈曲双膝向一侧缓慢倾倒至床面,位于上面的膝关节压在位于下面的膝关节(图64)。保持5秒钟,然后缓慢放松。左右交替,重复5次。

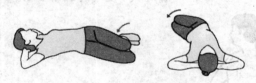

图64 躯干旋转

(6)改善姿势,增强背部肌肉

①患者俯卧位,抬头,双眼平视前方,双手置于体侧(必要时,可胸部垫枕,以增强舒适感)。保持膝关节伸直状态,将一侧下肢向上抬起后伸至最大限度,保持5秒钟,然后缓慢放松(图65)。左右交替,重复5次。可同时将对侧上肢向前伸展,获得进一步的伸展。

②患者俯卧位,双上肢肘关节屈曲,双手置于相应的肩部下方。双肘关节伸展,撑起上半身,双髋与双下肢保持贴于床面。保持5秒钟,然后缓慢放松。重复10次。

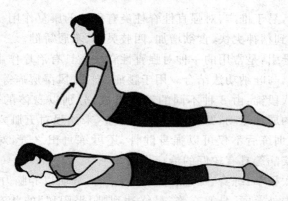

图 65　改善姿势,增强背部肌肉

(7)增强上背部、下背部及双髋肌力,改善姿势:患者双膝跪位,双手撑于床面,左上肢抬起,向前伸展,同时右下肢抬起,向后伸展至水平位(图 66)。保持 5 秒钟(注意不要转动躯干或过度颈部后伸),然后缓慢放松。左右交替,重复 5 次。

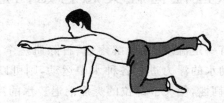

图 66　增强上背部、下背部及双髋肌力,改善姿势

276. 适用于强直性脊柱炎的传统运动疗法有哪些

(1)五禽戏:由东汉时期名医华佗借鉴前人的经验,依据"熊、虎、猿、鹿、鸟"5 种动物活动的形态创编而成。五禽戏强调运动时既要形似,更要神似,能外练筋骨皮肉,内养精神气血,动作简朴,结构严谨,易于推广,对强直性脊柱炎有很好的康复作用。经常训练者可感到精神爽快、食欲增加、四肢灵活、步履矫健。

(2)导引:是常用的一种对强直性脊柱炎具有治疗作用的传统运动疗法,与吐纳功法结合。用于腰痛、拘挛、风湿痹痛等治疗。

(3)八段锦:由 8 种不同的动作组成,分别以身体的伸展、仰俯,肢体的屈伸运动,并伴随呼吸的调整,来加强对五脏六腑的功能训练。训练后不仅可以强身健骨,还可练丹田之气,对关节疼痛、内脏疾病等具有较好的治疗作用。

(4)太极拳:练身、练意、练气三者结合,静所以养脑力,动所以活气血,内外兼顾,身心交修,最终达到"阴平阳秘"的状态。太极拳训练对中枢神经系统有良好的作用,并能改善血液循环,改善消化系统和新陈代谢过程。太极拳几乎适用于各种人体慢性疾病的康复,对关节炎、腰背痛、腰肌劳损、神经衰弱、多种内脏疾病等均具有良好的疗效,是一种老少咸宜的养生、保健运动。

277. 强直性脊柱炎患者如何进行水中运动

因为水具有一定温度,可缓解疼痛、解除肌痉挛、增加关节活动范围。而借助水的浮力进行各种水中运动,则可以进一步增强肌腱、韧带的柔韧性,使关节部位的炎症消退。水的浮力作用也可使关节运动时所受的压力明显减少。因此,水中运动治疗强直性脊柱炎,可以预防及矫正脊柱及其他关节的畸形,加强伸肌群肌力;维持和改善胸部活动,增加肺活量;配合按摩或牵伸训练等治疗前准备。同时水中运动可激励患者的兴趣和活动。

(1)松弛和牵伸屈曲和内收肌群:在温度合适的水池中浸泡一定时间后,张力高的肌群可以松弛,牵伸髋屈肌和内收肌。但是,需要注意漂浮物产生的浮力必须>2 000 克才有效。此时,患者主观上应感觉到髋前方有被牵拉感,否则应加大漂浮物,但不宜采用两个或两个以上的漂浮物,因为这样不易控制方向。在牵伸一定时间后,让患者用力将漂浮物向下拉几厘米,并保持在位置上数秒钟。这种收缩有助于屈肌或内收肌较好地松弛,然后再放松,在让漂浮物牵伸肢体。这一动作可重复数次,直到关节活动度达到最大限度。

(2)颈部运动:让患者背靠池壁,如水深不够,可让患者屈膝,以便水面可及颌部。可结合呼吸进行训练,水面达颌部时呼气(水静压压迫胸部有利于呼气)。然后,伸膝站立,使胸部出水面,并同时吸气。颈部被浸泡一定时间后,斜方肌和颈部肌肉都因浸入热水中而得到松弛。此时,即可进行颈部的旋转和侧屈运动。

(3)水中医疗体操:漂浮仰卧位,放松躯干和四肢。漂浮仰卧位,四肢交替下压入水。半支撑仰卧位,双腿交替下压、上抬。漂浮仰卧位,双上肢向外、向上伸展。坐位,躯干左右转动,并逐渐双臂向前举和抓握体操棍进行。抓握池边栏杆俯卧位,双下肢击打水面。

需要注意的是,进入水池中后,静脉血回流入胸,使胸部的回血量增加 700 毫升左右,对肺活量小的患者会产生不利的影响,因此肺活量不到正常值 30% 的患者,不宜进行水中运动。

水中运动应每周 3 次,以恢复活动、肌力和体能。

278. 强直性脊柱炎患者可选择何种游泳姿势

游泳可以有效地降低关节炎症的发作,增强脊柱和其他关节的柔韧性,所有肌肉和关节都介入运动且处于放松状态。低冲击性的水中运动有助于改善运动能力和增强肌力且相对安全,提供有氧训练以达到健身和增加肺活量的目的,同时适宜的水温也为运动疗法提供了训练条件。因此,游泳更是强直性脊柱炎患者最理想的运动疗法项目。但不同的患者选择游泳的方式应有所不同。

(1)基本姿势:游泳有不同的泳姿,但总体推荐强直性脊柱炎患者游泳时保持整个身体伸展。

①自由泳。颈椎和腰椎轻柔的旋转动作具有很好的训练作用。

②仰泳。可以充分伸展胸廓,双肩关节充分运动。

③蝶泳。需要避免,因为这一泳姿容易造成腰椎的过度紧张。

④蛙泳。也需要避免,因为这一泳姿也会造成颈椎和腰椎的过度紧张。

(2)针对不同的病情,采用不同的游泳方式

①对于症状相对较轻的强直性脊柱炎患者而言,规律的自由泳是最佳选择。

②肋脊关节仍有活动性病变或呼吸功能受累的患者宜采用潜泳方式,可使脊柱和髋关节产生伸直动作。更重要的是每次潜入水下,都必须先吸气。这一运动可促进肋脊关节活动,使肺活量随着训练的增多而增加。

③颈椎活动受限患者,蛙泳和自由泳会受到一定的限制,而此时头部露出水面的泳姿会加重颈部疼痛症状。可采用水下呼吸管进行。

④蛙泳可能会造成髋关节和骨盆症状加重,所以仰泳更适合存在髋关节和骨盆症状的患者。

279. 强直性脊柱炎患者适合哪种有氧训练

(1)行走训练:步行是比较好的有氧训练形式,主要锻炼下肢关节并能增加肺活量,适用于无髋关节受累的患者。强直性脊柱炎患者必须养成良好的行走训练习惯,尤其是早晨开展行走训练,有助于降低肌肉僵硬和增加身体组织的血氧供应,并缓解疼痛。严重的强直性脊柱炎患者应避免跑步,因跑步会导致患者病情加重。

(2)骑自行车:对于脊柱融合而存在不能忍受的疼痛和僵硬的

患者不推荐。轻度强直性脊柱炎患者可以在平坦的路面上缓慢骑自行车。要确保骑自行车时身体保持伸展的挺直姿势，训练时间5～15分钟，训练间隔时可平躺伸展脊柱。假如感到腹部肌肉疼痛和酸胀，需要暂停骑自行车训练。固定自行车训练相对更为适宜，但把手需要改良调节，以免训练时身体过度前屈。这一训练有助于增强患者的心肺功能、下肢肌力，以及髋关节、膝关节关节活动度。

（3）器械训练：增强背部、下肢和肩关节伸展的器械有氧训练对患者有益，但需要避免颈部过度紧张。若外周关节受累不显著，下肢的肌力练习可采用应用跑台或爬楼装置进行的有氧训练；躯干和上肢的肌力练习可用划船器、滑雪装置。

280. 采用哪些方法预防和纠正髋关节挛缩、变形

（1）髋关节受累患者为了预防和纠正髋关节屈曲挛缩，应让患者俯卧位，腰部后伸，以克服髋关节屈曲挛缩，每日1～2次，每次30分钟。

（2）为了预防和纠正髋关节内收变形，睡眠时可在双下肢间夹一枕头或沙袋，使髋关节呈外展位。

（3）体重超重者应减轻体重，减少髋关节负重。

（4）使用拐杖，可以减轻髋关节负重，避免关节的进一步损伤。

（5）髋关节变形，同时可引起脊柱和膝关节变形，不仅可发生于患侧，还可发生于对侧。进行运动疗法时应酌情对症处理。

（6）游泳等运动对髋关节是最有益的运动，游泳不但可以锻炼全身关节灵活性，增加肺活量，而且游泳时借助水的浮力，避免了下肢关节的负重，所以特别适合强直性脊柱炎髋关节受累的患者。

（7）如果被动运动困难，可以利用牵引架、滑车重锤或借助患者上肢力量进行牵伸训练。牵伸训练每日坚持1～2次。在热水

浴后开展运动疗法更有助于治疗。

（8）热水浴和局部热疗有助于放松，且可帮助被动牵伸。局部热疗原则上不要超过15分钟。人工关节置换术后人工关节处应避免热疗。

281. 强直性脊柱炎患者如何选择体育活动

除了医疗体操之外，强直性脊柱炎患者还可以根据个人情况采用适当的体育活动进行辅助治疗，尤其是病情稳定、疼痛不明显的患者，适当的体育活动有助于保持柔韧性和肌力。

（1）可进行的体育活动：建议患者进行可改善腰背部伸展和躯干旋转，保持良好脊柱曲度的体育活动和娱乐活动。具体可包括散步、旅游、游泳、网球、羽毛球、滑雪和射箭等。其中，游泳是最理想的体育活动。网球、羽毛球等可促进良好姿势和腰背伸展的运动。

（2）需要注意的体育活动：排球和篮球也适合强直性脊柱炎患者，因为这些运动结合了很多伸展动作。不过，其中的弹跳动作可能不太适合强直性脊柱炎患者。

（3）不同病情的体育活动：在强直性脊柱炎早期伴有原发腰痛时，患者可打篮球、排球和网球；在进展期，直立把手的骑自行车运动和游泳较为合适。若颈部受累，运动则须谨慎，需要备有安全设施。

（4）需要避免的体育活动：长时间脊柱屈曲的体育活动，如高尔夫球、保龄球、户外自行车等体育活动需要避免。接触性体育活动（如拳击、橄榄球、足球和曲棍球等）需要避免，以免外周关节和脊柱损伤。

进行健身和体育活动时，还应对如下情况加以注意：健身和体育活动不能替代治疗性训练；不宜进行有身体相互接触的运动项目，以防止脊柱骨折的危险；颈椎活动受限者游泳宜选择仰泳。

282. 强直性脊柱炎不同阶段如何进行康复治疗

（1）活动期：康复治疗的目的是为了缓解疼痛，活动受累关节，减少畸形，恢复体能。康复治疗方法包括以下几种。

①缓解疼痛和肌肉痉挛。可在相应关节和肌肉局部应用热袋等热敷疗法。

②解除急性炎症期后持续存在的肌肉痉挛。采用放松技术。

③活动受累关节。可通过水疗进行，在恢复活动度的同时，还可缓解疼痛和肌肉痉挛。

④不同体位的运动方式

●仰卧位，生理性放松；尝试寻找使脊柱伸展的位置；四肢下压床面，以使股四头肌、臀肌和背部伸肌等长收缩。

●屈膝仰卧位，双膝两侧来回摆动；一手向上、向外举起，头部转向该侧，左右交替；双手置于上腹部做腹式呼吸练习；骨盆前、后倾运动。

●俯卧位，交替后抬腿；双腿后抬；双手按于床面，抬起头和双肩。

●坐位，伸展头部和颈部，位置矫正；躯干向两侧转动；向前弯腰双手触及足，然后伸展还原；头、颈两侧转动。

●站立位，躯干向两侧转动；深呼吸；躯干向两侧侧屈。

⑤可鼓励的体育活动。游泳、投篮。

（2）活动期后：康复治疗的目的是保持脊柱和外周关节活动，体位训练，改善和保持体能，保持肋椎关节活动度和肺活量。

①基本要求。坚持每天的运动，运动应简单、适量，便于患者在家中进行，或可从活动期原有的练习内容中选择。

②原则。强调尽可能保持仍然存在的功能，每天脊柱应进行屈曲、后伸、侧屈、侧转等方向的全关节活动，脊柱伸展肌在可动范围内活动。

③推荐的体育活动。游泳或体能训练,每周 3 次。

283. 怎样预防强直性脊柱炎并发症

对于强直性脊柱炎活动期后的患者,另一个重要的治疗内容是预防并发症。常见的并发症为上颈段失稳、心肺功能受累等。

(1)上颈段失稳:主要为缓解疼痛不适;保持和恢复关节活动度、肌力;帮助改良日常生活活动方式,避免激惹颈痛。具体措施:颈围常用于缓解不适和保护颈部;温热疗法、冷疗等缓解疼痛;对于上颈段骨折,一般采用谨慎的制动即可;有进行性神经损害者或不能外固定的骨折需要手术治疗才可解决。

(2)心肺功能受累:虽然患者的扩胸度受限,但肺功能的降低只是轻度的,为补偿胸廓的活动度降低,患者可进行针对性的膈肌训练。

主动脉供血不足和心脏传导阻滞是最常见的心脏并发症,尤为慢性期患者。保持脊柱、胸廓活动度的运动疗法程序同样可作为心肺功能锻炼的运动疗法程序,通过适量的、有规律的练习可使患者保持满意的工作能力。但要注意,有心功能问题的患者在开始运动疗法前应进行一些必要的测试,以防在运动疗法过程中或后出现意外。

284. 如何进行骶髂关节局部注射治疗

由于骶髂关节是一深在关节,很难进入其间进行局部手术治疗。该关节的解剖非常复杂,有很大变异,呈"S"形走向,也可垂直、前后走向;骶骨、髂骨的关节面形状有所不同;每个关节有腹侧、内侧的滑膜部分(耳状面)和背侧、后方的耳外部分。几乎不可能在不损伤血管、神经根、结肠或输尿管的情况下从前方入路进入骶髂关节,而后方入路也很困难。因此,在 CT 引导下的骶髂关节腔内注射长效糖皮质激素的方法相对较为成熟。具体操作方法如下:CT 扫描骶髂关节下 1/2 段,选择骶髂关节间隙与皮肤距离较近、关节间隙较为平直、与矢状面夹角较小的层面为进针面。在CT引导下穿刺并注射长效糖皮质激素（如曲安奈德 10～20 毫克，溶于利多卡因注射液 1.3 毫升）。此外，伊那西普等生物制剂也可作为骶髂关节局部注射的药物。

CT引导下的骶髂关节腔内注射技术的主要适应证：患者因消化道出血、过敏等原因不宜使用非甾体抗炎药，使用非甾体抗炎药不能完全控制疼痛，长期使用非甾体抗炎药。

由于糖皮质激素可导致感染播散，如果不能排除结核或化脓性关节炎时，不应盲目选用关节腔内注射。而对体型肥胖的患者进行该治疗，可能存在较大的操作失败的风险。

由于骶髂关节处无大的血管、神经，相对比较安全，因此局部治疗的不良反应比较少见。

此外，局部注射糖皮质激素可改善受累髋关节症状，包括缓解疼痛、改善内收等关节活动角度，提高患者的生活质量。对于髋关节间隙已明显变窄的患者，局部注射药物也可获得一定的疗效。

285. 强直性脊柱炎患者在什么情况下需要采取外科治疗

（1）对有严重脊柱畸形的患者可做脊柱矫形手术（如胸椎、颈椎截骨术）。尤其是存在严重脊柱后凸畸形的患者，会对心肺功能造成严重影响，如身体条件允许，可行脊柱截骨矫形手术。

（2）对于正规内科治疗 6 个月，仍无法缓解的外周关节（如膝关节或踝关节）疼痛，超声或 MRI 检查证实有明显滑膜增生的患者，可考虑行关节镜检查及施行关节滑膜切除术。

（3）对髋关节、膝关节活动明显受限者，可采取人工关节置换或成形术。尤其是对于难治性疼痛或功能受损和有放射学结构破坏证据的髋关节受累者，无论年龄多大都应考虑人工全髋关节置换术，以改善功能。人工全髋关节置换术是最佳选择，置换术后绝大多数患者的关节痛得到控制,部分患者的功能恢复正常或接近正常,置入关节的寿命90%达10年以上。

需要提出的是,强直性脊柱炎手术治疗只是对症治疗,其目的是矫正畸形,缓解疼痛,改善功能,使患者能够生活自理,提高生活质量。同时,仍应以药物治疗原发疾病,预防其他关节破坏。少数心瓣膜关闭不全严重者还需考虑换瓣膜手术。

286. 脊柱截骨矫形手术有什么作用

随着人体站立,正常人的脊柱在冠状面上为一直线,而在矢状面上呈"S"形弯曲,即颈椎生理曲度向前,胸椎生理曲度向后,腰椎生理曲度向前,骶椎生理曲度向后。如果上述生理曲度变直、曲度反张或曲度加大,则站立姿势或行走步态会发生改变。

强直性脊柱炎累及脊柱时,常见的畸形包括:颈椎极度屈曲,导致头不能抬起、双眼不能平视,更不能仰头;胸腰椎后凸,且在前屈运动中加重(图67),有时可伴有冠状面的侧弯,严重畸形者双

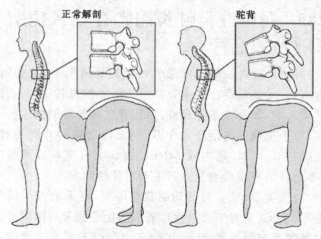

正常解剖　　　　　　　驼背

图67　胸腰椎后凸,在前屈运动中加重

眼不能平视。这些畸形可使患者生活质量下降,劳动能力丧失,而且由于脊柱畸形,使胸腔和腹腔的容积缩小而使心肺功能及消化系统功能受损。虽然脊柱有严重畸形,但由于疾病属于慢性发展,因此合并脊髓受压者少见,但常有神经根刺激或受压的症状。

脊柱截骨矫形手术后,可使患者头部抬高,双眼可平视或向上看,躯干直立可改善步态及站立姿势,也可改善生活质量和劳动能力,同时也可改善患者的心肺功能,减轻或消除神经根刺激或压迫症状。

不过,强直性脊柱炎造成脊柱的关节韧带骨化融合,手术治疗后的脊柱已经不能将其变为活动的节段,只能将处于非功能位的畸形脊柱通过手术变成近似功能位的脊柱,然后再融合。因此,矫正畸形后的脊柱仍然没有活动节段。

287. 脊柱截骨矫形手术需要考虑哪些因素

(1)手术适应证:对于累及脊柱的强直性脊柱炎手术适应证包括:寰枢椎不稳,伴有疼痛及中度神经功能障碍;颈椎后凸畸形,出现下颌顶住胸部,头部不能抬高,双眼不可平视;腰椎后凸畸形,出现头不能抬起,双眼不能平视,上半躯干前弯,形成严重驼背;脊柱骨折伴假关节形成。

(2)年龄:能否进行手术矫正,年龄是需要考虑的重要因素。一般认为,超过50岁的患者在选择进行脊柱截骨手术时应慎重。首先,需要拍摄胸、腹部X线片,如有主动脉钙化阴影者,不宜手术。否则,在进行截骨手术时有可能造成主动脉折断而引起术中死亡。

(3)肺功能:另一个需要考虑的因素为肺功能。由于强直性脊柱炎患者常累及胸椎,胸椎小关节强直,胸廓活动受限,加之胸腰部后凸畸形,可使胸腔容积减少,肺功能受损。因此,术前检查肺功能至关重要。如肺功能降低至正常的40%以下,手术宜慎重,否则有可能发生肺功能障碍。

288. 脊柱截骨矫形手术有哪些关键技术

（1）麻醉：由于强直性脊柱炎累及脊柱，脊柱韧带骨化，椎板间孔大部分被增生骨覆盖，因此硬膜外麻醉及脊髓麻醉是很困难的。脊柱截骨手术可选用局部麻醉，优点是安全，术中能随时监视下肢活动，避免神经损伤；缺点是止痛不全，特别是患者在清醒状态下俯卧于手术台3～4小时，患者往往难以耐受。目前常用的麻醉为气管插管全麻。由于强直性脊柱炎患者多伴有颈椎活动受限，因此气管插管技术需要一定的设备与技巧。现应用的纤维支气管镜或经皮穿刺插管，对常规插管困难的患者提供了方便和安全的技术。对上述技术仍存在困难的患者，可行气管切开插管麻醉。

（2）体位：进行脊柱截骨手术时，应有相应的体位架。由于患者胸、腰椎严重后凸，俯卧位时胸腹部悬空，因此应采用拱形支架调整患者体位。拱形支架最好能在术中调整弧度，以便在截骨手术时随时调整体位。

（3）截骨技术：由于胸椎椎管容积较小，内容为脊髓，容易发生脊髓损伤意外，且损伤后后果严重。因此，即使是胸椎后凸畸形，也一般选择腰段作为截骨部位，通常选择腰$_{1～2}$、腰$_{2～3}$节段截骨（图68）。胸腰椎截骨术后，脊柱畸形可获得较大改善（图69）。

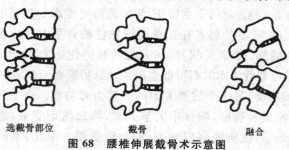

选截骨部位　　　　　　截骨　　　　　　　融合

图68　腰椎伸展截骨术示意图

近年来，采用术中皮层诱发电位监视神经功能，采用多节段截

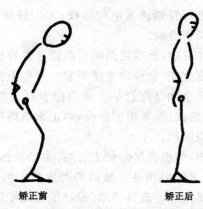

矫正前　　　　　　　　　矫正后

图 69　胸腰椎后凸畸形矫正前后对比示意图

骨,椎板根钉固定技术,使手术矫正效果明显提高,截骨完成后椎体张口不大,术后神经系统并发症和死亡率大大降低。

应用经椎弓根骨质刮除做椎体及后部附件"V"形截骨,使手术效果提高,损伤脊髓和神经根的可能性降低。同时,由于这一截骨技术经椎体,故前侧椎间张口更小,因此更为安全。

对强直性脊柱炎并发应力骨折假关节形成的患者,应切除假关节,采用椎弓根钉及钩固定技术,同时植骨修复假关节。对合并严重后凸畸形者,同期行后凸畸形矫正术。

对颈椎严重后凸,可采用颈₇后方截骨术,使头部抬起,采用椎弓根钉或侧块钢板固定。但此手术有相当的难度,且易发生神经系统并发症。

289. 如何防治脊柱截骨矫形手术潜在并发症

(1)神经系统并发症:这是脊柱后凸截骨术最严重的并发症,轻者神经根损伤,严重者可完全截瘫。主要措施为:术前仔细评估患者脊髓情况,必要时可行 MRI 检查,以排除脊髓内病变,明确脊髓受压原因；术中进行脊髓诱发电位监视；术中仔细操作，防止过度矫形，防止器械损伤脊髓。

（2）消化系统并发症：严重后凸畸形的强直性脊柱炎患者矫形后，由于脊柱的曲度改变，脊柱伸直使附着在脊柱上的腹腔内脏受牵拉，可导致肠系膜上动脉综合征。术后患者频繁呕吐、腹痛、腹胀。治疗方法为胃肠减压，采用俯卧位，纠正水电解质平衡。对无效者，可考虑做胃镜减压。

（3）大血管损伤：如患者年龄较大，伴有主动脉钙化时，截骨矫正时可能会发生大血管损伤这一致命的并发症。因此，对于这些患者，手术尤为需要注意。改良手术（即经椎弓根椎体去松质骨矫正），脊柱短缩术，椎间盘前方张口不大，此时主动脉牵拉不大，故相对是安全的。对畸性严重，重度影响生活质量，必须手术者，虽伴有轻中度主动脉钙化，也可试行此法矫形。

（4）感染：如术前预防性应用抗生素，术中仔细操作，术后引流，感染可降至最低程度（感染的发生率低于 1%）。但由于放置的内固定突起引起皮肤压疮者不少见，故术中应将内固定放置好，不要遗留突起的硬性材料。

（5）假关节形成：脊柱截骨术后假关节形成时有发生，主要原因是截骨处上下均为强直节段，故截骨处应力较大，同时由于截骨过宽使截骨处骨质接触不良，或内固定不牢固，或外固定等，均会形成截骨处的假关节。预防的措施为术前仔细设计，使截骨的宽度合适，以使截骨处骨质接触放置可靠内固定；术中在截骨周围植骨，术后石膏或支具制动 3~6 个月，如采取上述措施则假关节发生率会降低。一旦假关节形成，则内固定会折断，矫正的角度会丢失，有时畸形甚至比截骨前还要严重。故假关节一旦确诊，则应及时手术，包括假关节切除，畸形再矫正及更换内固定。

290. 怎样治疗强直性脊柱炎合并的脊柱骨折

强直性脊柱炎合并脊柱骨折的损伤机制、好发部位、发病率及影像学改变均不同于一般的外伤性脊柱骨折。此类骨折易误诊和漏诊，处理上也有不少问题，应予以重视。

由于强直性脊柱炎使脊柱自发性融合，同时常伴有骨质疏松，因此患者一旦发生损伤则发生脊柱骨折的机会较高（约为正常人脊柱骨折的 3.5 倍）。有时骨折的发生可无外力或轻微外力导致，即所谓的应力骨折。此类骨折以下颈段和胸椎段为好发部位，因为此处承受的应力较大。

强直性脊柱炎骨折常累及前、中、后三柱，故为不稳定骨折，合并脊髓损伤的可能性较大。由此表明，强直性脊柱炎累及脊柱的患者应更注意加强保护，防止外伤。

部分强直性脊柱炎骨折为应力骨折，诊断时常已形成假关节，此类骨折称为脊柱的静息性骨折，患者主诉疼痛但不严重，也无明确的外伤史，应注意不要漏诊。

颈椎骨折常呈剪力骨折，容易移位，而胸、腰段骨折常为应力骨折，X 线摄片表现为相邻椎体的终板硬化，软骨下骨质破坏。MRI 检查可更清楚显示。强直性脊柱炎患者脊柱骨折有时可被误诊为脊柱结核，因此对可疑病例可拍摄断层 X 线片或 CT 扫描。必要时进行穿刺病理检查。

强直性脊柱炎骨折常发生在患病多年的患者，一般患者病史可长达 15 年以上。

对强直性脊柱炎患者脊柱骨折的治疗原则同其他原因导致的脊柱骨折。对于应力骨折，如仅有假关节形成，可切除假关节固定植骨，是否同时矫正畸形仍有不同意见。对假关节进行性发展，引起脊髓或神经根损伤时，则宜行前外侧减压、前路固定及植骨术。

291. 滑膜切除术适应证和禁忌证有哪些

由于强直性脊柱炎主要侵犯关节滑膜,因此对于髋关节、膝关节早期的滑膜病变,进行切除可有效缓解滑膜炎引起的疼痛、肿胀,同时也可延缓关节病变的进展。

(1)手术适应证

①髋关节或膝关节疼痛,活动受限(膝关节可伴有肿胀),药物治疗无缓解。

②X线检查,前后位片髋关节或膝关节间隙正常或轻度狭窄,MRI检查显示有关节积液,滑膜增生。

③体温不超过38℃,切口局部皮肤无破溃、无感染。

④全身状况良好,无严重贫血,空腹血糖<8毫摩/升。

⑤每日口服泼尼松不超过10毫克(2片)。

⑥髋关节、膝关节可主动或被动活动>50°。

(2)手术禁忌证

①严重的心肺功能不全,全身状况差,严重贫血,空腹血糖>9毫摩/升。

②体温超过38℃,切口局部皮肤有破溃或感染。

③大剂量使用糖皮质激素。

④X线摄片显示髋关节或膝关节间隙明显狭窄或消失。

⑤髋关节、膝关节主动或被动活动<50°。

292. 关节镜下滑膜切除术有哪些优缺点和适应人群

(1)关节镜下滑膜切除术的优点:由于操作的微创性,显著减少了传统开放手术对关节及其周围组织的损伤,对关节周围的结构几乎没有影响;术后恢复快,不影响关节功能;可进行多次手术;可同时对半月板、关节软骨和交叉韧带进行检查、清理和修复;可结合生物制剂疗法进行综合治疗。

（2）关节镜下滑膜切除术的缺点：滑膜切除范围有限；对于严重的滑膜炎可能效果不理想，多次关节镜下切除后症状仍无缓解，应考虑行开放手术。

（3）适应人群：通过关节镜治疗强直性脊柱炎的髋关节早、中期病变特别适合年轻及少年患者。在坚持规范化内科治疗的同时，将关节镜滑膜下切除术与生物制剂注射相结合，可以明显延缓病变的发展。

293. 强直性脊柱炎人工关节置换术有哪些适应证和禁忌证

强直性脊柱炎经过内科治疗（或未经治疗），髋关节或膝关节出现关节间隙的明显狭窄、疼痛、活动受限或关节强直、融合，应进行人工髋（膝）关节置换术。

（1）手术适应证

①心肺功能良好。

②血红蛋白＞100克/升，血糖正常。

③体温正常，切口局部皮肤无破溃、无感染。

④每日口服泼尼松不超过1片（5毫克）。

⑤X线摄片关节间隙明显狭窄或消失，关节活动疼痛，功能受限，内科治疗无缓解。

⑥关节强直、融合、屈曲畸形。

（2）手术禁忌证

①心肺功能不全。

②严重贫血，血红蛋白＜90克/升，空腹血糖＞7毫摩/升。

③体温超过38℃，切口局部皮肤有破溃或感染，有泌尿系统感染、牙龈炎或其他部位感染。

④大剂量使用糖皮质激素。

294. 强直性脊柱炎人工关节置换术前需要考虑哪些问题

(1)施行手术时间:因为强直性脊柱炎患者相对年轻,而人工关节置换术的长期疗效目前尚难肯定,有些患者可能需要进行1~2次关节翻修手术。因此,对关节尚存部分活动,疼痛又不严重,可采用药物控制者,可暂缓手术。当然,如果疼痛严重,关节功能明显障碍,特别是关节强直在非功能位,已严重影响患者生活质量和劳动能力者,应及时进行人工关节置换术。

(2)疗效:强直性脊柱炎患者人工关节置换术后的疗效不如骨关节炎、骨坏死者及类风湿关节炎患者,主要是活动范围没有预想的那么大。同时,随着时间推移,关节活动还会减少。原因是关节周围肌肉和韧带骨化,或虽没有骨化,但缺乏弹性。对于一个髋关节强直的患者,存在 $80°\sim90°$ 的活动度具有很大的意义。

(3)双侧关节一次置换还是分期置换:如双侧关节均已强直,提倡一次麻醉下置换双侧髋关节。因为这些患者年轻,且麻醉相对困难,一次手术置换两侧关节可省医疗费用,缩短住院时间,也利于康复;若仍有一侧关节存在部分活动且疼痛不严重,对侧关节强直,则可先置换强直的一侧。

(4)对合并脊柱畸形者是先矫正脊柱畸形还是先进行人工关节置换:这个问题仍存在不同意见。主张先进行关节置换者认为,关节畸形矫正后再进行脊柱矫正术更容易些;主张先进行脊柱截骨术者认为,如先进行人工关节置换术,当畸形的脊柱存在使患者站立处于不稳定状态,骨盆过伸,人工关节会有脱位的风险。

(5)采用骨水泥固定假体还是非骨水泥骨长入型假体:强直性脊柱炎患者多为中青年,故采用非骨水泥骨长入型假体较好,因这些患者成骨倾向,骨长入假体容易,同时以后翻修也方便。但很多患者长期药物治疗,特别是合并应用糖皮质激素且长期负重少的患者,骨质疏松明显,股骨髓腔扩大,给应用骨长入型假体带来困难。目前使用的骨水泥使股骨柄假体使用寿命明显延长,对应用非骨水泥假体困难者,也可采用骨水泥假体。

(6)人工关节使用时间:这是一个很难回答的问题。由于强直性脊柱炎患者年轻,故活动量大,因此人工关节的使用寿命会较老年患者短。但随着新技术、新材料的应用,人工关节使用寿命在不断延长。

295. 人工关节置换术前需要做哪些准备工作

(1)强直性脊柱炎髋(膝)关节置换的患者,若合并营养不良、贫血、长期服用药物所致肝肾功能损害,则需要在术前加强营养,纠正贫血,停用强直性脊柱炎治疗药物,应用保护肝肾功能的药物。

(2)对于糖皮质激素依赖且术前无法停用的患者,应在术前逐渐减量至泼尼松每日 5 毫克(1 片)以下方可进行手术。此外,对于此类患者,术后应加强预防感染的措施。

(3)需要手术的患者由于长期疼痛、功能受限,对于生活的态度往往不够积极,表现为不愿意活动和锻炼。术前进行适当的心理辅导,可以增强患者对手术成功的信心,使患者在术后积极配合进行功能锻炼。

(4)术前要鼓励患者多活动,锻炼髋关节、膝关节周围的肌肉及加强非置换侧关节的活动,以使患者术后尽快恢复。

296. 人工关节置换术可能会有哪些并发症

(1)感染:是人工关节置换术后最严重的并发症,但发生率较低(感染率低于 1%)。而一旦发生感染,处理非常棘手。人工关节置换后局部出现红、肿、热、痛伴有高热时,可确诊为感染。术后出现持续的疼痛,尤其是出现静息痛伴有血沉及 C 反应蛋白升高,应考虑感染。

(2)关节假体无菌性松动:人工关节的松动是难以避免的,一般人工髋关节 15～20 年生存率可以达到 95％～98％,人工膝关节 10～15 年生存率为 90％～95％。因松动而需翻修髋关节者占髋关节翻修术的 80％,这种风险在术后 10 年约为 10％,并且年轻的男性远比老年女性患者容易发生,因此是最常见的远期并发症,也是造成人工关节失败的主要原因。松动的主要原因是人工假体与患者宿主骨未能很好地整合,以及磨损颗粒引起骨溶解。松动的主要临床表现为疼痛和活动受限,X 线摄片可见假体周围出现骨吸收透亮带,可有假体位置的改变。

(3)深静脉血栓:关节置换术后深静脉栓塞的发生率为10％～70％,肺栓塞的发生率在 1％～4％。小的血栓会导致下肢轻度水肿,大的血栓会出现下肢的严重水肿,血栓脱落可能造成重要的生命器官的衰竭,如肺栓塞、脑梗死、心肌梗死等,严重时可造成死亡。

(4)晚期局部并发症:人工关节置换术的晚期局部并发症包括脱位、假体周围骨折、假体磨损、假体断裂、异位骨化等。人工髋关节脱位发生率较膝关节高,发生脱位时关节出现畸形、疼痛及活动障碍,X 线摄片可以确诊。脱位的常见原因为臀中肌失效、假体位置不良、术后早期不正确的活动、外伤等。强直性脊柱炎患者关节置换术后异位骨化发生率高。

297. 如何预防人工关节置换术后的并发症

(1)术后感染:为明确感染的程度及性质,应在无菌条件下抽取关节腔的液体,进行培养和药物敏感试验,确认感染的细菌种类及相应的敏感药物。根据药物敏感试验结果,采用全身应用足量敏感抗生素。如应用抗生素不能控制感染,宜尽早行关节镜下关节清理,置管灌注冲洗;如仍不能控制感染,需取出关节假体,并对感染的组织清创,根据培养及药物敏感试验的结果选择及延长抗生素的使用,旷置,二期翻修或融合。这是最常用的治疗方法。如果此时患者存在内科方面的疾病,则不宜手术,可应用抗生素减缓破坏的速度。

(2)关节假体无菌性松动:髋关节假体松动时,患者常常出现髋关节疼痛、不稳和髋关节乏力等症状,往往需要行人工髋关节翻修术,即第一次关节置换术失败后的再手术。与初次人工髋关节置换术相比,翻修手术更困难、更复杂。相对来说,手术成功的机会也会降低。由于人工假体是有使用寿命的,因此应严格掌握手术的适应证,对于轻中度的骨关节炎患者,在病情发展允许下,可适当推迟人工关节置换的时间。

(3)深静脉栓塞:预防性用药,如低分子量的肝素,可明显降低肺栓塞发生的可能,并很少出现出血的并发症。同样,通过硬膜外麻醉下控制性降压及术后应用阿司匹林,对深静脉栓塞形成和肺栓塞的发生,有很好的预防作用。此外,患者术后应尽早进行被动、主动运动等康复训练,尽早下床康复训练。一旦发现患者不明原因的下肢肿胀,局部疼痛,可立即行下肢 B 超或静脉血流图的检查,及早确诊。

(4)晚期局部并发症:术后 10 年应考虑人工关节的磨损。磨损可导致关节不稳及脱位。强直性脊柱炎患者关节置换术后发生率高,围术期宜采用吲哚美辛等预防术后异位骨化。

298. 人工关节置换术后患者运动时应注意什么

患者在人工关节置换术后,一方面要考虑手术能否更好地缓解疼痛、改善关节功能,满足日常生活活动、娱乐和一些体育活动的要求;另一方面也要考虑人工关节置换将会维持多久。基于这个原因,人工关节置换术后患者原则上应开展低运动强度的体育活动,避免高运动强度的体育活动,由此尽量延长人工关节的使用寿命。

跑步、打网球或篮球等球类运动可能会造成人工关节的应力增加,导致组成人工关节的材料(金属的、塑料的或是陶瓷的材料)磨损增加。一旦人工关节材料出现局部碎片,则可使人工关节松动,从而造成疼痛、关节积液,甚至人工关节脱位或断裂。人工关节脱位或断裂常需要实施再手术治疗。

因此,不适当的体育活动,特别是上述高冲击性的体育活动可增加人工关节的磨损速度,会导致人工关节置换术后的并发症,或是缩短人工关节的使用寿命。

为了避免这些问题的发生,需要积极地引导人工关节置换术后患者开展体育运动,以获得整体提高健康水平的目的。一方面需要具有体育活动潜在人工关节磨损等风险的意识,避免高冲击性或容易增大下肢旋转动作的体育活动,另一方面还需要在体育活动时适当改良运动方法,如可采用上肢功率自行车进行有氧训练,下肢训练时避免人工关节置换术后的髋关节、膝关节较大程度承重等措施。这样,才能既保证置换后的人工关节具有较长的使用寿命,又达到改善患者术后整体健康的目的。

299. 人工髋关节置换术时需要重点注意哪些问题

人工关节置换术是治疗晚期强直性脊柱炎累及髋关节的唯一手段,手术适应证为严重关节疼痛及关节功能障碍,特别是双侧髋关节均受累的患者。对合并关节强直者更应考虑人工关节置换。强直性脊柱炎开展人工髋关节置换术需要重点注意的问题如下。

(1)假体选择:人工髋关节由人工股骨柄和髋臼两部分组成(图70),分为骨水泥型和生物型。骨水泥型人工髋关节通过骨水泥黏合,髋臼部分为高分子聚乙烯,股骨部分为具有光滑表面的金属柄,骨水泥型假体主要用于髋臼、股骨严重骨质疏松,其骨质不能把持假体；或出现结构性缺损，需进行重建植骨的初次及翻修手术。生物型人工髋关节通过人工金属假体与骨直接接触，对假体表面进行处理，可以使人工假体与骨结合，假体表面经处理后有巨孔、微孔、喷砂及羟基磷灰石涂层等多种。羟基磷灰石涂层具有更好的与骨的整合能力。生物型人工假体主要适用于无严重骨质疏松、较年轻的患者。

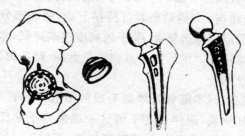

图70　人工髋关节组成

（2）骨质疏松情况：强直性脊柱炎髋关节病变需进行人工关节置换者大多数为年轻人或中年人，骨质情况较好，局部出现的骨质疏松大部分是由疼痛、关节功能障碍导致的失用性骨质疏松。人工关节置换后，随着疼痛减轻并逐渐负重行走，骨质疏松的情况会明显改善。

（3）今后翻修手术条件：由于关节置换患者的年龄较小，此类患者绝大部分需要1～2次翻修，因此初次置换时应保留更多的骨量，以利于为今后的翻修手术创造条件。因此，如条件允许，强直性脊柱炎患者的人工髋关节置换，尽量选择生物型人工关节。

300. 人工髋关节置换术后需要注意哪些问题

（1）术后处理：术后抗感染、抗凝、营养支持。强直性脊柱炎患者大多营养状况较差,术后要及时补充营养,鼓励患者多进食以尽快恢复体力。

(2)术后功能锻炼:非常重要。由于术前关节多数为僵直或强直状态,关节周围软组织已挛缩,手术中虽进行了软组织松解,但组织成分多为纤维组织,容易再次瘢痕化,影响关节活动。因此,术后2~3周鼓励患者活动下肢,人工置换的髋关节可进行持续被动运动,防止粘连。3周后患者可持拐下地,患肢部分负重训练行走。术后4周后训练坐矮凳,凳子的高度逐渐降低,术后6周允许患者进行下蹲训练。术后6个月内避免盘腿、跷二郎腿内收、内旋术侧髋关节及侧卧。

(3)行走步态:术前骨盆倾斜造成的下肢不等长现象,术后患者会感觉更加明显,应使患者了解这一现象为正常反应。经过一段时间的行走训练,骨盆倾斜会逐渐纠正,下肢不等长的感觉也会逐渐减轻。

(4)长期训练:由于很多强直性脊柱炎患者术前已习惯僵直或强直状态,术后获得少许活动就容易满足,导致训练不刻苦,影响术后效果,因此应鼓励患者循序渐进地积极训练,要有良好的生活态度。

301. 如何进行人工关节置换术围术期的康复治疗

人工关节置换术的疗效取决于两个因素:外科手术者的技巧、患者主动参与康复的情况。从康复医学的观点,患者不仅要术后主动参与康复,还需要在术后早期进行康复治疗,甚至将康复治疗前置到手术前。人工关节置换术前到术后早期这一时间段也称为围术期。围术期进行康复治疗的目的是积极预防早期并发症、加快术后康复速度。人工关节置换术围术期的康复治疗内容如下。

(1)手术前

①术前康复教育,使患者了解手术,手术并发症(如感染、关节

肿胀、关节疼痛和下肢静脉血栓等),术后康复的方法和注意事项等,消除患者对手术的恐惧心理。

②增强患肢及其他肢体的肌力训练,以促进术后肌力更好地恢复。

③教患者学会深呼吸及咳嗽,预防卧床引起肺部感染。

④教会患者踝"泵"运动,以降低术后深静脉血栓或肺栓塞风险。

⑤教会患者术后早期康复训练方法,如床上及转移活动,各关节的主动—辅助运动和主动运动,助行器的使用等,尤其是教会患者应用术后将使用的助行器进行步态训练。

⑥避免患者术后手术关节的不良动作,如髋关节的过度屈曲和外展等。

(2)术后早期:术后早期的消肿、镇痛和促进伤口愈合主要采用物理因子疗法。

①冰疗法。术后第一天即可使用冰袋置于手术的关节,每次20~30分钟,每日1~2次,直至关节消肿、疼痛减轻。

②毫米波疗法。手术部位,每次20~30分钟,每日1~2次。

③经皮神经电刺激疗法。采用频率为100赫兹,双通路四电极分别置于手术创口两侧治疗,每次20~30分钟,每日1~2次。

④光疗法。如果切口感染,可用紫外线局部照射。

(3)预防术后并发症:进行术前已教会患者的预防术后并发症的运动训练。

①为了预防肺部感染,进行深呼吸训练,运用咳嗽技术。

②为了降低术后深静脉血栓或肺栓塞风险,进行踝"泵"运动。

●屈伸动作。患者仰卧位,下肢伸展、放松;踝关节慢慢背伸至最大限度,保持10秒钟,放松;然后慢慢跖屈至最大限度,保持10秒钟,放松。休息10秒钟后重复。反复屈伸踝关节,每次5分钟,每日5~8次,或每间隔1小时训练1次。

●环绕动作。患者仰卧位,下肢伸展、放松;以踝关节为中心,做环绕动作,尽力保持动作幅度最大,反复进行。每次5分钟,每日5~8次,或每间隔1小时训练1次。

302. 人工髋关节置换术后早期如何进行康复训练

(1)术后当天的相对制动:患者仰卧位,双下肢之间放一枕头,保持术髋外展位,同时在患肢外侧放一枕头防止髋外旋,并进行深呼吸训练,运用咳嗽技术。

(2)术后早期的训练:这一阶段最重要的是保护髋关节的结构愈合,以预防假体的脱位或半脱位。具体包括以下几点。

①尽早开始深呼吸、咳嗽训练和踝"泵"运动,以防术后并发症。

②尽可能早地开始非手术肢体和上肢的关节活动度训练和抗阻训练,以保持它们的力量和柔韧性,尤其是风湿所导致的多关节受累。

③轻柔的小强度、无痛的手术侧髋关节等长训练,以预防术侧下肢的肌肉萎缩。

④为降低术后软组织水肿,缓解术后疼痛,可进行手术下肢从远端至近端的轻柔按摩。

⑤为保持软组织和关节活动性,在手术后当天即可开始仰卧位保护范围内的手术侧髋关节主动或主动—辅助关节活动度训练,住院期间某些患者尚可进行CPM训练。

⑥若患者可耐受、无手术禁忌,可在术后4天逐渐过渡到动态的、主动的力量训练,如髋关节外展、伸展、旋转方向的训练,并逐渐由主动—辅助训练过渡到主动训练、轻弹力抗阻训练。

⑦当患者被允许下床时,可开始短期床边或高座位椅上的坐位(双髋不超过45°屈曲和略微外展),并根据适当的承重要求,在平行杠、步行器、拐杖等辅助下,进行手术侧下肢部分承重的步态训练。

(3)术后早期预防脱位的措施

①在术后髋关节仍处于不稳定状态下,为预防脱位或半脱位,

患者应避免手术髋的全关节活动范围的运动。

②若是后外侧入路手术,在术后最初的几天关节活动度训练中,应避免过度的髋关节屈曲和内收,一般屈曲不应超过45°,内收不应超过中度范围。

③若是前外侧入路手术,患者应避免髋关节过度伸展及内收超过中度范围。在这一过程中为了更好的愈合,应限制髋关节过度旋转。

④若后外侧入路手术,应避免内旋;若前外侧入路手术,应避免外旋。

303. 人工髋关节置换术后中期如何进行康复训练

(1)根据手术类型决定手术侧髋关节需要继续保护的时间,一般术后6周的保护是必要的,这是骨关节被软组织包裹和骨愈合的大概时间,也是组织内生提供假体固定的时间。若假体水泥固定、无转子截骨者,训练和承重的进展速度可较快;若手术未使用水泥,限制承重的时间则相应要长一些。

(2)在术后4～6周,可开始适度的牵伸训练以改善髋关节活动。牵伸训练的目的在于预防挛缩,并使患者能较好地穿、脱鞋袜,因为这一动作需要患者髋关节屈曲、外展和外旋的结合。因此,牵伸的方向主要以这3个方向为主,其他方向的牵伸训练则应有所限制。同时进一步开展力量训练。

(3)允许承重后,可在有或无帮助的情况下进行手术侧下肢站立时轻阻力抗阻外展健侧下肢,以促进臀中肌活动。通过逐渐增加台阶、椅子的高度进行上、下楼、坐位至站位活动,以刺激臀大肌活动。在平行杠或步行器辅助下站立,进行开运动链训练和闭运动链训练,以保持手术下肢的部分承重。

(4)在具有相当肌力和平衡能力后,若无步态限制,可利用辅具进行步态训练。步态训练应强调步态质量。患者术后常习惯为术前步态,这种不完善的步态须进行矫正,以使通过假体的异常应力降至最低。在不完善步态矫正前应充分使用步行辅具。

(5)在进行训练时应注意强调体位和运动模式。主动关节活动度训练应为一渐进过程,并在一定的保护范围内进行,避免髋关节屈曲超过 90°,内收超过中度范围。在牵张训练时应避免强力牵张,如可通过患者能耐受的俯卧位促进髋关节伸展,以预防髋关节屈曲挛缩,强调发展髋关节肌肉的神经肌肉控制,而非单纯发展肌力。这可借助重复的主动训练和轻抗阻训练完成。总之,这一阶段对于手术的髋关节仍需一定保护,患者应避免过快、过多的运动。

304. 人工髋关节置换术后后期如何进行康复训练

(1)继续强化手术侧髋关节功能的训练:适度的髋伸肌和外展肌力量是有效移行的重要基础,因此要强调安全的改善这些肌群耐力的训练。继续轻负荷、高重复的渐进性抗阻训练。过高的负荷是不适合的,可导致股骨干假体的微小活动,并造成假体松弛。

(2)步态训练:可分为站立相和摆动相。在站立相,训练患者的髋伸展,膝关节屈、伸控制,髋、膝、踝的协调运动,以及患肢的负重训练。在摆动相,训练患者摆动时屈髋屈膝,伸髋屈膝,足跟着地时伸膝和足被屈。患者步行训练应进一步过渡至持手杖步行,甚至不用步行辅具。获得一定步行能力后,患者开始进行上、下楼梯的训练。如一侧髋关节手术,上楼时非术侧下肢先上,下楼时术侧下肢先下。

(3)作业治疗:主要为日常生活活动能力的训练(如穿裤子),让患者坐在床边或椅子上用带钩的长鞋拔或拐杖,先穿术侧,后穿非术健侧;避免患者坐矮椅或交叉腿坐;洗澡入浴盆或上、下车时,患者患侧髋关节尽可能在伸展状态下做膝关节的屈曲动作。

（4）改善整体功能：可采用固定自行车训练等方法进行耐力训练，改善整体健康状况。

（5）预防措施：进行固定自行车训练时，提高车座高度，预防髋关节过度屈曲。行走时避免高冲击性的体育活动，如跳跃或下肢过大旋转力量的抗阻运动，这将导致髋关节假体的松动和手术失败。

305. 人工膝关节置换术需要重点注意哪些问题

强直性脊柱炎累及膝关节者常发生膝关节强直，尤其是膝关节屈曲强直，严重者呈 90°屈曲畸形，使手术面临极大困难和严重的并发症（血管、神经受损）。此外，多数情况下，累及膝关节必然累及髋关节。

对强直性脊柱炎累及膝关节的患者，采用人工全膝关节置换术是最好的选择，术后患者可获得一个稳定的、有一定活动度的无痛关节。但对于超过 60°屈曲畸形的患者，在手术时将屈曲关节伸直则有较大的神经、血管牵拉受损的危险。

（1）手术顺序选择：由于膝关节受累，常伴有髋关节受累，且为双侧，故存在手术顺序的选择问题。一次手术同侧髋关节、膝关节置换，先髋关节后膝关节，但髋关节切口可暂不闭合，待完成膝关节置换后，在确保髋关节人工关节位置良好时再闭合切口。

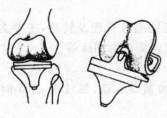

图 71　人工膝关节

（2）假体选择：强直性脊柱炎人工膝关节置换术的假体一般有两种：一是表面膝关节（图 71）置换假体，二是旋转铰链膝关节置换假体。膝关节间隙明显狭窄、活动尚可、内翻畸形不超过 25°，外翻畸形不超过

10°,屈曲畸形不超过 30°,术前检查显示内外侧副韧带张力良好,选用表面膝关节置换假体。由于强直性脊柱炎的滑膜病变容易侵及韧带,造成韧带受累失效,因此选择不保留后交叉韧带的人工表面膝关节假体。膝关节强直或存在内翻畸形＞25°、外翻畸形≤10°、屈曲畸形＞30°三者之一的患者,最好选择旋转铰链膝关节置换假体。

(3)术后处理:一般处理同人工髋关节置换术。对于术前膝关节僵直、强直及屈曲畸形的患者,术后即刻应用持续被动运动设备进行功能训练。人工膝关节置换术后,首先应使膝关节伸直,尤其是在下地行走时应先训练膝关节伸直,其次训练膝关节屈曲,同时术后逐步训练直腿抬高,加强股四头肌力量。

306. 人工全膝关节置换术后如何进行康复训练

(1)肌力训练

①手术后第 1～2 日,进行术膝关节周围肌肉的等长收缩及术侧髋关节、踝关节适当的抗阻训练,以保持良好的肌力。每次 30～60 分钟,每日 1～2 次。

②手术后 1 周,可开始渐进性抗阻训练。先从屈髋、伸膝姿势开始,直至屈髋、屈膝姿势。在关节无痛、患者可耐受的条件下增加阻力。

③增强其他肢体的肌力以帮助患者自理及转移,主要为对侧下肢和双上肢主动关节活动度训练和肌力训练等。

(2)关节活动度训练

①术后第 2～3 日可开始连续被动运动,每日 3～5 小时,分 2 次进行,每日增加 5°～10°。

②随后可进行主动－辅助关节活动度训练、主动关节活动度训练,每次 30～60 分钟,每日 1～2 次。

（3）牵伸训练：术后 2 周，膝关节屈曲活动度应达到 90°。若患者由于软组织挛缩而未达到该活动度，则需要进行必要的屈曲和伸展牵伸训练。注意牵伸训练应考虑骨科手术的方式及术后的愈合情况。

（4）术侧下肢承重训练：当患者术侧下肢的肌力和平衡能力有所恢复时，可根据骨科手术的方式及术后的愈合情况进行术侧下肢承重训练。对于采用骨水泥固定的患者，一般可在术后第 3～7 日开始术侧下肢部分承重的训练（如借助平衡杠、助行器进行），并逐渐向完全承重的方向发展，术后 6 周可进行术侧下肢完全承重的训练（如患侧下肢的闭运动链训练）。对于未采用骨水泥固定的患者，术侧下肢承重训练应推后，完全承重的训练应在术后 6 周之后进行。

（5）步态训练

①站立相训练。主要训练患者的髋伸展，膝关节屈曲、伸展控制，髋关节、膝关节、踝关节的协调运动，以及术侧下肢的承重训练。

②摆动相训练。主要训练患者术侧下肢摆动时屈髋屈膝，伸髋屈膝，足跟着地时伸膝和足背屈。

③其他训练。在对骨盆的移动和旋转、行走时各关节的配合协调运动和行走姿势观察、评定的基础上，进行必要的训练和矫正。

④上、下楼梯训练。在患者恢复一定的步行能力后，可开始进行上、下楼梯的训练。注意上楼时对侧下肢先上，下楼时术侧下肢先下。

（6）作业治疗：主要为功能性独立能力的训练，包括术后鼓励患者立即进行桥式运动、翻身训练等床上的功能性活动。尽早从卧位转为坐位，良好的躯干旋转是完成床上功能活动的重要基础。术后 1 周，鼓励患者自行穿衣、如厕、行走。术后 5～6 周，训练上、下楼梯、骑自行车和乘车等功能性活动。

307. 强直性脊柱炎患者脊柱受累如何治疗

典型的强直性脊柱炎从骶髂关节开始发病,然后向上发展累及腰段、胸段,甚至颈段脊柱的关节突关节,使其强直、韧带骨化。在这一发展进程中,并非所有累及脊柱的强直性脊柱炎患者均会发展至颈椎,相当一部分患者病变局限在胸腰椎,产生后凸畸形;少数患者可发展至颈椎,产生颈椎后凸;严重者引起上颈椎及颈枕关节强直;最严重者可累及下颌关节,使患者张口功能受损。

从骶髂关节发展到颈椎需5~30年。尽管有广泛的脊柱关节受累,但多数患者除背部外形不美观外,对日常生活和劳动并无大的影响,因此大部分患者是不需要手术干预的。

早期进展期的强直性脊柱炎患者,应在运用药物控制症状的同时,进行必要的姿势保持、休息和理疗、运动疗法。例如,保持正确的坐卧姿势;尽可能地多俯卧,以便患者在病变停止和自限时腰背部和髋关节屈曲畸形减轻;开展脊柱和髋膝关节过伸运动;加强背部肌肉训练等。这些措施无疑可使一部分患者免于手术;部分最终需要手术的患者,也可使手术变得相对容易,可减少和避免严重的手术并发症发生。

308. 如何进行强直性脊柱炎合并髋关节受累患者的诊疗

如上可见,强直性脊柱炎患者中髋关节病变发生率高,并具有较高的致残率,是强直性脊柱炎预后较差的主要影响因素。因此,需要积极寻找有效的治疗策略。

(1)早期治疗:强直性脊柱炎合并髋关节受累常为隐匿起病,早期症状不典型,但肌腱附着点炎和滑膜炎等病理变化可持续进展,当临床症状显著时多已出现难以修复的骨损伤。因此,对于强直性脊柱炎合并髋关节受累来说，早期治疗是必须强调的关键。只有在疾病早期病变相对较轻，容易控制，对药物敏感程度较高时，有效控制滑膜炎症，才能防止或减缓骨破坏。

（2）注重临床表现：在治疗前，应当考虑髋关节临床症状、影像学结果、功能或生活质量改变等情况。同时，也应考虑脊柱和其他关节情况，以及并发症等因素。

（3）使用有效药物：值得注意的是，对于强直性脊柱炎的髋关节病变，仅仅强调早期治疗是不够的，更重要的是要有效治疗，即必须及时应用疗效确切的药物。柳氮磺吡啶和甲氨蝶呤等为传统的改善病情的抗风湿药，对强直性脊柱炎外周关节受累虽然有效，但两者对髋关节病变的长期疗效不太明确。而肿瘤坏死因子抑制药则是强直性脊柱炎髋关节受累的有效药物。其中，依那西普联合甲氨蝶呤可有效缓解髋关节受累患者症状，改善髋关节运动功能，并具有良好的长期使用安全性。

总之，强直性脊柱炎合并髋关节受累可以视为强直性脊柱炎的一种特殊类型，只有早期诊断、早期治疗，积极采取有效的治疗措施，才能阻止或延缓疾病进展，从而降低疾病致残率。

309. 如何治疗强直性脊柱炎眼部损害

虽然葡萄膜炎症状通常出现于脊柱症状之后，但是对于单纯眼部症状未突出表现而不具备脊柱关节受累明确表现的患者，要想早期做出强直性脊柱炎诊断并非易事。在临床上发现以急性葡萄膜炎为主要表现的患者，尤其是青年男性患者，建议详细询问有无四肢关节肿痛症状及腰骶部疼痛的病史与家族史，并常规进行骶髂关节 X 线等影像学检查及血清 HLA-B27 检查，以达到筛查目的。对于高度怀疑强直性脊柱炎但又无典型 X 线影像学改变证据的患者，应注意密切随访观察，必要时进行骶髂关节 CT 甚或 MRI 等检查，以便早期做出正确诊断及早期及时正确的治疗。

治疗强直性脊柱炎伴发葡萄膜炎的主要措施包括:局部应用糖皮质激素眼液和散瞳治疗。葡萄膜炎症状通常在治疗后1个月左右缓解,绝大多数患者预后良好。但由于 HLA-B27 相关性葡萄膜炎比特发性葡萄膜炎临床症状为重,病情容易反复,并发症多见,尤其是对局部散瞳药滴眼、眶周注射,甚至口服糖皮质激素无效或有糖皮质激素依赖等情况者,需要全身使用免疫抑制药,以控制炎症和防止眼部并发症。

310. 怎样缓解强直性脊柱炎的疲劳症状

(1)能量节约技术:目的除了缓解疲劳之外,还有助于缓解疼痛,增强活动的耐力,提高生活质量。包括间歇休息技术、活动优先排序、预设能量和休息等。

①间歇休息技术。规律的短期休息,如每 30~45 分钟放松关节 3~5 分钟;或每 5~10 分钟牵伸和放松关节、肌肉 30 秒钟的更短暂休息,有助于改善日常活动持续时间。

②平衡活动。患者在每天或每周通过交替体力消耗轻、中、重的活动而实现平衡活动的目的,以此避免数天过于体力消耗的活动而随后又基本无体力消耗的现象。

③合适的人体工效学。患者在活动中保持有效的人体工效学姿势,并运用符合人体工效学的椅子、桌子和辅助设备。需要通过定期改变姿势和进行必要的牵伸训练,避免长时间坐位和站立位。

④计划活动。包括预先设定更具有效率的活动任务,完成活动时采用必要的设备或将活动分解为更易完成的数个小项目。

(2)促进睡眠:通过睡眠日记确认睡眠质量差的原因。通过调整枕头、床铺等卧具,建立良好的作息时间,睡眠前 2~3 小时避免刺激性食物,卧室减少电脑、电视等刺激源,卧室色彩柔和、放松。

(3)认知干预:疲劳潜在地存在心理因素,需要在评估的基础上给予压力管理、注意力治疗等方式治疗。

(4)康复治疗：物理因子疗法和运动疗法可缓解疼痛、疲劳，改善睡眠质量。

(5)药物治疗：镇痛药物和促眠药物可有效地缓解疲劳，肿瘤坏死因子抑制药也具有缓解疲劳的作用。

311. 活动期强直性脊柱炎有哪些治疗方法

所谓活动期是指强直性脊柱炎等活动性增加的阶段。活动期过后典型表现为症状短暂的减退或消失。因此，处于活动期的强直性脊柱炎患者疾病处于活动性阶段。

(1)活动性的分型：强直性脊柱炎的活动期可分为局部活动性和全身活动性。局部活动性包括颈椎、膝关节、踝关节和背部等受累区域的急性疼痛和炎症，以及僵硬。全身活动性则上述症状表现得更为广泛和严重，甚至涉及全身，表现为严重的疼痛、活动受限、发热、肿胀、疲劳等，甚至还存在抑郁、焦虑等心理症状。

(2)活动期持续时间：数日至数周。

(3)预后：处于活动期的强直性脊柱炎患者症状相对严重，可表现为夜间疼痛程度增加，功能障碍程度变得更为严重。活动期时间较长或症状相对严重的患者，则可能病情表现为更加严重，预后相对较差。

(4)治疗方法

①药物。需要添加其他镇痛药物。

②运动疗法。可继续轻柔的牵伸训练，预防关节活动度丧失，保持活动能力。避免具有较大强度的运动疗法。

③理疗。热水浴、热疗、冷疗等。

④针对疲劳治疗。需要调整日常生活活动，以利于恢复。具体包括增加间隔休息的次数和时间，避免造成疼痛增加的活动，进行压力缓解等心理治疗。

312. 活动期强直性脊柱炎患者如何休息

（1）适当卧床休息：对于全身症状较重的急性活动期患者，需要适当的卧床休息。但应注意，卧床休息时应睡硬板床，并尽量去枕仰卧；若不习惯，可逐渐降低枕头的高度，最后去枕睡眠，这对保持脊柱尤其是颈椎的生理曲度很有帮助。为了防止髋关节屈曲畸形，每天应俯卧 2～3 次，每次 5 分钟左右。此外，卧床休息时，局部关节仍应保持适当活动，如手、足、腕、踝、腰椎、髋、肩、肘、膝等关节应进行必要的屈伸训练。当局部关节肿胀明显时，应注意局部关节的适当休息。

（2）保持良好姿势：强直性脊柱炎患者保持良好姿势对疾病的预后十分重要。站立时，应保持头部处于平视前方的中位，不要出现头部歪斜等现象，也不要因为背部、颈部疼痛而采取低头位；同时，应挺胸、收腹保持腰部挺直；双肩平直，不下垂及上耸。坐位时，要严格避免坐沙发、躺椅和斜面后仰椅，应坐结实的直背椅，并应坐位与站立、散步交替进行，避免久坐而出现腰背部僵硬。在卧位时，若仰卧位太久会出现疲劳感，建议仰卧位于侧卧位交替。侧卧位时一定避免出现颈椎、腰椎、胸椎的屈曲及髋关节、膝关节的屈曲，以防止出现畸形。

（3）保持功能位置：关节本身即使出现畸形，也应固定在关节活动的最佳位置。因此，在关节能够活动时，应尽量保持关节活动度，以争取达到关节功能位。若关节需要固定，也要求固定在关节的功能位，如髋关节屈曲 5°～10°的位置，膝关节屈曲 5°～10°的位置。

313. 活动期强直性脊柱炎患者怎样注意日常生活

强直性脊柱炎患者在疾病活动期除了可有腰背痛及外周关节症状外，还可能伴有发热、消瘦和乏力等全身症状。因此，除了积极的药物治疗之外,强直性脊柱炎患者还应注意加强日常生活调整。

(1)高营养饮食,尤其是进食鱼、瘦肉、鸡蛋等蛋白质含量较高的食物,以减少发热造成的营养消耗。

(2)饮食宜消化,注意避免生、冷、硬和刺激性食物,以防影响消化功能。同时,特别需要避免暴饮暴食及食用不洁食物。由于严重腹泻患者肠道菌群发生变化,肠黏膜的通透性增高,使细菌抗原极易进入机体,这些有害微生物的繁殖可能有赖于某些食物,摄入这些食物可促使病菌大量繁殖,产生毒素,与细菌抗原进入体内会增强体内某些免疫不良反应而加重强直性脊柱炎患者的病情。因此,患者饮食一定要有规律,且注意卫生,防止肠道感染。

(3)适当多饮水,以促进药物在体内的吸收与代谢,减少各种药物在体内的不良反应。

(4)强直性脊柱炎患者应注意避免潮湿、寒冷的居住环境,室内温度要适当,并注意空气流通、适宜湿度及其他卫生条件。寒冷季节需要注意保暖。同时,尤其需要注意避免出汗当风等情况,以免风寒湿邪从毛孔中侵入肌肤。

(5)吸烟可导致血管痉挛,加重病情,尤其会进一步影响强直性脊柱炎患者的呼吸功能和加重心血管系统损害,因此患者应该戒烟。大量饮酒可加重药物的不良反应,尤其是在应用甲氨蝶呤时,因此患者严禁大量饮酒。

(6)注意情绪和心理调节,保持乐观情绪,正确认识和对待疾病,积极配合治疗。

314. 如何预防强直性脊柱炎病情复发

强直性脊柱炎的病情缓解期是相对其活动期而言的。因此,强直性脊柱炎患者的病情缓解期并不是与正常人一样无须治疗了。一旦在某些诱因作用下,病情还会出现反复,尤其是年龄较轻的患者,因此在系统、规律用药的同时,还需要注意如下几个方面预防强直性脊柱炎的病情复发。

(1)预防感染:感染是强直性脊柱炎发病或病情发展的重要因素,因此在病情缓解期预防感染尤为重要。对于强直性脊柱炎患者而言,甚至可能一次普通的感冒或腹泻都可能会引发病情的复发。针对性的预防措施为,在传染病高发期需要及时注意预防,平时切忌暴饮暴食和饮食不卫生,防止胃肠道感染,注意泌尿生殖系统卫生。

(2)功能锻炼:适当活动可以增强机体免疫力,因此长期卧床和绝对休息需要避免。根据患者身体情况适当地锻炼身体,增加户外活动是必要的。但需要注意,过度劳累则易使抵抗力下降,需要劳逸结合。

(3)注意保暖:防止受风寒湿侵袭,尤其是患者的腰背部和四肢关节处。居住环境应阳光充足,保持干燥。另外,在出汗时应避免着凉。

(4)防止外伤:由于强直性脊柱炎患者容易伴发骨质疏松,因此轻微的外伤可导致部分强直性脊柱炎患者病情加重或引起骨折。

(5)重视疾病的细微变化:强直性脊柱炎复发早期可有疼痛轻微加重等变化,因此需要患者密切注意这些改变,千万不要忽略这些变化,以利于早期发现,早期加强治疗。

315. 强直性脊柱炎患者病情加重后如何治疗

(1)病情反复:若患者在治疗过程中病情加重,尤其是改善病情抗风湿药疗程尚未达到 8 个月,患者出现病情加重情况(如症状较前严重、实验室检查指标呈活动性改变)时,治疗上首先要增加足量的非甾体抗炎药尽快消除疼痛症状;同时调整慢作用药的用量。例如,甲氨蝶呤的原用量每周为 10 毫克,可在此基础上增加至每周 15 毫克,并保持此用量 1~2 个月。当病情稳定、症状减轻,可再减量至每周 10 毫克巩固治疗。柳氮磺吡啶的原用量为每次 0.5~0.75 克,每日 3 次口服,尚未出现胃肠道反应,或已出现反应但尚可忍受时,可在此基础上增加至每次 0.75~1 克,每日 3 次,口服。待病情稳定后,再逐渐调整剂量。在此期间,可配合应用适量雷公藤制剂或正清风痛宁等中药。

(2)病情复发:若患者缓解期出现病情活动的症状,应根据患者情况进行治疗。若患者已停药,则应按照前一次治疗的方案,进行重新起步治疗,疗程仍需在 8 个月以上。除非甾体抗炎药达到彻底镇痛的用量外,其他改善病情抗风湿药用法同前,仍从小剂量开始,逐渐增加剂量至维持量。若患者全身症状较重,发热、关节肿胀明显,并出现严重的并发症,可酌情增加小剂量泼尼松口服(一般每日不超过 10 毫克),待体温正常、症状缓解,逐渐减量停药。假如这些治疗仍不能控制病情活动,可酌情再增加一种改善病情抗风湿药(如雷公藤制剂或正清风痛宁等)。

316. 哪些强直性脊柱炎患者需要住院治疗

(1)从治疗的角度看,强直性脊柱炎患者一经确诊,即应进行系统的治疗。因此,初始治疗原则应在医生的严密观察和指导下进行,尤其是需要应用甲氨蝶呤和柳氮磺吡啶等药物治疗的患者。因为上述两种药物需要从小剂量起步,并同时需要观察血常规、肝肾功能及胃肠道反应等,若无明显变化,胃肠道反应又可耐受,则可逐渐增加药物剂量。因此,在这种情况下患者最好进行住院治疗与观察,待药物增加至治疗维持量且身体无明显不良反应时,再在门诊坚持治疗。此外,应用甲氨蝶呤时,即使是门诊每周 1 次注射治疗也需要每月复查血常规和肝肾功能,若有变化随时就诊调整用药。

(2)从病情的角度看,强直性脊柱炎与其他某些疾病一样,病情可分为轻、中、重等不同情况。病情较轻的患者,口服药物治疗即可达到病情控制,因此可选择门诊治疗。全身症状明显,发热较为严重,且出现关节外并发症的患者,则应住院观察治疗,以达到全面综合治疗的目的,并可根据患者一般状况予以对症治疗,使病情迅速得以控制。待病情平稳,体温正常后,这些患者可转至门诊坚持治疗。

317. 治疗幼年强直性脊柱炎需要注意什么

由于疾病的本质是炎症,因此抗炎治疗是基础治疗,非甾体抗炎药可以采用较小剂量用于儿童患者。但是非甾体抗炎药的疗效存在明显的个体化,即不同的患儿存在不同的个体差异,无论在不良反应上,还是在症状改善上。因此,在选择具体药物和用量上应灵活随机。

临床上单独使用一线药物(非甾体抗炎药)可以迅速控制症状,即改变关节的肿痛及活动受限,但不能阻止骨关节的破坏,从而影响远期的预后。因此,应采用联合用药的治疗方案,即临床上须加用二线药物(改善病情抗风湿药)。但需要注意,柳氮磺吡啶停用后容易复发。甲氨蝶呤、来氟米特可尝试运用。而糖皮质激素使用相对较少,仅在严重关节炎或肌腱附着点炎、葡萄膜炎时使用,更多的是肿胀关节的局部注射。肿瘤坏死因子-α 抑制药具有较好的疗效和安全性。

幼年强直性脊柱炎是慢性、致残性疾病,因此病程中康复治疗是最基本的,尤其是功能训练应贯穿治疗始终。

积极治疗,幼年性强直性脊柱炎的预后相对较好,早诊断、早治疗是关键。治疗的关键是教育家长鼓励患儿功能训练,切勿乱用药,合理使用非甾体抗炎药及改善病情抗风湿药,监测药物的不良反应,不要过早停用柳氮磺吡啶等改善病情抗风湿药。

318. 如何进行幼年强直性脊柱炎的药物治疗

(1)非甾体抗炎药：对幼年强直性脊柱炎有良好的消炎止痛及减轻晨僵的作用，虽然不影响本病的自然病程，但能缓解症状，有助于患儿坚持日常活动和学习，其意义不可忽视。具体运用时，只能选择其中一种药物，如吲哚美辛（每日 2～3 毫克/千克体重，分 3 次服）；或双氯芬酸钠（每日 2～3 毫克/千克体重，分 3 次服）；或布洛芬（每日 20～40 毫克/千克体重，分 3～4 次服）。

(2)改善病情抗风湿药：控制疾病的进展，防止骨关节的破坏。

①柳氮磺吡啶。可以明显改善患者外周关节症状，下调血清中白介素-1 的水平及其他炎症指标，抑制强直性脊柱炎患者的单核细胞分泌的白介素-1、白介素-6 等细胞因子，并抑制中性粒细胞产生的趋化因子及氧自由基，减轻组织损伤，从而达到治疗目的。儿童剂量，开始为每日 20～30 毫克/千克体重，分 2～3 次服；1 周后增至每日 40～50 毫克/千克体重；推荐最大剂量为每日 2 克。

②甲氨蝶呤。甲氨蝶呤具有抗炎、调节免疫功能、抑制免疫病理损害等作用，在小儿风湿病应用非常广泛，且具有较好的耐受性，不良反应主要有暂时性肝功能损害、恶心、呕吐和血液异常（如白细胞降低）等。儿童剂量，每周 0.3 毫克/千克体重，在病情缓解、稳定后逐渐减量停药。

(3)沙利度胺：沙利度胺对慢性炎性疾病有一定的治疗作用，主要不良反应为晨起困倦感、口干及便秘。对于一些难治性幼年风湿性疾病，在征得家长同意后可选择使用，并在临床中对其安全性及有效性进行评估。儿童剂量，每日 2～3 毫克/千克体重。

(4)来氟米特：是一种新型免疫调节药，对细胞免疫和体液免疫均有抑制作用。来氟米特治疗成人类风湿关节炎及强直性脊柱炎有良好的疗效。儿童剂量，每次 0.2～0.3 毫克/千克体重，每日

1次,疗程为1年左右。

(5)雷公藤:为中药免疫抑制药,也可用于治疗幼年风湿疾病。每日1毫克/千克体重,分2～3次服用,每日最大剂量不超过30毫克。需要注意此药对性腺有影响。

319. 中医如何诊断幼年强直性脊柱炎

幼年强直性脊柱炎属于中医痹证范畴,病因主要为感受风寒湿邪,其发病机制为外邪侵袭经络,气血运行受阻,留滞关节所致。而禀赋不足,腠理不密,卫外不固,是引起痹证的内在因素。其中风气盛者为行痹,疼痛游走不定;寒气盛者为痛痹,疼痛剧烈,部位固定;湿气盛者为着痹,肌肤、关节麻木重着。由于小儿体禀纯阳,素体经络蓄热,"阳常有余,阴常不足"。故风寒湿邪极易从阳化热,又因小儿脾常不足,后天调护稍有偏颇,即可致水湿不运,停居于内,湿热相合,流注关节,痹阻经络则可致关节肿胀。故儿童早期不同于成年人,以湿热型偏多。湿热郁久,累及肝肾,阳失温煦,精化无源,筋骨失于濡养则筋挛骨松,关节变形而成寒湿痹。

中医将幼年强直性脊柱炎分为两种证型:湿热留恋,痹阻经络和肝肾亏损,气血郁阻。

320. 幼年强直性脊柱炎中医如何分证论治

(1)湿热留恋,痹阻经络

主症:关节肿胀,疼痛明显,疼痛固定,重着不移,关节触之发热,得冷则舒,头身困重,五心烦热,纳食不佳,口渴不欲饮,大便干或溏,舌质红、苔厚腻,脉滑数。

治法:清热利湿,通经活络。

方药:独活寄生汤合宣痹汤加减。独活5～10克,桑寄生15～30克,秦艽10克,知母10克,黄柏6克,牛膝10克,生薏苡仁30

克,青风藤 15 克,络石藤 15 克,鸡血藤 30 克,威灵仙 10 克,伸筋草 15 克,木瓜 10 克,千年健 10 克,丝瓜络 10 克。

方解:独活、桑寄生、秦艽为辛温之品,可以升举肝脾之气,宣通气道;青风藤、络石藤、鸡血藤、伸筋草可通经活络,舒筋止痛;知母、黄柏,滋阴清火,能泄肾经虚热;千年健辛微甘温,入肝肾,祛风湿,壮筋骨;生薏苡仁、木瓜克利湿消肿,威灵仙、牛膝可补肝肾、祛风除湿。

加减:腰痛者,加杜仲、金毛狗脊、川断;恶风重者,加防风;肌肤不仁者,加海桐皮、豨莶草;胸闷、苔腻者,加藿香、佩兰。

用法:每日 1 剂,水煎分 2 次服,6 剂为 1 个疗程。

(2)肝肾亏损,气血郁阻

主症:病程日久,迁延不愈,关节僵直变形,腰骶转侧不利,弯腰困难,遇冷加重,得温则舒,畏寒肢冷,四肢困倦,面色无华,舌质淡、苔白,脉沉缓。

治法:滋补肝肾,益气活血。

方药:独活寄生汤合金匮肾气丸加减。独活 5~10 克,桑寄生 15~30 克,川断 10 克,肉桂 4 克,生地黄 10 克,熟地黄 10 克,杜仲 10 克,山茱萸 10 克,制附片 4 克,桂枝 10 克,生薏苡仁 30 克,细辛 3 克,制川乌 4 克,制草乌 4 克,荜茇 4 克。

方解:独活、桑寄生、川断、杜仲可补肝肾,祛风湿,强筋骨;川乌、草乌,辛温有毒,可祛风燥湿散寒止痛,用量宜小,中病即止,不宜久服。制附片、肉桂辛甘大热,可温肾助阳;生地黄、熟地黄、山茱萸可补血填精;桂枝能通阳散寒,行肌表;细辛辛温能发散风寒,祛风止痛;薏苡仁能利湿消肿;荜茇可温经散寒。

加减:关节痛、发僵者,加桑枝、姜黄、羌活;痛甚者,加乳香、没药、泽兰、蜈蚣、地龙;背冷恶寒者,加淫羊藿、鹿角霜。

用法:每日 1 剂,水煎分 2 次服,6 剂为 1 个疗程。

321. 治疗晚发型强直性脊柱炎需要注意什么

(1)由于晚发型强直性脊柱炎的误诊率相当高,因此治疗基础是明确诊断。需要与老年退行性骨关节疾病、骨质疏松症等常见疾病相鉴别。只有在确诊的基础上,治疗才能有的放矢。

(2)由于晚发型强直性脊柱炎患者全身症状(如发热、体重下降、食欲缺乏等)更加突出,因此特别需要加强其治疗时的基础护理和营养。

(3)药物治疗重点应选择可应用非甾体抗炎药、改善病情抗风湿药和生物制剂治疗。

(4)可能此类患者对非甾体抗炎药的治疗反应差,对于这类患者可考虑给予小剂量糖皮质激素治疗。

(5)由于此类患者肝肾功能退化、心脑血管等其他问题较多,免疫抑制药和各种生物制剂有可能增加感染和肿瘤发生的概率,因此在使用这些药物时应充分考虑药物的安全性,并加强药物监测。

(6)适当地进行功能训练,结合理疗等非药物方法缓解疼痛症状是有必要的。

(7)对于关节强直、功能受限的患者,全面评估病情后可行手术治疗。

322. 女性强直性脊柱炎患者药物治疗需要注意什么

女性强直性脊柱炎的治疗方法与男性患者无明显不同,但是在女性强直性脊柱炎的治疗中不仅要强调综合治疗,还应注重保护女性的正常生理功能,尤其需要注意治疗药物对妊娠及胎儿的影响。因此,在应用一些会导致闭经、色素沉着、影响生殖系统不良反应的药物时要特别慎重。

(1)柳氮磺吡啶:对妊娠期和哺乳期女性强直性脊柱炎患者相对安全。

(2)甲氨蝶呤:有潜在的胚胎毒性和致突变性,妊娠及育龄女性应避免使用(在受孕前至少要停用4个月)。若需应用,用药时及用药后至少8周内应采取适当的避孕措施。目前尚不清楚甲氨蝶呤是否影响分泌乳汁,但是女性在用药期应避免哺乳。

(3)来氟米特:可能导致流产和胎儿畸形,因此妊娠期和哺乳期的女性强直性脊柱炎患者禁用。来氟米特的半衰期较长,且代谢产物具有广泛的肠、肝循环,需经2年才能清除。因此,受孕前仅停药是不够的,为了排除体内药物,需要服用其他药物进行清除。

(4)沙利度胺:对强直性脊柱炎中轴关节炎症的疗效较好,但是妊娠期妇女服用后可导致"海豹胎",因此对妊娠期妇女是绝对禁用的。只能运用于一些年龄较大且无生育要求的女性患者。

(5)肿瘤坏死因子-α拮抗药:对强直性脊柱炎的疗效良好,目前常用的制剂分别为英利昔单抗、依那西普和阿达木单抗。但是,对于妊娠期患者,应用这些药物需要谨慎。

(6)雷公藤:可致女性月经不调、闭经及色素沉着,停药后约70%的患者月经可以恢复。但40岁以上或服药时间过长者,尤其服药3年以上者可发生永久性闭经,并可伴有性欲减退,因此未婚女性和育龄女性也应慎用。

323. 妊娠、分娩与女性强直性脊柱炎有何关系

产后发生强直性脊柱炎的女性患者临床上并不少见。产后女性一般容易发生腰背部酸痛、乏力等症状,这些和强直性脊柱炎的某些症状相似,容易被忽视,而且因产后出血、哺乳、劳作等造成产后女性体质虚弱、情绪不稳、易受外界环境影响的特点,所以妊娠后强直性脊柱炎的发生需要被重视。造成产后发生强直性脊柱炎

的原因可能如下。

(1)产褥期感染：部分患者发生产后恶露感染且合并其他脏器感染，其中盆腔炎可经淋巴回流或脊柱静脉丛扩散至骶髂关节及脊柱，也可经血液循环蔓延于其他组织，而诱发骶髂关节、周围关节等组织的炎症反应。

(2)内分泌变化：妊娠期间，卵巢及胎盘可分泌多种肽类激素。其中，松弛素可引起骨盆有关韧带的松弛，造成支持腰骶关节及骶髂关节的韧带处于松弛状态。

(3)产后过早下床劳作：产后过早下床劳作、腰骶部外伤等，一方面阻碍了骨盆组织复原，另一方面又可加重腰骶部韧带的损伤。久之，在强直性脊柱炎易感因素的共同作用下，可诱发强直性脊柱炎。

对于产后3个月腰骶髂痛进展为上升性脊柱痛，活动后晨僵缓解的患者，应警惕强直性脊柱炎的发生。对于产后强直性脊柱炎的治疗应重视合理应用药物控制器官感染，及时纠正患者可能存在的关节紊乱等问题。

324. 女性强直性脊柱炎会影响妊娠与分娩吗

(1)女性强直性脊柱炎患者的生育能力与健康人无明显区别。

(2)强直性脊柱炎对常见的妊娠并发症(如早产、自发性流产等)均无明显影响，大多数新生儿是健康的。

(3)在妊娠期间，部分患者可出现病情加重，表现为夜间下背痛和晨僵加重。

(4)部分有外周关节炎病史或者怀女孩的患者更容易在孕期出现病情改善。

(5)骶髂关节炎并非是经阴道分娩的禁忌证，因为多数患者的病程较短，没有形成广泛的脊柱硬化，因此硬膜外麻醉仍可施行。

(6)若患者有骨盆关节受累及疼痛可能会影响阴道分娩，特别是有骶髂关节强直的患者需行剖宫产。

（7）由于女性强直性脊柱炎患者的病情进展较慢，多数孕妇在病变发展到较严重的阶段之前已经完成妊娠，因此强直性脊柱炎对分娩的影响不会很大。

（8）从长期影响来看，妊娠和生育对强直性脊柱炎的长期预后无明显影响。

（9）但是，从患者安全的角度考虑，所有女性强直性脊柱炎的妊娠分娩均视为高危。

325. 女性强直性脊柱炎患者如何进行妊娠期和产后的治疗

女性强直性脊柱炎患者在妊娠期和产后仍需进行药物治疗。但是，非甾体抗炎药、改善病情抗风湿药、糖皮质激素和免疫抑制药等对孕妇和胎儿可造成不同程度的影响。产后由于哺乳等情况，药物影响也需加强注意。因此，强直性脊柱炎女性患者在妊娠期和产后的用药注意事项如下。

（1）非甾体抗炎药：目前未发现此类药物有明显的致畸作用，但部分药物可能对胎儿有所影响，因此建议患者在妊娠前数周和妊娠期停用非甾体抗炎药。此外，由于布洛芬和萘普生等药物与蛋白质的结合力较高、脂溶性低，可随乳汁分泌，因此哺乳期患者应避免使用。

（2）改善病情抗风湿药：妊娠期间服用柳氮磺吡啶未发现明显的不良反应，因此若患者病情需要持续治疗，妊娠期和哺乳期可不停用柳氮磺吡啶。

（3）免疫抑制药：甲氨蝶呤有明确的致畸作用。如果患者采用甲氨蝶呤治疗，应在受孕前3个月甚至更长时间停药。如果用药期间怀孕，较积极的观点是无论胎儿有无异常，均应终止妊娠。肿瘤坏死因子抑制药在妊娠或哺乳期女性禁用，其他女性在使用此类药物时需接受有效的避孕措施。

(4)糖皮质激素：当孕妇长期服用大剂量糖皮质激素时，胎儿可能出现肾上腺功能低下。为了避免激素对患者全身和胎儿的影响，必要时可采用关节腔内糖皮质激素注射来控制局部炎症。

326. 强直性脊柱炎患者的预后如何

强直性脊柱炎在临床上表现的轻重程度差异较大，有的患者病情反复持续进展；有的长期处于相对稳定状态；仅局部受累的轻度强直性脊柱炎患者可以保持几乎全部的功能和就业能力。然而，部分患者会发展成严重的骨骼活动受限或危及生命的肌肉、骨骼外并发症。疾病活动度通常存在个体差异，症状持续几十年。少数患者可出现疾病活动的"平息"期，并随后达到长期缓解。其中，强直性脊柱炎患者的髋关节是否受累是预后的敏感指标。骶髂关节、脊柱的强直也是影响生活质量的重要因素。

但是，强直性脊柱炎患者并不均会进展到脊柱强直，尤其是现代医疗水平的提高，使得其能够早期诊断和早期治疗，因此可以对疾病的进展起到一定的延缓和推迟作用，大大减少了脊柱强直的发生。

当然，强直性脊柱炎一方面除了脊柱、关节受累外，还可存在心、肺、眼、肾脏和神经系统损害。虽然这些问题发生率很低，但病情严重者可出现心力衰竭和肾衰竭。

相对而言，女性患者骶髂关节强直发生率低于男性患者，并较少脊柱强直，髋关节受累，HLA-B27 阳性率低，因此女性强直性脊柱炎患者的预后较男性好，致残率较男性患者低。同时，疾病活动性对生育、妊娠结局或新生儿有不利影响。但是，需要注意的是，女性强直性脊柱炎患者因为起病较晚，病情较轻，更易为临床所忽视，更容易发生误诊。

石油员工
健康手册

《石油员工健康手册》编写组　编

石油工业出版社

内 容 提 要

本书结合石油员工健康管理工作实际，引用石油员工身边的真实案例，重点围绕石油员工健康问题等内容进行科普，帮助石油员工树立科学的健康理念，掌握健康知识提升健康素养。

本书适用于广大石油员工使用。

图书在版编目（CIP）数据

石油员工健康手册/《石油员工健康手册》编写组编.—北京：石油工业出版社，2022.11

ISBN 978-7-5183-5746-8

Ⅰ．①石… Ⅱ．①石… Ⅲ．①石油企业–职工–身心健康–手册 Ⅳ．① R395.6-62

中国版本图书馆 CIP 数据核字（2022）第 198940 号

出版发行：石油工业出版社

（北京安定门外安华里 2 区 1 号　100011）

网　　址：www.petropub.com

编辑部：（010）64523552

图书营销中心：（010）64523633

经　　销：全国新华书店

印　　刷：北京晨旭印刷厂

2022 年 11 月第 1 版　2022 年 11 月第 1 次印刷

889×1194 毫米　开本：1/32　印张：3.5

字数：89 千字

定价：20.00 元

《石油员工健康手册》
编 写 组

主　　　编： 李桂圆（同济大学附属同济医院）　　朱小燕　邢玉荣

副 主 编： 杜　鹏　于会松　冯　梅　李晓华　邹　君　赵春燕

编　者（按姓氏笔画排序）：

急 救 篇：

马　超	王　鹰	王园媛	吕世晖	刘　婵	刘鹏磊
刘燕萍	齐荣荣	孙　燕	孙运涛	李文波	杨　柳
吴业圆	何　燕	宋晓路	苟　凯	罗新龙	侯丽娜
彭建福	曾　雪	解雅玲	褚河新		

常见慢性病篇：

王　敏	王　楠	古来·沙力甫汗	石　献	卢　琰
田　爽	代　静	尼加提·尼亚孜	朱　敏	刘如辉
刘忠云	刘妮娜	刘晓红	许风雷	李　丽	李　岩
杨　芳	杨丽萍	何　莉	阿丽旦·毛达汗		邵　丹
周　燕	郑江霞	赵志珍	彭宇明	韩致毅	鲁俊红
曾　雪	蔡瑞丽				

常见癌症篇：

王丽娜	朱海鹏	李　莉	李　梅	李　晨	李静晓
张　斌	陆敬义	陈　泉	林　英	周　琴	赵　忻
胡　军	秦　川	贾晓玲	崔　童	董凡熙	鲁春刚

心理健康篇：

王　勤	文　静	任岩艳	刘　华	刘芮君	张玲娟
赵　静	赵春燕	郭静萍	海新霞	黄光普	盛向东
曾鹏宇					

《石油员工健康手册》
视频拍摄组成员

策　划：朱小燕　李晓华

导　演：邢玉荣

编　剧：冯　梅　王园媛　李文波　刘　婵　刘如辉

演　员：吴业圆　刘鹏磊　宋晓路　杨　柳

摄　影：刘　哲　成宇豪

FOREWORD

前　言

　　国民健康不仅是民生问题，也是重大的政治、经济和社会问题。习近平总书记指出，"没有全民健康，就没有全面小康，要把人民健康放在优先发展的战略地位"。党的十八届五中全会作出战略部署，制定《"健康中国2030"规划纲要》，提出了建设健康中国的目标和任务。党的十九大作出实施健康中国战略的重大决策部署，强调坚持预防为主，倡导健康文明生活方式，预防控制重大疾病。党的二十大报告中提出，增进民生福祉，提高人民生活品质。把保障人民健康放在优先发展的战略位置，完善人民健康促进政策。坚持预防为主，加强重大慢性病健康管理，重视心理健康和精神卫生，倡导文明健康生活方式。

　　为全面贯彻落实《"健康中国2030"规划纲要》的要求，坚持健康与安全并重的原则，进一步保障油田员工身心健康，着力创建健康石油企业，减少非生产亡人事件，全面推进油田员工健康素养提升，实现"要我健康"向"我要健康"转变，建立"个人是自身健康第一责任人"的理念，结合油田员工健康管理工作实际，联合多位医疗专家共同编写了本书。

　　本书通过调研、巡诊、普查、体检及临床工作中的研究成果，引用油田员工身边的真实案例，重点围绕突发疾病处置、慢性病管理、健康饮食、科学运动、心理健康及肿瘤治疗等内容进行科普，进一步提高油田员工对常见基础疾病的认识了解程度，养成良好的生活习惯，获得更加强健的体魄，切实满足油田员工健康知识学习、健康素养提升、岗位应急处置的需要，筑牢石油企业"预防为主、防治结合"的健康防线。

员工是企业价值创造的承担者、增值者和管理者。健康的身体是员工创造价值的先决条件，也是员工成长和实现幸福生活的根本基础。本书的出版发行，将为创建健康石油企业及员工健康管理工作提供重要抓手，对于强化员工健康管理，呵护员工身心健康发挥积极作用。

本书在编写过程中得到上海市卫生健康委员会，克拉玛依市卫生健康委员会杨瑜麟，同济大学附属同济医院刘如辉、毛涌、刘博、李超、吴志雄、张久强、庞启颖、赵泽明、胡朝晖、徐亮，上海交通大学医学院附属国际和平妇幼保健院援疆专家卢邦春的倾情指导和帮助，以及中国石油新疆油田分公司、克拉玛依市中心医院给予的大力支持，在此表示衷心的感谢！

由于水平有限，本书难免有不足之处，肯请读者批评指正。

CONTENTS

目 录

第一章

急救

本章主要介绍在发生意外时如何正确拨打 120 急救电话，进行必要的心肺复苏操作，发生急性中毒时该如何处理，突发急性心肌梗死和脑卒中等情况时我们能做些什么。希望通过本章的学习，使员工在遇到突发状况时能够做到不慌乱，及时冷静实施自救互救，为医务人员的到来争取宝贵的时间！

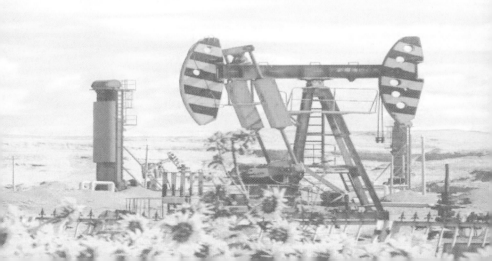

第一节 正确拨打120

【案例介绍】

某单位员工（男性，57岁）在开会期间突然感觉胸痛、胸闷、出汗，心前区不舒服，休息一刻钟后，症状仍然没有缓解，在前往医院途中，突然意识丧失，呼之不应。到达医院急诊科时，生命体征消失，经过积极抢救也未能挽回生命。

【案例解读】

员工劳累后突感胸痛、胸闷、出汗，心前区不适，休息后患者的症状没有缓解，这种情况为急性心肌梗死的可能性最大。患者自行前往医院，会增加心肌的耗氧量，加重心肌缺血，增加院外死亡率。突发状况需要紧急救护时，及时拨打120，会极大提高救治成功率。

【主要症状】

当出现以下症状时须拨打120：

1. 胸痛超过2分钟。

2. 其他突然或者严重的疼痛。

3. 咯血或者呕血。

4. 呼吸困难或者呼吸急促。

5. 突然眩晕、虚弱或者昏倒。

6. 视力改变。

7. 言语障碍。

8. 严重或者持续的呕吐和腹泻。

9. 意识改变，如呼之不应或意识混乱等。

10. 有自杀或者他杀倾向。

11. 合并以下情况的外伤：（1）直接压迫伤口 15 分钟，出血没有停止或者减缓。（2）出现休克征象，如脉搏细速和意识淡漠等。（3）颈部或者胸部外伤导致呼吸困难。（4）腹部外伤致中度到重度疼痛。（5）眼球的割伤。（6）肢体离断伤或者部分离断伤。

【拨打 120 正确操作】

正确拨打 120
视频

急救 120 电话是挽救患者生命的紧急呼救电话，有人需要紧急救治时，在任何电话或手机上均可免费拨打"120"，电话拨通后，说话要精练、准确，并主要讲清以下几点：

1. 告知患者年龄、性别和病情，不舒适的具体症状，是否有神志不清、胸痛、呼吸困难、肢体瘫痪等症状，以便急救人员做好准备，到达后对症抢救。

2. 意外灾害事故、突发事件等造成有成批伤病员时，要说明伤害性质，如中毒、车祸、溺水、触电等，同时要说明受伤人数、严重程度、候车地点、呼救人的姓名、身份、电话。

3. 要清楚、准确地讲明患者所在的详细地址（包括楼号、楼层、房间号），特别是夜间，以便急救人员可迅速、准确地到达现场。

4. 报告离发病现场最近的标志性建筑（就近的公共汽车站、单位大门、醒目的公共设施等），需要人员到约定地点等候并引导救护车到达现场。

5. 留下可联系的电话号码并保持电话畅通，以便救护人员随时通过电话联络，进一步了解病情和电话指导抢救，说清楚报告内容，得到"120"指挥中心示意挂机后方可挂机。

【现场处置】

1. 选择患者适宜的体位，保持呼吸道通畅，如患者昏迷，应将呕吐物、分泌物掏取出来或头侧向一边顺位引流出来，不得随意搬动患者。

2. 气道异物梗阻，运用急救手法排除异物。

3. 一旦发现心跳呼吸停止，要立即进行心肺复苏。

4. 外伤患者，给予初步止血、包扎、固定。

5. 气体中毒患者，将其转移到通风处或有新鲜空气处；迅速脱去中毒患者的一切污染衣物。

6. 清理楼道、走廊，移除影响搬运患者的杂物，方便急救人员和担架的快速通行。

7. 人手充足，安排一人在标志性建筑处或约定地点等待救护车，见到救护车应主动上前接应，指引救护人员到达现场。

【注意事项】

1. 患有慢性病的员工，建议准备小卡片在身上，注明自身的患病情况、用药及过敏情况等，以备不时之需。

2. 病情较轻或不需急救的疾病或伤情，建议自行去医院就诊，不要随意拨打120，避免浪费宝贵的公共急救医疗资源。

第二节　心肺复苏

【案例介绍】

12月31日凌晨5点36分左右，某单位男性员工值班期间因腹痛于急诊外科就诊时突发意识丧失，呼之不应，外科医生立即开展心肺复苏术，并且呼叫同事参与抢救，此时患者"意识丧失，面色口唇发绀，呼之不应，无自主呼吸，颈动脉触摸不到，生命体征监测不出"。护士立即建立静脉通路，持续心肺复苏，简易呼吸器辅助通气。经过医护人员的全力抢救，于5点42分员工意识逐渐转清醒，恢复自主呼吸和心率。

【案例解读】

该名员工施救成功，取决于快速有效的心肺复苏术。心跳呼吸骤停黄金抢救时间仅有4～6分钟，错过黄金抢救时间，机体严重缺氧会留有严重的后遗症。若出现突发心跳呼吸骤停，应立即就地心肺复苏。因此，普及心肺复苏术对于拯救生命、促进"健康中国"建设具有重要意义。

【主要症状】

1. 患者突然意识丧失。

2. 触及大动脉搏动消失。

3. 没有自主呼吸。

【现场处置】

现场处置步骤如图 1-1 至图 1-10 所示。

心肺复苏视频

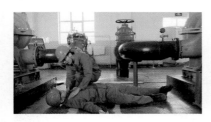

图 1-1　步骤 1：评估现场环境，判断
患者意识，轻拍重呼

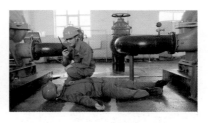

图 1-2　步骤 2：呼救，拨打 120，有
条件的取自动体外除颤器（AED）

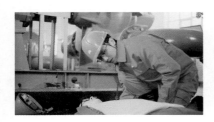

图 1-3　步骤 3：观察呼吸情况，判断
胸廓有无起伏

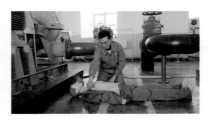

图 1-4　步骤 4：松解衣物（女性注意
保护隐私）

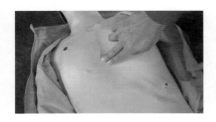

图 1-5　步骤 5：暴露胸部，确定胸部
按压点

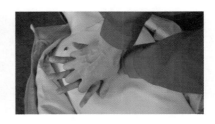

图 1-6　两手重叠，手指相扣，五指翘起，
双臂伸直

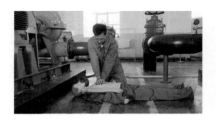

图1-7　利用上身重量垂直按压

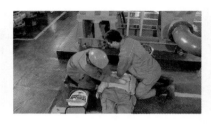

图1-8　步骤6：AED除颤垫贴放

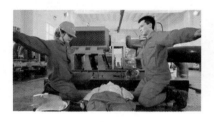

图1-9　除颤期间不得触碰患者

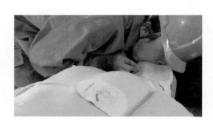

图1-10　步骤7：口对口人工呼吸（按压吹气比30∶2，按压吹气5组为一个循环）

2020国际心肺复苏（CPR）标准操作流程：

1. 评估现场环境安全，判断员工意识，轻拍重呼：某师傅你怎么了？

2. 呼救："来人啊！""师傅帮忙拨打120！""师傅帮忙去取自动体外除颤器（AED）！"

3. 检查呼吸：观察病人胸廓起伏5～10秒（1001、1002、1003、1004、1005……）判断有无呼吸。

4. 松解衣领及裤带。

5. 暴露胸廓，胸外心脏按压：两乳头连线中点（胸骨中下1/3处），用左手掌跟紧贴病人的胸部，两手重叠，左手五指翘起，双臂伸直，用上身力量用力按压30次（按压频率100～120次/分钟，按压深度5～6厘米）。

6. 如有AED：根据除颤垫背面的图示放置除颤垫位置，并贴实皮肤，两电极衬垫相距至少 10 厘米，将除颤垫接头牢固地插入电极接口，全程根据 AED 语音提示操作，不得自行进行下一步操作。

【注意事项】

1. 按压直至 120 救护车到达或病人意识恢复。
2. 避免施救者过度疲劳。
3. 女性患者注意隐私保护。

第三节　急性中毒急救

【案例介绍】

6月13日上午10点30分左右，某单位维修队工作人员对生活区内的污水井进行检修时，1名员工没有穿戴任何防护措施就开始下井工作，随后掉入废水池中，此时另外3名员工紧急下井开展施救，由于没有穿戴任何防护措施，在施救的过程中也相继掉入池中，最终4人经抢救无效死亡。

【案例解读】

生活污水中含有淀粉、蛋白质等有机成分，在炎热天气下，发酵分解出含有硫化氢等有毒气体。硫化氢是一种有臭鸡蛋气味的气体，为强烈的神经毒物，当空气中硫化氢浓度达到1000毫克/米³时，人体吸入可发生闪电型死亡，导致本例中的人员会迅速失去意识跌落污水，而发酵产生的甲烷、二氧化碳、氮气等气体，虽然本身无毒，但是它们会挤占氧气空间，最终导致环境缺氧，作业员工在未穿戴任何防护措施的情况下误入，人员会造成窒息死亡。

【主要症状】

1. 经消化道中毒：刺激性和腐蚀性化学品经口服入可损害口腔、咽部和胃肠道，患者出现腹痛、呕吐和腹泻，或呕血、便血，咽喉部灼伤可致喉头水肿而引起窒息。

2. 经呼吸道中毒：气体或蒸气经呼吸道吸入会刺激鼻腔、咽喉和上呼吸道，引起咳嗽和呼吸困难，甚至会导致肺水肿。

3. 经皮肤中毒：刺激性和腐蚀性化学毒物经皮肤吸收后，可引起皮肤发红、皮疹、瘙痒、疼痛、肿胀、水疱，甚至严重变性和坏死。

4. 经眼睛中毒：刺激性或腐蚀性化学品进入眼内可引起眼部剧烈疼痛，还可能在极短时间内灼伤眼角膜和结膜，甚至致盲。

【现场处置】

立即在安全区域拨打电话向上级报告发生的事件情况。救护者应做好个人防护，腰上系上安全绳，再去救同伴。

1. 立即脱离中毒环境，尽快切断毒物来源，防止毒物继续外溢，迅速清除毒物，终止继续接触毒物。

2. 对于吸入性中毒者，应立即将患者脱离中毒环境，移至空气新鲜处，上风向处。松解衣扣，保持呼吸道通畅，必要时吸氧，进行人工呼吸。

3. 对于接触性中毒者，应迅速脱去一切污染衣物，彻底清洗污染部位，包括头皮、会阴及皮肤皱褶等处；对于不明毒物的中毒应用大量流动水彻底冲洗，时间最少15～30分钟，避免热水冲洗。

4. 对于口服中毒者，若神志清楚，采用催吐法，患者取坐位前倾位，一次饮水500～600毫升，刺激咽弓和咽后壁使之呕吐，催吐液至无色无味为止。催吐过程中密切观察患者病情变化。昏迷、肝病、抽搐、孕妇、经口服腐蚀性化学物者不可进行催吐。

5. 对于眼与皮肤化学性灼伤者，立即用大量流水冲洗15分钟以上，未经彻底冲洗，不可在皮肤上涂抹药物。眼部冲洗时，拉开上下眼睑，避免水直冲眼球，如无冲洗设备，可将眼浸入盛水盆内，拉开下眼睑，摆动头部。切忌紧闭眼睛。

6. 在做以上急救措施的同时，通知医院做好急救准备。说清是什么毒物中毒、中毒人数、侵入途径和大致病情。

【注意事项】

1. 员工平时应加强安全教育，熟悉工作中的安全隐患和应急处置流程。

2. 在不清楚毒源时不得擅自救援，避免发生群死群伤。

3. 救援时一定要做好自身防护。

第四节　急性心肌梗死急救

【案例介绍】

某单位员工（男性，55 岁）患有高血压，血压控制不稳定，20 多年吸烟史，每天 1 包烟。在搬重物时，突然感觉到胸骨后的疼痛，同时还出现恶心、呕吐的症状，甚至是濒临死亡的感觉，口含硝酸甘油，随后休息了一会，未得到缓解，出现了大汗、恶心，并且呕吐过两次，还出现意识障碍、抽搐、咳嗽及发热，拨打 120 送至急诊科，经诊断为"急性心肌梗死"，患者选择急诊冠脉造影手术，术中提示患者冠状动脉急性闭塞，植入支架，术后患者症状明显好转，收入病房继续治疗。

【案例解读】

急性心肌梗死是冠状动脉急性、持续性缺血缺氧所引起的心肌坏死，是心内科最常见的急危重症。临床上多有剧烈而持久的胸骨后疼痛，休息及服用硝酸酯类药物不能完全缓解，该员工在搬重物时，突然出现心梗症状，服药未缓解，随即拨打 120 及早处置，最终得到救治，效果较好。所以出现突发剧烈胸痛，同时伴有出冷汗、烦躁不安、面色苍白、意识不清等症状时，均要警惕急性心梗的发生。

【主要症状】

急性心梗典型疼痛部位在心前区和／或胸骨后，表现为突发性胸骨后或心前区压榨性剧痛，可放射至左颈根部、背部或左上肢，持续半小时以上，休息和含服硝酸甘油无效，常伴有烦躁不安、出汗、恐惧或有濒死感。常可出现恶性心律失常、心力衰竭、心源性休克，甚至猝死，危及生命。但有20%～30%的患者以特殊部位疼痛为首发症状，具体如下：

1. 前胸、左肩、左腋下、左上肢痛。

2. 胸骨后、颈部痛，是指颈与胸廓下缘（胸部正中或偏侧）之间疼痛。

3. 以腰部、背部、肩部的放射性疼痛为主，反复出现，与运动相关。

4. 上腹部疼痛。突然出现上腹疼痛或不适，稍加运动用力时，上述症状再发或加重。

5. 颈部、咽喉部疼痛。当心肌缺血、缺氧时，产生的代谢产物刺激神经产生疼痛，并扩散至咽部的迷走神经，诱发咽喉疼痛症状。

6. 下颌痛、牙痛。与运动相关，静止状态上述部位不痛，活动后会出现疼痛，或是疼痛不止，并伴有头晕、冷汗等症状。

7. 偏头痛。心梗前，血管痉挛期伴发脑血管痉挛所致。

8. 左下肢、左腹股沟疼痛。突然左下肢剧烈地疼痛，部分患者伴有胸闷、憋气及出汗。

9. 无痛性心梗。糖尿病、闭塞性脑血管病或心衰的老年患者易出现无痛性心梗，容易漏诊。

10. 突发头晕、眼前发黑，甚至晕厥或一开始就表现为猝死。

【现场处置】

现场处置步骤如图 1-11 至图 1-16 所示。

急性心梗介入术
视频

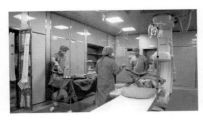

图 1-11 步骤 1：术前准备

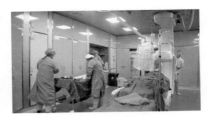

图 1-12 步骤 2：患者到位

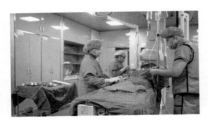

图 1-13 步骤 3：动脉穿刺

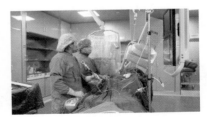

图 1-14 步骤 4：冠状动脉造影

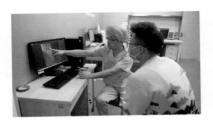

图 1-15 步骤 5：术后谈话

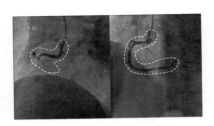

图 1-16 步骤 6：术后对比

心绞痛发作时间超过 30 分钟仍不缓解，应高度怀疑心梗，须尽快就医，切忌强忍。具体如下：

1. 就地休息，保持镇静镇定。立刻拨打 120，等待救援，切忌步行或自行开车去医院就诊。

2. 选择能做冠脉支架的最近的医院。如在偏远的地方发病，预计 2 小时内不能到达可做冠脉支架的医院，就近选择能溶栓的医院。

3. 年龄超过 35 岁的患者，疼痛如果发生在口腔与脐部之间的位置，一定要进行心电图检查。

4. 当医生建议即刻进行手术时，家属一定要信任医生，当机立断，尽快签字、尽快手术，为患者争取时间。

5. 如果患者突发意识丧失，呼吸消失，即刻进行心肺复苏，尽快使用 AED 并等待救援。

【危险因素】

1. 男性多于女性。

2. 有冠心病家族史的，特别是急性心肌梗死家族史。

3. 已经确诊冠心病，没有规范冠心病二级预防治疗。

4. 有高血压、糖尿病、高脂血症、肥胖、吸烟等危险因素。

5. 经常疲劳和熬夜，体力活动过少，工作和生活压力大。

【预防措施】

1. 调整生活方式，放松心情，保证充足睡眠，戒烟控酒，适当运动，维持正常体重。

2. 低盐、低脂、清淡饮食。

3. 高血压、高血脂、不稳定心绞痛或动脉粥样硬化患者，规律用药控制病情，气温下降时注意保暖。

【运动指导】

心肌梗死患者运动要根据病情轻重、体质强弱等因素，与医生共同商量，选择轻度或中度的体育锻炼，避免剧烈的运动增加心脏负担，诱发心肌梗死的再次发生，最好是步行、慢跑、打太极拳、骑自行车等项目。

【饮食指导】

应少食多餐，避免暴饮暴食。饮食宜低热量、低脂、低胆固醇、低盐、高纤维素，多吃新鲜蔬菜和水果，不吃肥肉、动物内脏等含脂肪较高的食物，建议食用优质蛋白食物，比如蛋、奶、瘦肉等；防止便秘，戒烟控酒，肥胖者控制体重。

【注意事项】

急性心肌梗死发生的120分钟内，治疗越早，效果越好！

第五节　脑卒中（脑中风）急救

【案例介绍】

某单位员工张某（58 岁）患有高血压 20 多年，未规律服用降压药，常常吃吃停停。大年初三晚上 11 点入睡前一切正常，清晨 7 点起床时突然倒地，并且出现失语，随即出现神志不清及右侧肢体偏瘫，家人见状后赶紧拨打了 120。到医院后先进行头颅 CT 检查，排除脑出血，考虑脑梗死，但是脑梗死静脉溶栓时间窗已过，因此立即联系神经介入取栓治疗，迅速将患者送至导管室，造影发现患者是左侧大脑中动脉闭塞导致脑卒中发生，进行取栓手术，很快血管再通，患者神志转清，右侧肢体肌力恢复。

【案例解读】

员工突然出现神志不清、肢体无力、面部麻木、口舌歪斜、言语不清、严重眩晕、视物重影等症状，一定要高度警惕脑卒中的可能。该员工出现神志不清及右侧肢体偏瘫，立即拨打 120 送医，最终得到救治。脑卒中从起病到接受溶栓或者取栓治疗必须在 6 小时内完成，方才有获救的机会，预后良好。

【主要症状】

1. 缺血性脑卒中：急性患者发病前可能会出现短暂性的肢体无力，也可能在没有症状的前提下突然发生脑梗死，然后出现一系列症状，如单侧肢体无力或麻木、单侧面部麻木或口角歪斜、言语不清、视物模糊、恶心呕吐等。

2. 出血性脑卒中：症状突发，多在活动中起病，常表现为头痛、恶心、呕吐、不同程度的意识障碍及肢体瘫痪等。

【脑卒中快速识别】

患者越早发现症状越早就医治疗，预后效果越好。所以，学会识别脑卒中的症状十分有必要。

FAST 评估法：

F（Face 脸）：您是否能够微笑？是否一侧面部无力、麻木或口角歪斜？

A（Arm 手臂）：您能顺利举起双臂吗？是否一臂无力或无法抬起？

S（Speech 语言）：您（他）能流利对答吗？是否说话困难或言语不清，连基础的短句都无法准确表达？

T（Time 时间）：如果上述三项中有一项存在，迅速求助，请您立即拨打急救电话 120！

【脑卒中急救措施】

1. 突发脑卒中症状，请立即拨打 120，或由亲友陪同至医院就诊。

2. 尽量保持患者安静，避免情绪激动及血压升高。

3. 诊断未明确前，不要给患者服用药物，否则适得其反必会加重病情；不要给患者喂食、喂水，防止误吸。

4. 保持患者呼吸道通畅，如果有呕吐，要侧卧把头偏向一边，将患者上衣扣子解开，同时清除口腔内的异物，如假牙、呕吐物等。如果患者鼾声如雷，说明存在呼吸不畅，要侧卧或者把脖子垫高，头向后仰。

5. 搬运患者时需 2～3 人平抬，切忌将患者扶直坐起，切勿抱、拽、背、扛，同时避免路途颠簸加重病情。

6. 时间就是生命，脑梗死患者确认发病小于 4.5 小时并没有禁忌症时，可进行静脉溶栓治疗；如大于 4.5 小时和（或）有明显大血管闭塞时，脑血管介入进行血管内治疗。

7. 如患者突发头痛、恶心、呕吐，脑出血可能性大，如确定为脑出血，轻症可内科保守治疗，出血较多者可外科手术治疗。

8. 信任医生给出的治疗方案，陪同人员应尽快做决定，以免延误最佳治疗时机，造成遗憾。

【危险因素】

1. 吸烟、压力大、情绪波动大等行为危险因素。

2. 高血压、糖尿病、血脂异常、心脏病等疾病危险因素。

3. 年龄的增加等生理危险因素。

【预防措施】

1. 调整生活方式。清淡饮食，避免食用高脂肪、高糖的食物，戒烟限酒，规律作息，避免熬夜，积极参加体育锻炼。

2. 控制高血压。按时服用降压药，将血压控制在 130/80mmHg（毫米汞柱）以下，定期监测血压。

3. 控制高血脂。如调整饮食后血脂控制不理想，应及时去医院咨询医生，指导正确用药。

【康复指导】

脑卒中患者有可能出现一侧肢体力量的减弱，以及存在言语的含糊不清、口角歪斜等症状，对于存在运动障碍的患者来说，只要患者没有骨折等禁忌症，患者需要尽早进行针灸和康复锻炼。

患者自己也要主动运动，比如患者如果存在下肢的活动障碍，可以练习坐位，再练习站，然后进行行走，通过循序渐进的运动疗法，可以改善患者的肌力。

【饮食指导】

1.合理健康饮食，按时吃饭，保证营养均衡。推荐清淡饮食，多食蔬菜和水果，如樱桃、草莓、猕猴桃、紫甘蓝、油菜、菠菜等；食用适当的肉类蛋白，如鱼肉、鸡蛋、牛奶等。

2.忌辛辣刺激、高胆固醇、高脂、高糖的食物，如肥肉、油炸食品、动物内脏、腌渍食品等，忌酒。

【注意事项】

脑血管病发病率高、死亡率高、致残率高及复发率高，应早发现、早就医，减少残疾，请记下患者发作时间，迅速拨打120，尽快赶到医院急诊！

第六节　高处坠落伤急救

【案例介绍】

某单位员工张某在油田野外高处作业时，不慎从高处楼梯摔下，表情痛苦倒地不起，同事看到后立刻拨打 120 急救电话并用急救包给予现场应急处置。

【案例解读】

高处坠落伤又称"高坠伤"，是指人体由高处坠落于地面或物体上发生的损伤。损伤的性状和轻重程度与体重、坠落高度、坠落速度、身体被撞击的部位、衣着、所撞物体的性质等因素有关，轻者仅有轻微的疼痛感，重者则可形成骨折、内脏破裂、肢体离断等损伤，有的当即死亡。一般规律是：造成的损伤范围较广，从头至脚，从体表到内脏，常可同时发生不同程度的损伤；体表损伤一般较轻，而内脏损伤常很严重，通常在体表只有轻微的表皮剥脱和皮下出血，而内部则发生广泛性的内脏破裂和骨折；躯干表面的损伤只发生在与地面接触的一侧，而对侧则无损伤，如坠落过程中砸撞某物体，或者落地后身体滚动则可发生对侧体表损伤。

【主要症状】

高处坠落伤的表现与坠落时的损伤部位有关，不同部位的损伤，其表现症状不同。若头部着地，发生头部外伤、出血，患者可有昏迷症状，甚至当场死亡；若脊柱受到损伤，则可能导致患者手脚无法活动，造成截瘫的发生。若发生气胸或气血胸，患者可有呼吸困难的表现；若发生腹部脏器损伤，则可能导致大出血，出现脸色苍白、脉搏减弱、大汗淋漓等症状。

【现场处置】

现场处置步骤如图 1-17 至图 1-24 所示。

1. 发生高处坠落事故，施救者应立即拨打 120 急救电话，并呼叫同事准备急救包给予现场处置。

2. 首先观察伤者的受伤情况、部位、伤害性质。现场快速判断伤者有无意识，如果昏迷，马上触摸颈动脉观察胸廓有无起伏，如果两者都没有，应该是呼吸、心跳停止，马上给予心肺复苏术。如果患者清醒，使其保持平卧位。检查有无伤口、出血等。

高处坠落伤
急救视频

3. 如摔伤四肢，局部出现肿胀、疼痛，判断其有没有关节的活动受限。如有能力则进行包扎止血，如无能力请勿触碰患肢，等待 120 救护车到来。有条件时，使用绷带止血；无条件时，对患肢近心端进行捆扎，止血可使用皮带、鞋带、麻绳、条幅、衣物等，

急救包使用
视频

止血带止血后一定要记录时间，结扎 45～60 分钟后松开结扎部位，恢复结扎部位的血液供应，防止长时间结扎后肢体缺血坏死，3～5 分钟后再次结扎上。不要试图对骨折进行还纳和修复，以防锋利的骨折端再次损伤血管神经。有条件可用卷式夹板或普通夹板进行固定，无条件可用粗直的树枝、木棍等。

4. 经过以上处理之后，密切观察伤者的情况，等待救护车前来救助。

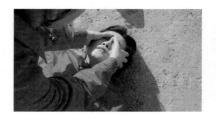

图 1-17　步骤 1：查体—查头部

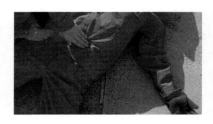

图 1-18　步骤 1：查体—查胸腹部

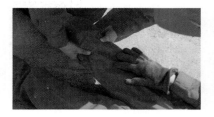

图 1-19　步骤 1：查体—查四肢

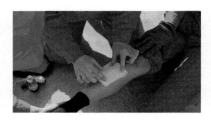

图 1-20　步骤 2：止血

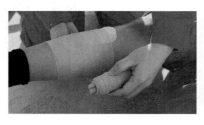

图 1-21　步骤 3：包扎

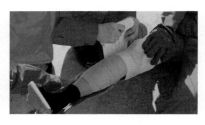

图 1-22　步骤 4：患肢固定包扎

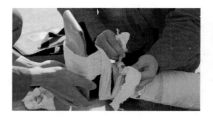

图 1-23　步骤 5：患肢固定塑形

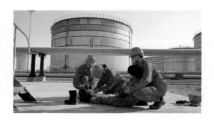

图 1-24　步骤 6：等待 120 救援

【注意事项】

1.发生高处坠落事故，施救者立即呼叫帮助，组织施救。

2.首先判断伤者的意识、生命体征，检查伤者的受伤情况、部位，快速进行简单的全身性查体，发现是否有出血、骨折等情况。

3.如发现伤者有出血，创面处可以碘伏局部消毒，用消毒的纱布、清洁布料、毛巾覆盖伤口，用绷带、布条或干净衣物等包扎。

4.发现伤者有肢体骨折，不要盲目搬动伤者。可用夹板临时固定患肢，也可就地取材，用小木板、粗树枝等支具进行固定，达到简单固定的效果，松紧应适度。

5.如发现有颈椎或者腰椎的疼痛，有可能是脊柱的损伤，千万不要随便搬动患者，避免二次损伤。

6.及时把伤者送往就近医院救治。

第七节 中暑现场处理

【案例介绍】

某单位员工（女性，37岁）在野外进行安全检查，当日气温39℃，太阳暴晒，天气闷热。员工刚开始感觉良好，15分钟后突然感到头晕、眼花、恶心，出现呕吐，最后晕倒在地。同事立即将其抬至阴凉通风的区域，并拨打120，120救护车到达现场后，转运至急诊科后，员工神志逐渐清醒，自觉症状好转。

【案例解读】

员工在高温下野外作业，刚开始感觉良好，15分钟后突然感到头晕、眼花、恶心，出现呕吐，最后晕倒在地，这种情况发生中暑的可能性最大。当遇到这种情况时，要第一时间将患者转到通风、阴凉的地方，让其平卧，头部抬高，解开衣扣，脱去外衣，还可以给予员工冷毛巾头部湿敷，这样有利于降温和散热，同时第一时间拨打120。

【主要症状】

1.先兆中暑：四肢无力、口渴、头晕、多汗等，体温稍高，休息片刻可以缓解。

2.中暑：体温高、口渴、多汗或四肢湿冷，面色红或出现面色苍白，如图1-25所示。及时处理几小时后可恢复。

3.重度中暑：大量出汗、呼吸急促、脉搏细速、神志不清等。

【现场处理】

现场处理步骤如图 1-26 至图 1-28 所示。

1.必须马上脱离高温、高热的环境，转移到通风透气凉爽的环境下，最好是空调房，能够更好地帮助散热。

中暑现场处理
视频

2.适量补充水分。

3.有条件的可以补充淡盐水，对中暑之后出现的头晕、恶心、呕吐、低热有很好的效果。

4.如果出现发热，应及时给予退热处理，可以使用物理降温、温水擦浴等。

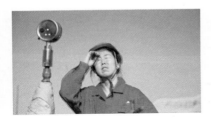

图 1-25 中暑

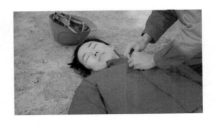

图 1-26 步骤 1：移至阴凉处通风散热

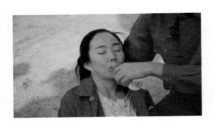

图 1-27 步骤 2：适量给水

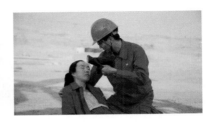

图 1-28 步骤 3：降温

【预防措施】

1. 炎热夏季加强预防中暑的宣传工作。

2. 在高热天气下作业，应做好防暑措施，带好遮阳帽。

3. 尽可能避免在正午阳光最强的条件下室外作业。

4. 改善高温环境中的工作条件，多饮水。

5. 中暑恢复后避免短时间内高温阳光下剧烈活动。

【注意事项】

1. 避免过量饮水，应少量多次，每次饮水量不超过300毫升。别等口渴了再饮水。

2. 避免食用油腻食物。

3. 避免食用生冷的瓜果。

4. 避免过度劳累。

第八节　动物咬伤急救处理

一、狗咬伤处理

【案例介绍】

　　患者李某（男性，35 岁）在野外基地巡查过程中不慎被野狗咬伤手部，伤口较深，有出血。现场给予处置后，及时送医。

动物咬伤急救
处理视频

【案例解读】

　　狗咬伤的伤口大小、深浅不一，其伤口一般具有对称性，有两个较深的牙印，严重咬伤时可见撕裂状伤口，伤口多不整齐、深浅不等；同时需查看伤口是否有红肿、出血及出血量情况，如果出血量较大，危及生命，需立即按压止血。

【主要症状】

　　狗咬伤后局部可出现疼痛、红肿甚至感染，严重可出现发热等情况。

【现场处置】

　　1.冲洗：用肥皂水或清水反复交替冲洗患者被咬伤处，至少冲洗 15 分钟。

2. 消毒：用碘伏或酒精由内向外对伤口及伤口周围进行 2 遍消毒，需注意伤口较深、较大时，不要用酒精对伤口内消毒。

3. 包扎：将纱布覆盖在伤口上，并进行包扎，以免伤口感染。

4. 尽快前往医院或附近的卫生防疫站就医，由专业的医生判断是否需要注射狂犬病疫苗，需注意狂犬病疫苗应尽早注射。

【注意事项】

1. 被狗咬伤后，需第一时间冲洗伤口。

2. 禁止用嘴吮吸咬伤处的血液。

3. 无论伤口大小，都应及时前往医院，请医生判断是否需要注射狂犬病疫苗。

二、蜱虫叮刺急救

【案例介绍】

某员工李某（女性，26 岁）7 月 20 日工作完，倒班回到野外基地后发现腹部多出一处不痛不痒的"黑斑"，自行处理时，发现其可以活动，不知该怎样处理，立即前往急诊科就诊，诊断为蜱虫叮咬，急诊医生将蜱虫取出，伤口局部用消炎药膏治疗，预防感染。

【案例解读】

蜱虫，又叫作"壁虱""狗豆子""草憋子"。蜱虫附着在植物的叶子、草尖上或者戈壁沙漠中，一旦有人或者动物经过，就顺势爬到身上伺机吸血。常见的吸血部位在毛发较少、皮肤较薄、血液丰富、更容易接触叶子和草尖的位置，如面部、耳部、腋下、脚趾间。蜱虫吸血时，先是打开触角，将口器嵌入皮肤，再是吐入唾液及大量的病菌和毒素，后开始吸血。母蜱虫吸血后的体重有时为吸血前的 100 倍。

【临床表现】

蜱虫叮咬后可以在体表停留一至数天，开始叮咬时不觉疼痛，叮咬后 24 小时到 48 小时，局部出现不同程度的炎症反应，轻者局部仅有红斑，中央有一个虫咬的瘀点或瘀斑，重者瘀点周围有明显的水肿性红斑或丘疹、水疱。时间久了，可以出现坚硬的结节，抓破后形成溃疡结节，可以持续数月至 1～2 年不愈。软蜱虫刺伤后有时能引起组织的坏死，蜱虫吸血后 1～2 天患者出现畏寒、发热、头痛、腹痛、恶心、呕吐等症状。

【现场处置】

应尽快赶到附近的医院就医。

【预防措施】

1. 蜱虫叮刺是人畜共患疾病，避免接触蜱虫是预防的关键。在野外行走，尽量走大道。

2. 蜱虫多寄生在狗、羊等动物身上，应定期给宠物涂抹或喷洒驱蜱虫药物，降低宠物从外面将蜱虫带回家中的风险；宠物需定期清洁，保持卫生。

3. 家中小孩接触过动物之后，及时清洗、消毒。

4. 去郊区或野外时，应提前涂抹或喷洒驱虫药，避免在野外长时间坐卧。回来后要及时洗澡，仔细检查身上，尤其是腋下、颈部、耳后、腿部、肚脐、腋窝、头发等部位，宠物身上也需要仔细检查蜱虫的踪迹。

【注意事项】

1. 在野外时尽量穿紧口、长袖衣服。

2. 禁止揉搓伤口，以免发生感染。

3. 拔除蜱虫时禁止挤压蜱虫，以免将蜱虫内容物挤压入体内引起感染。

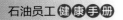

第九节 烫伤急救

【案例介绍】

某单位员工张某（女性，25岁）在工作中不小心被热水烫伤手部，现场及时进行处置，有效缓解烫伤对皮肤造成的伤害。

【案例解读】

烫伤之后，迅速评估烫伤的程度，并采取相应的措施。本案例中，被热水烫伤手背部皮肤，皮肤发红，迅速采取冷疗措施，及时用干净的水冲洗烫伤部位，以降低烫伤部位皮肤温度。

【主要症状】

烫伤的症状与烫伤的深度、面积等有关，皮肤烫伤后局部可出现疼痛、红肿、水泡等，随着烫伤程度的加深，皮肤组织会出现不同程度的改变，如不感染，愈合后可出现色素沉着、瘢痕增生等。

【现场处置】

烫伤急救视频

1.脱离热源：热液烫伤时，应立即脱离热源。如有衣物，脱衣物时，若被烫伤部位黏住，不可硬脱，应一边浇水，一边用剪刀剪开衣服。

2.冷疗：迅速对烫伤部位进行冷疗，可用干净的水冲洗降低皮温，冲洗时间不少于30分钟。如有条件，可将烫伤部位浸泡在冷水中，但需注意防止冻伤。

3.对大面积烫伤、创面较脏或深度烫伤应立即送至医院进行处理。

【注意事项】

烫伤后，皮肤出现小水泡可自行吸收，擦拭碘伏即可，不用包扎；若水泡较大，应使用干净尖锐物体扎破水泡，让液体流出，再涂抹碘伏，用纱布包扎，避免感染。

第二章

常见慢性病

本章主要介绍高血压、糖尿病、高脂血症、脂肪肝、冠心病、脑梗死、脑出血等几种常见的慢性病，虽然这些疾病的危害较为严重，但是疾病的发生和发展是可防可控的，发病原因大部分取决于个人的生活方式，希望通过本章的学习，能更全面地了解这些疾病，能够掌握基本的日常自我保健知识，改善不良的生活方式，可以通过定期健康检查，做好疾病的早发现、早诊断和早治疗，达到早期预防和提高生活质量的目的。

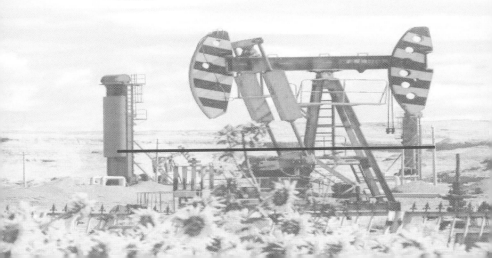

第一节 高血压

【案例介绍】

某单位员工（男性，32岁）最近两年来时常感觉有些胸闷，胸闷时监测血压为160/100mmHg，除了胸闷偶尔有短暂头晕（头蒙），自己一直不在意，也从不主动监测血压情况，一个月前再次出现了胸闷、气短、心慌的症状，步行几十米就会出现以上症状，除此之外，尿颜色深，尿中有泡沫，但仍未注意，自己断断续续服用美托洛尔，但是不舒服的情况改善不明显。一天前胸闷气短加重，晚上不能平躺睡觉，躺平时明显感觉更加憋气，不想吃饭，因此前往急诊科就诊，监测血压220/130mmHg，心率120次/分钟，抽血结果显示肾功能也不好，经急诊抢救治疗后，员工感觉胸闷气憋的症状有所改善，转到病房进一步治疗。

【案例解读】

该员工长期吸烟饮酒，肥胖，血脂高，平时运动少，这些都是引起血压升高的危险因素，在发现血压高的两年时间里，因无明显不舒服症状，一直未正规诊断及治疗，之后出现胸闷气憋、夜间不能平卧、心慌、血压升高明显是高血压急性并发症的早期表现，尿中有泡沫提示可能出现肾脏损害，甚至还有可能病情加重出现急性脑出血、脑梗死等情况。

【临床表现】

高血压的典型症状包括：头晕、头痛、疲倦或不安、胸闷气短、心悸耳鸣等。若血压达到 180/120mmHg，可发生脑中风、脑出血、主动脉夹层，甚至诱发急性心肌梗死、肾衰等。

不同类型的高血压有其特殊症状：妊娠期高血压主要症状为蛋白尿、水肿，严重者可发生抽搐、昏迷甚至死亡；更年期高血压主要症状为腰膝酸软、四肢浮肿等。特殊诱因导致的高血压会有其特殊的症状，如颈椎性高血压表现为肩颈部疼痛、上肢麻木不适；肾性高血压可出现全身浮肿、腰背或肋腹部疼痛。当合并其他症状时，高血压的临床表现更为复杂。

【现场处置】

1. 对于以往未诊断为高血压的患者可以服用应急降压药物，如口服硝苯地平控释片等，也可以按压或针灸太阳穴、百会穴、风池穴等穴位缓解高血压病情，若血压升高非常明显，应及时前往医院急诊科就医。

2. 对于已经诊断为高血压的患者，则应结合其他症状采取以下措施：

（1）若高血压患者的血压有突然升高现象，并且还伴有恶心、呕吐、剧烈头痛、心慌、尿频、甚至视线模糊等症状出现时，首先安慰患者别紧张，并卧床休息，及时舌下含服降压药，严密监测血压，避免血压下降幅度过大。

（2）若高血压患者在劳累或兴奋后，出现心前区疼痛、胸闷，并延伸至颈部、左肩背或上肢，面色苍白、出冷汗的症状，此时应立即让患者安静休息，严密监测血压，舌下含服一片硝酸甘油或

5～10 粒速效救心丸（若血压低于 90/60mmHg 则不得含服药物，立即送医），有条件的及时吸入氧气。

（3）若高血压患者出现头痛、呕吐等症状，甚至意识障碍或肢体瘫痪等，应让患者平卧，头偏向一侧，以免意识障碍或剧烈呕吐时将呕吐物吸入气道，拨打 120 及时送医。

（4）若高血压患者突然出现心悸气短、呼吸急促、口唇发绀、肢体活动失灵，咯粉红泡沫样痰，应让患者双腿下垂，采取坐位，有条件的及时吸入氧气，拨打 120 及时送医。

【危险因素】

1. 不良生活习惯：高盐饮食、吸烟、熬夜、过量饮酒、缺乏体力活动。

2. 心理方面：性格急躁，长期精神紧张、压力大。

3. 疾病史：超重、腹型肥胖、血脂异常、糖尿病、高尿酸血症、血管动脉硬化、高血压家族史，患有睡眠呼吸暂停综合征或睡眠呼吸障碍类疾病等。

【运动指导】

1. 适当运动锻炼，维持正常体重。运动包括有氧、伸展及增强肌力练习三类，具体项目可选择步行、慢跑、太极拳、游泳及跳舞等。高血压患者不适宜晨间运动。

2. 运动强度须因人而异，以心率作为指标，适宜心率计算方法为（170 - 年龄），运动频度一般每周 3～5 次，每次持续 20～60 分钟，也可根据运动者身体状况和所选择的运动种类及气候条件等而定。如运动后自我感觉良好，且保持理想体重，则表明运动量和运动方式合适。

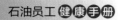

【饮食指导】

1. 低盐低脂饮食：首先要减少烹调用盐及含盐高的调料，少食各种咸菜及盐腌食品，每日食盐摄入量小于 6 克。

2. 改善膳食结构：多食蔬菜，尽量减少含脂肪高的肉类及动物内脏及油炸、煎制品、烧烤类食物，增加含蛋白质较高而脂肪较少的禽类及鱼类。

3. 限制酒精摄入：提倡高血压患者戒酒，因为饮酒可降低降压药物的药效。男性如果饮酒，每日饮酒的酒精量应少于 20～30 克（约 40 度白酒 1 两），女性则应少于 10～15 克（约 40 度白酒半两）。

【降压指导】

1. 血压在（140～160）/（90～100）mmHg 且无症状者：改善膳食、合理运动、控制体重等，密切观察血压 3 个月。

2. 在第一条基础上，3 个月后若血压大于 140/90mmHg，启动药物治疗。

3. 降压治疗一般要求血压控制在 140/90mmHg 以下，对于重度高血压最好住院筛查有无继发性高血压疾病；伴有明显脑动脉硬化或者颈动脉狭窄者，血压控制在（140～150）/（90～100）mmHg；对于肾功能不全的患者，血压应小于 130/80mmHg。

4. 坚持监测并记录血压，随身携带医保卡及放入降压药的小药瓶。

【注意事项】

1. 高血压病早期可无症状或不明显，常见头晕、头痛、颈部僵硬、疲劳、心慌、胸闷、气短等。

2.一旦发现血压升高，应及时就医。

3.高血压患者感觉身体不适时，应及时监测血压。

4.日常坚持多时间段监测血压，血压出现波动时应及时就医。

第二节　糖　尿　病

【案例介绍】

　　某单位员工刘某（男性，30岁）近几年常无明显诱因出现口干、多饮，日饮水量3000～4000毫升，小便次数及尿量同以前相比明显增加，还伴有多食易饥、体重减轻等症状，并未在意。今年体检时，医生告之血糖偏高，建议到专科门诊诊治，并控制饮食，因工作比较繁忙，没有听从医生建议。5天前，小刘吃完烧烤后出现恶心、呕吐的症状，起初小刘以为是吃坏了东西，并未在意，但逐渐恶心、呕吐症状加重，并出现无力行走的情况，被同事送往急诊，检查血糖明显升高，血糖仪都测不出数值了，还伴有呼吸困难的症状，做完一系列检查后，被明确诊断为糖尿病性酮症酸中毒，经过一段时间的住院治疗后病情好转出院。

【案例解读】

　　该员工有糖尿病典型的"三多一少"症状，且体检血糖偏高，但未重视，且平日生活方式不良，爱喝碳酸饮料，爱吃火锅、烧烤等油腻食物，不喜欢运动，体重偏胖，发现血糖偏高后仍未听从医嘱，依旧我行我素。近5天出现恶心、呕吐症状后，仍未及时就诊，导致症状越来越重，差点危及生命！

　　糖尿病患者不良的生活方式主要就是吃得太多、活动太少，刘某就是一个典型的例子。对于糖尿病患者，要从饮食、运动、监测、药物及糖尿病教育 5 个方面进行管理。1. 患者须独立完成血糖监测。2. 一旦确诊糖尿病须制订降糖方案，同时进行饮食控制、运动。3. 在医生指导下控制血糖，减少并发症的发生。

【临床表现】

1. 典型症状："三多一少"，即口渴多饮、多尿、多食，体重减少。

2. 其他症状：虚弱、乏力、皮肤瘙痒、视力下降等。

【健康指导】

1. 糖尿病患者应随身携带糖尿病身份卡片，并记录自己、家人、医生的姓名、电话；记录血糖、血压、服药打针情况。尤其是合并慢性并发症或高血压、冠心病、肾病等，以便及时得到关照。

2. 如出现口干、口渴、多饮、尿多，应及时监测血糖，一旦发现空腹血糖大于或等于 16mmol/L（毫摩尔/升），及时到医院就诊，制订系统的降糖方案。

3. 高血糖症引起机体失水时，神志清楚并能吞咽者应补充无糖饮料（如矿泉水）。部分患者无口渴、多饮，存在渴感减退，因此应根据天气、出汗、尿量综合评定。在温度较高或空气干燥的地区应补充适量水分，以免发生脱水甚至高渗昏迷。多数糖尿病人需每日饮 1500 毫升左右的水，分多次饮用，每次 100～200 毫升，一次大量饮用白开水会增加心脏的负担。出汗增加的时候适量补充盐分，防止发生低钠血症。

4. 若出现心慌、手抖、冷汗、饥饿感、面色苍白、注意力不集中、反应迟钝、视物模糊、昏昏欲睡，甚至不省人事等任何较平时反常的表现，均应测定血糖。若发现血糖低，能吞咽者立即口服含糖饮料及食物；昏迷者侧卧，肌注胰高血糖素，就近送医静脉注射葡萄糖（不可喂食、不可注射胰岛素）；如无条件测定血糖，应先按低血糖症处理，并立即送医。

5.若糖尿病患者出现胸闷、气短、胸痛、呼吸困难、嘴唇发紫、手足发冷发绀、头晕、头痛、晕厥、言语含糊、一侧肢体无力或跌倒等不寻常表现，或测脉搏发现脉搏不规则、过快过慢、强弱不等，特别是合并高血压、冠心病者，应立即休息，有条件者吸氧，必须就近求医。

6.若糖尿病患者出现下肢麻木、肿胀时，应活动下肢，经常变换体位，或站或走或坐，促进血液循环。平时应注意保护踝关节和足部。穿合适的鞋袜；每天检查双脚，如有擦伤或水疱应及时处理；检查鞋内有无砂石之类的异物；每天洗脚后用尿素软膏均匀地涂抹在脚背、脚底、脚后跟，但不要抹在趾缝间，保持趾缝干燥，防止皮肤破损而导致糖尿病足等。

【危险因素】

糖尿病的危险因素主要是指 2 型糖尿病的危险因素，危险因素包括：

1.年龄大于 40 岁。

2.一级亲属中有 2 型糖尿病患者。

3.有妊娠糖尿病病史。

4.已经患高血压或高脂血症，或患有动脉粥样硬化性心血管疾病。

5.超重（BMI❶大于或等于 24）或者有腹型肥胖的（男性腰围大于或等于 90 厘米，女性腰围大于或等于 85 厘米）。

6.空腹静脉血糖大于 5.5mmol/L，但还未达到糖尿病诊断标准。

---

❶ 体重体质指数（BMI）=体重/身高^2，体重单位：千克，身高单位：米，BMI 正常范围为 18～24。

【预防措施】

1. 规律运动；戒烟、限酒；严格控制体重（BMI 控制在 18～24）。

2. 少食高糖、油腻食物，减少米、面等碳水化合物的摄入，多吃蔬菜及升糖指数较低的食物。

【运动指导】

糖尿病运动总原则：循序渐进、量力而行、持之以恒。

1. 运动口诀"1、3、5、7"。"1"指饭后 1 小时左右运动，"3"指运动 30 分钟，"5"指每周至少运动 5 次，"7"指每次运动中脉搏不超过（170 - 年龄）。

2. 要注意结伴出行，运动过度可能会出现低血糖，要告知同伴低血糖的处理措施；要注意饮水，如果无法随身携带水，可在运动前喝一杯水，运动后再喝一杯；要告知家人运动地点，并随身携带病情卡和糖果。

3. 要注意选择安全、宁静、环境优美的场地运动。进行正式运动前应先做低强度热身运动；运动即将结束时，应做 5～10 分钟的恢复整理运动，并逐渐使心率降至运动前水平，不要突然停止运动；运动后不要立即洗凉水澡，心率降至运动前水平再洗澡，最好洗温水澡；运动后如果出现持续性疲劳、运动当日失眠、运动后持续性关节酸痛等不适，则表示运动量过大，下次运动时要适当减少运动量；如果运动时出了很多汗，要注意及时擦汗，避免着凉；注意不要赤脚走"石子健康路"，容易将脚磨破。还要注意检查双脚，查看有无红肿、青紫、水疱、血泡和感染等，及时发现脚部的问题。

4. 如果有条件，尽量监测一次运动前的血糖，运动后还要注意监测一次运动后血糖，以掌握运动强度和血糖变化，如果出现低血糖，可以适当降低运动强度。运动通常会引起食欲增加，应在保证热量摄入总原则的前提下合理安排饮食和运动。

5.最佳运动强度时身体的感受是：周身发热、出汗，但不是大汗淋漓；或气喘吁吁，但能说话、不能唱歌。最佳的运动时机是从吃第一口饭算起，在饭后1小时左右开始运动，此时血糖较高，运动时不易发生低血糖。要注意运动时机要相对固定，如习惯在早餐后，就尽量都在早餐后运动，如果习惯在晚餐后，就尽量都在晚餐后运动，要养成规律的运动习惯。

6.以下情况不适宜运动：

（1）不要空腹运动，空腹运动容易出现低血糖。

（2）当血糖大于14.0mmol/L时不可运动，而小于5.6mmol/L时应加餐，如果出现心慌、出虚汗等，可能是出现了低血糖现象，可立即服用随身携带的糖果。

（3）不要在正午阳光暴晒时运动，容易出现中暑。如果是在夏天，一旦出现中暑症状，应立即到阴凉通风处坐下，喝些凉盐开水，呼吸新鲜空气。

（4）不要在寒冷的早晨运动，寒冷的天气刺激血管收缩，容易诱发心脑血管疾病；早晨浓雾还未散去时也不要外出运动，那时空气中有很多悬浮颗粒，对身体有害。

（5）如果出现乏力、胸闷、憋气及腿部不适，应立即停止运动，原地休息，及时就医。

（6）各种急性感染、糖尿病急性并发症、严重糖尿病肾病、严重糖尿病足、严重眼底病变、心衰、心律失常、新近发生的血栓或高血压未被控制、经常出现脑供血不足症状者。

【饮食指导】

饮食控制是基础，定时定量进餐，低油、低盐、少食多餐。

1.主食定量，粗细搭配，提倡食用升糖指数较低的主食。

2.多吃蔬菜，水果适量（血糖控制达标时），种类、颜色要多样。

3. 常吃鱼、禽，蛋类和畜肉类适量，限制加工肉类摄入。

4. 每天食用奶类、豆类食物，零食加餐合理选择。

5. 清淡饮食，足量饮水，限制饮酒，细嚼慢咽。

6. 注重自我管理，个体化营养指导。

【注意事项】

1. 首先要清楚自己的血糖控制目标，应由医生为您"量体裁衣"来制订。

2. 理想的个体化血糖控制是既要控制高血糖，又要尽量避免低血糖。

3. 除血糖达标外，还要兼顾血压、血脂、体重等综合达标。

4. 血糖达标，且减少血糖波动（糖化血红蛋白小于 6.5%）。

5. 定期筛查糖尿病并发症。

第三节 高脂血症

【案例介绍】

某单位员工（男性，46岁）日常聚会多，每次海吃海喝无法避免，工作压力大，不注重锻炼，体型肥胖。从17岁开始抽烟，基本1天1包烟，有些时候1天2包烟。5年前单位体检发现脂肪肝、高脂血症、高血压，也没有去医院诊疗。某次参加应酬，暴饮暴食，大量饮酒后，开始出现持续性的腹部胀痛，还伴随呕吐，呕吐物为咖啡色胃内容物，同时发热。体格检查：体温38.5℃，脉搏184次/分钟，呼吸35次/分钟，血压85/54mmHg，表情淡漠，嗜睡状态，全身皮肤湿冷，黏膜无黄染，无出血点、紫癜，心率184次/分钟，律齐，未闻及病理性杂音，腹部膨隆，腹软，全腹部有压痛，无反跳痛、肌紧张，肠鸣音2～3次/分钟。完善血脂、腹部超声、腹部CT等检查后诊断为"急性胰腺炎、高脂血症、高血压"。给予补液，保护胃黏膜，抑制胰酶分泌治疗后患者疼痛略有缓解。

【案例解读】

该员工为中年男性，体型肥胖，平时疏于锻炼，生活方式不健康，抽烟饮酒，暴饮暴食，既往明确诊断为高脂血症、高血压，脂肪肝，但是健康意识薄弱，未正规治疗。上述高危因素，若得不到及时妥善处理，会成为后期健康生活的隐患。后期可能发展为冠心病、急性心肌梗死等，严重影响生活质量。其实高脂血症、高血压、脂肪肝初期都可以通过注意饮食、适当锻炼、改善生活方式等控制，甚至可以治愈。早期的生活方式干预即"一级预防"，指的是在得病之前消除危险因素，防患于未然，降低疾病对健康的损坏，减轻经济负担，提升幸福指数。

【临床表现】

轻度脂肪肝多无临床症状。仅有疲乏感，而多数脂肪肝患者较胖。脂肪肝患者多于体检时偶然发现。中度、重度脂肪肝有类似慢性肝炎的表现，可有食欲不振、疲倦乏力、恶心、呕吐、肝区或右上腹隐痛等，部分患者也常有舌炎、口角炎、皮肤淤斑、四肢麻木、四肢感觉异常等末梢神经炎的改变。

【现场处置】

1.可通过控制饮食、低盐低脂、改善不良生活方式、适当运动等方式改善血脂异常状况。

2.若血脂仍无法降至正常范围，则应及时就医并辅助药物治疗。

【危险因素】

1.高血压、糖尿病、肥胖、吸烟等。

2.有早发心血管病家族史者。

3.一级直系亲属（包括父母、子女及同父母的兄弟姐妹）发生心梗、脑梗等缺血性心血管病的年龄较早（男性55岁前，女性65岁前）。

4.有家族性高脂血症者。

5.糖尿病家族史、有可疑血脂异常症状者，如皮肤或肌腱黄色瘤、跟腱增厚等。

【预防措施】

1.通过改善饮食结构、增加身体活动等方式保持理想体重体质指数（BMI）。

2. 坚持良好的生活方式，主要包括健康饮食、规律运动、控制体重等。

3. 戒烟戒酒。完全戒烟并避免吸入二手烟，戒烟过程中可咨询戒烟门诊，以提高戒烟成功率。建议戒酒，如果不能完全戒除，应尽量减少饮酒量。

【运动指导】

规律运动、适当锻炼。运动因人、因地、因时制宜，循序渐进，以不出现主观症状、不影响食欲和睡眠为原则，不宜勉强做剧烈活动，运动应持之以恒，建议每周5～7天，每次30分钟中等强度运动，如快走、慢跑、骑车、游泳等。心血管疾病患者应优先由医生充分评估运动耐量，再进行身体运动。

【饮食指导】

合理膳食，一般原则是"四低一高"：低能量、低脂肪、低胆固醇、低糖、高纤维膳食。

1. 建议选择蔬菜、水果、全谷物、豆制品等富含纤维素的食物。

2. 优选富含蛋白质的健康食物，如鸡鸭鹅等低脂禽肉、鱼类及坚果。

3. 少吃甜食及猪牛羊肉等红肉，少喝含糖饮料。

4. 不吃含有反式脂肪酸的食物，如植物奶油、代可可脂等。

第四节　脂肪肝

【案例介绍】

某单位何某在前期体检中发现有轻度脂肪肝，心里产生恐慌，在得知 35 岁以上的男性同事中基本都有脂肪肝、高血脂、糖尿病、高血压等疾病后，何某从担心变成了庆幸，认为自己的血压、血糖、血脂都还正常，还算不上"三高"人士。因此继续和朋友喝酒聚会，运动健身完全置之脑后。去年体检，何某的脂肪肝变成了中度，血压也轻度升高，今年肝区开始有不适感，脸色暗黄，身体特别沉重，容易疲倦，总是昏昏欲睡，体检结果显示重度脂肪肝，转氨酶轻度升高。自行上网查询，重度脂肪肝还有可能转变成肝硬化甚至肝癌！于是何某心里又开始恐慌起来。医生仔细检查之后告知目前是单纯的脂肪肝，刚从中度发展到重度，并给予忠告，要减少膳食脂肪，增加运动。

【案例解读】

这名员工平时长期久坐，运动量少，有饮酒史，饮食无节制，虽然职工体检发现轻度脂肪肝，但无高血压、糖尿病、高脂血症病史，所以没有重视，未调整不良生活方式，2 年后进展至中度脂肪肝，3 年后发展为重度脂肪肝。一旦发现轻度脂肪肝，必须要引起重视，此时是自我调理的最佳时期，清淡饮食，戒烟戒酒，并配合适量运动，可以有效避免疾病进一步恶化。

【临床表现】

轻度脂肪肝可无任何临床症状，中度或重度患者，特别是病程较长者症状较明显。多表现为疲乏、食欲不振、右上腹痛、恶心、腹胀等肝功能障碍症状。可伴腹痛，主要是右上腹痛，偶尔中上腹痛、伴压痛，严重时有反跳痛等。重度脂肪肝可合并门静脉高压症和消化道出血。

【危险因素】

1. 体重增长太快，超重、肥胖，特别是腰围超标的内脏性肥胖。

2. 高血压、血脂紊乱、高血糖（糖尿病）、高尿酸血症（痛风）。

3. 高热量膳食，包括富含饱和脂肪、反式脂肪、胆固醇，含糖饮料和深加工食品。

4. 吃得太快、太饱，喜吃零食、甜食、荤食，不吃早餐，晚餐丰盛且吃夜宵。

5. 久坐，缺乏运动锻炼，肌少症。

6. 吸烟、饮酒、睡眠时间不足、经常熬夜。

7. 甲状腺功能减退症、垂体功能减退症、多囊卵巢综合征、睡眠呼吸暂停综合征。

8. 营养不良、慢性肝病等患者。

9. 有肥胖、糖尿病、高脂血症、冠心病、脂肪肝家族史，以及某些特殊的遗传易感个体。

【预防措施】

1. 调整饮食方案，避免营养失衡，控制饮食的总热量，建议低脂、低碳水化合物饮食。

2. 改变不良的生活方式，避免久坐少动，适当加强运动，维持正常体重指数。

3. 维持相对正常的血脂、血糖水平。

4. 自我保健意识的教育以纠正不良行为。

【运动指导】

对肥胖、糖尿病、高脂血症引起的脂肪性肝炎患者，可在医生指导下完成中等量的运动，即最大强度的 50% 左右，使心率达到标准（170 – 年龄），每次持续 10～30 分钟，每周 3 次以上。

【饮食指导】

1. 脂肪肝饮食治疗的原则主要为适宜的热量摄取，合理分配三大营养要素并兼顾其质量，坚持合理的饮食制度，多吃瘦肉、鱼类、蛋清及新鲜蔬菜等富含亲脂性物质的膳食，适当补充维生素、矿物质及膳食纤维有助于促进肝内脂肪消退，高纤维类的食物有助于增加饱感及控制血糖和血脂，对于营养过剩性脂肪肝尤其重要。

2. 戒酒。

3. 一旦引起肝硬化，应补充足够优质蛋白及热量，动物蛋白每天摄入量不宜低于 60 克，素食者植物蛋白不应低于 80 克 / 天，但糖尿病性脂肪肝兼有肾病的患者蛋白质摄入量不宜过多。

【注意事项】

一般而言，脂肪肝属可逆性疾病，早期诊断并及时治疗常可恢复正常。

第五节 冠 心 病

【案例介绍】

某单位员工（男性，53岁）因阵发性心前区疼痛6年，加重10小时，伴呼吸困难入院。入院前6年里时常感觉心前区膨胀性的疼痛，有时有压迫感，一般在劳累、饭后发作，每次持续时间3～5分钟，休息后减轻，所以没放在心上。入院前2个月，疼痛渐频繁发作，并且休息时也可发作，入院前10小时，患者在睡眠当中突然感觉到心前区剧痛，并向左肩部、臂部放射，同时伴有大汗、呼吸困难，咯少量的粉红色泡沫状痰液，急诊入院，入院后治疗无效，第二天死亡。

【案例解读】

该病例为中壮年男性，有6年胸痛病史，未予重视诊治，近两个月发作增多，休息也可发作，仍未重视。一般年龄大于40岁以上，出现胸痛症状，高度考虑冠心病，应及时去医院进行检查及治疗。该患者拖延未治，以致病情进展为急性心肌梗死，最终死亡。

【临床表现】

1.心绞痛及心肌梗死的疼痛，多在胸骨后方和心前区或剑突下，可向左肩和左臂内侧放射，甚至达无名指和小指，也可放射至左颈或面颊部误认为牙痛。心绞痛可伴有重压窒息感，心肌梗死则疼痛更为剧烈，并有恐惧感。

2.心绞痛发作持续数分钟（一般不超过15分钟），而心肌梗死疼痛持续时间很长（一般大于半小时）且不易缓解。心绞痛发作和在劳累或精神紧张时诱发，休息后或舌下含服硝酸甘油或速效救心丸，数分钟内可以缓解。

【现场处置】

1.冠心病发作时，立即休息并舌下含服药物进行缓解。

2.若有氧气则及时吸氧。

3.如果不能缓解，及时拨打120并就近治疗。

【危险因素】

年龄、遗传因素，高血压、血脂异常、糖尿病、超重、肥胖、吸烟等。

【预防措施】

1.适当体力活动，避免精神紧张。

2.戒烟、避免大量饮酒和禁用烈性酒。

3.控制血压，尽量控制在140/90mmHg以内。

4.监测并控制血脂在正常范围内，尤其低密度脂蛋白胆固醇。

5.严格的血糖管理（达标）。

6.控制体重。

7.均衡饮食，避免摄入过多饱和脂肪酸和反式脂肪酸、过多盐和过多糖。

【运动指导】

鼓励病人适当运动（有氧运动），每周3～5次，规律运动，每次半小时左右。

【饮食指导】

1. 鼓励多吃蔬菜、鱼和家禽，低糖、低热量、低盐。

2. 戒烟限酒。

【注意事项】

平时注意控制体重、定期体检，若体检血脂、血压、血糖、尿酸等出现异常，及时诊治。

一旦出现胸痛、胸闷等心脏不适，如果确诊为冠心病者，可立即舌下含服硝酸甘油一片或速效救心丸 5～10 粒。若疼痛不适时间大于 15 分钟以上，应立即就医。

第六节 脑 梗 死

【案例介绍】

某单位员工（男性，50 岁）上班时突然感觉自己右侧上下肢、右侧躯干及右侧面部有麻刺感，当试着站立和行走时，有很轻微的不稳，并且意识到他的右手协调性差，前来医院就诊。神经科查体发现右侧面部、躯干和上下肢感觉异常，主要表现为感觉减退。运动检查发现右手轻微共济失调，步态稍有不稳和小步幅，其他内科及神经科查体均未见异常。既往有高血压和轻度高脂血症病史，并一直治疗。因为骨质退行性疾病，有慢性背痛的病史。

【案例解读】

这名员工有脑梗死典型的症状：面部两侧不对称、手臂麻木无力或无法流畅表达等，且既往有高血压和高脂血症病史，出现类似表现的患者一定要意识到发生急性脑血管病的可能。脑梗死的前驱症状无特殊性，部分患者可能有头昏、一时性肢体麻木、无力等短暂性脑缺血发作的表现。而这些症状往往由于持续时间较短和程度轻微而被患者及家属忽略，未及时就诊，错过静脉溶栓或机械取栓等机会，导致症状越来越重，危及生命。

【临床表现】

1. 主观症状：头痛、头昏、头晕、眩晕、恶心、呕吐、运动性和（或）感觉性失语甚至昏迷。

2.脑神经症状：双眼向病灶侧凝视、中枢性面瘫及舌瘫、假性延髓性麻痹，如饮水呛咳和吞咽困难。

3.躯体症状：肢体偏瘫或轻度偏瘫、偏身感觉减退、步态不稳、肢体无力、大小便失禁等。

【现场处置】

1.若出现面部两侧不对称、手臂麻木无力、无法流畅表达等，立即停下来原地休息，缓解紧张焦虑情绪，有条件的话吸氧，并立即送医。

2.紧急拨打急救电话120，发病3小时内为治疗的最佳时期，尽快前往有条件进行溶栓及血管内干预治疗的医院。

3.如果有血压计，测量血压，摸脉搏，不要给病人用不能确定的药物。

【危险因素】

高血压、心脏病、糖尿病及血脂异常、动脉血管硬化等基础疾病是该病的高危病因；中老年人更容易发病；烟雾病是脑梗死的高危病因。

【预防措施】

1.积极干预血脂、血压、血糖、体重、动脉硬化等，并使其达标。

2.低盐、低脂饮食，适当运动。

【饮食指导】

适宜进食高蛋白、高维生素、低盐、低脂、低热量食物，清淡饮食。

1.选择患者喜爱的营养丰富易消化的食物，注意食物的性状及温度，防止误吸，便于吞咽，可将食物调成糊状或通过烹调时勾芡，使食物形成食团便于吞咽。

2.多食新鲜蔬菜、水果、谷类、鱼类和豆类，保持能量供需平衡。

3.脑梗死患者必须戒烟限酒。

【注意事项】

1.对于脑梗死，是否及时治疗是决定患者预后的关键，因此，如发现有面部两侧不对称、手臂麻木无力、无法流畅表达等情况，一定要及时就医排查。

2.经规范治疗后，患者可能会遗留部分后遗症，宜遵医嘱在合适的时机尽早进行康复锻炼，有助于恢复，提高患者生存质量。

3.患者还可能存在过度焦虑、紧张等精神心理问题，必要时可向相关专业人员求助，及时干预。

4.患者治疗出院后需严格遵照医嘱用药，切忌擅自停药及滥用抗生素和民间偏方等。

5.此外，患者出院后应在能力范围内适度进行运动，如散步等。

6.脑梗死是一个高致残率及高致死率的疾病，多在休息或睡眠时发病，其临床症状在发病后数小时或1~2天达到高峰，应争取早期治疗，在发病4.5小时内尽可能静脉溶栓治疗，在发病6~8小时内到有条件的医院进行适当的急性期血管内干预，以最大限度提高治疗效果和改善预后。

第七节　脑　出　血

【案例介绍】

某单位员工（男性，46岁）长期大量吸烟，未有效控制血压，由于昏睡，左侧出现偏瘫，被送往医院，入院测量血压为230/115mmHg。患者因病情进一步恶化而昏迷，检查发现，脑室已经由于梗阻性脑积水而扩大，在发病6小时后进行了血肿清除术。除了血肿清除术，还留置了1根脑室外引流管。最初手术成功，因为血肿基本上全部清除了，且占位效应、脑血流和脑积水恢复正常。但是，患者出现持续昏迷，最终在几周后死于肺部感染。

【案例解读】

高血压是自发性脑出血的最常见原因，约占所有脑出血的60%。这名46岁中年男性，高血压未曾得到有效控制，当血压突然升高时，易造成颅内小动脉破裂，引起脑出血，血肿清除后，患者意识无明显改善，最终死于感染。因此，高血压患者一定要注意血压的控制和检测。

【临床表现】

1. 说话和理解困难：可能会说话含糊不清或难以听懂别人的话。
2. 面部或四肢麻木：脸、胳膊或腿可能突然麻木、无力或瘫痪，常发生于身体的一侧。

3. 单眼或双眼视力障碍：突然单眼或双眼的视觉模糊或变黑，或者出现视物双影。

4. 突然剧烈的头痛，可能伴有呕吐、头晕或意识改变。

5. 行走困难，可能会绊倒或突然头晕，失去平衡或协调能力。

【现场处置】

1. 如果患者的意识比较清醒，尽量安慰患者，让患者保持平稳的情绪，并呼叫 120。

2. 如果患者处于昏迷，切忌摇晃患者，让患者就近采取侧卧的姿势，并且将头转向一侧，帮助其及时排出呕吐物，保持气道畅通，松解衣裤，注意保暖，并呼叫 120。

3. 避免患者咬伤舌头。如果患者出现昏迷，并有强烈的鼾声，说明患者舌根已经出现下坠的现象，此时要用手帕或者纱布将患者的舌头包裹住，避免患者咬伤舌头。

4. 必要时进行物理降温。如果患者在发病后还伴有发烧的现象，那么一定要及时给患者的头部进行物理降温，避免患者的大脑细胞出现坏死。

【危险因素】

1. 超重或肥胖。

2. 酗酒。

3. 吸烟或接触二手烟。

4. 食用可卡因和甲基苯丙胺等管制类药物。

5. 血压高于 140/90mmHg。

6. 高胆固醇、糖尿病、阻塞性睡眠呼吸暂停、心脑血管疾病等。

【预防措施】

1. 严格控制血压。

2.适当锻炼，缓解压力，保持健康体重。

3.降低饮食中的胆固醇和饱和脂肪含量。

4.戒烟限酒。

5.控制血糖。

6.严格控制体重。

【饮食指导】

1.推荐清淡、低脂、低糖、低盐饮食。

2.适当补充富含蛋白质的食物，如鱼肉、鸡蛋、牛奶等。

【注意事项】

1.安静环境，绝对卧床2周，心理照护及避免压疮和肺部感染。

2.禁忌用力排便，以防再次出血，恢复期适当康复活动。

3.脑出血预后与出血部位、出血量及是否有并发症相关。

4.脑出血致死率很高，急性期为30%～40%，是脑血管疾病病死率最高的。病情稳定后，可能会遗留不同程度的残疾，包括感觉、语言、运动功能的障碍等。

第三章

常见癌症

　　本章主要介绍肺癌、结直肠癌、胃癌、肝癌、乳腺癌、前列腺癌这 6 种人群中常见的高发癌症，希望通过本章的学习，能够科学认识癌症，养成良好的生活习惯，远离癌症的危险因素，树立积极乐观的生活态度，通过科学有效的预防措施，获得健康强壮的体魄！

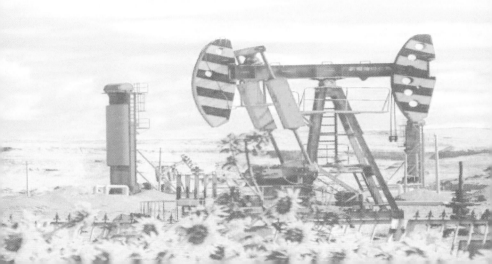

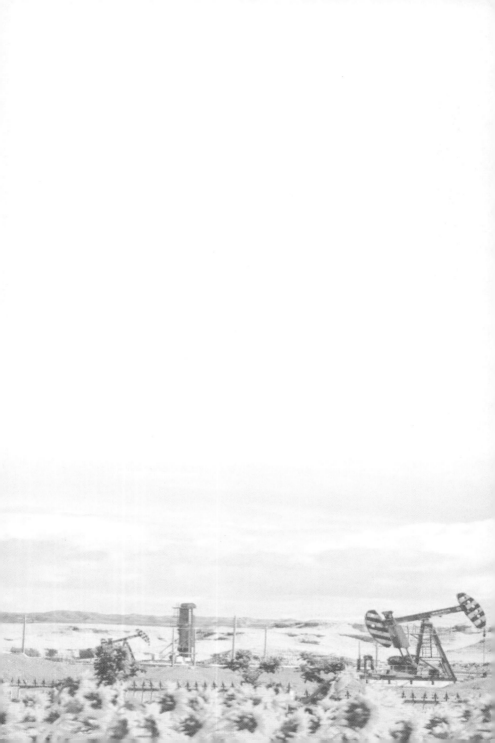

第一节 肺 癌

【案例介绍】

某员工（男性，53岁）患腰椎间盘突出症数年，近3个月出现腰背部疼痛，个人未引起重视，加之工作及家事繁忙，想着过段时间再去医院看病，就买了些药膏贴在疼痛处，疼痛略有缓解。后又去做针灸推拿，疼痛时好时坏，继之疼痛明显的次数却越来越多，影响睡眠，夜里经常痛醒，工作也难以坚持。实在难忍只好去医院就诊，做了CT等检查后发现肺部肿块，并有全身多处骨质破坏等异常。最后确诊是肺癌伴多发骨转移，已是肿瘤晚期，失去手术治疗机会，只能保守治疗。

【案例解读】

该员工有椎间盘突出症，近期出现逐渐加重的腰背疼痛，他首先想到的是老问题，没有考虑到其他原因也会导致同样症状。骨转移癌疼痛和椎间盘突出症等导致的腰背疼痛有时不易区分，但出现疼痛逐渐加重没有及时就诊，加上思想上存在麻痹大意，保健意识不强，更由于工作忙、家里事情多，就诊一拖再拖，导致病情延误，悔之晚矣！肺癌最开始出现的症状不一定就在肺部，约有三分之一的早期肺癌没有症状，即使有症状，通常是咳嗽等不适，与普通肺炎和呼吸道感染表现也相似，很少会出现痰中带血等较典型症状。对于症状不明显，特别首发症状不是肺部表现的更容易被忽视，因此要增强健康意识并及时就诊。

【主要症状】

1. 咳嗽：这是最常见的肺癌早期症状，常表现为阵发性咳嗽，多为干咳，没有痰或少许白色泡沫痰，常规的止咳药物疗效不佳。因为肿瘤刺激支气管引起，肿瘤生长在大气管上，早期刺激性强烈，极容易出现咳嗽症状，临床上有将近50%的患者会出现这种表现。

2. 痰中带血：大多数肺癌都是从支气管黏膜壁发生病变，在病情早期，肿瘤较小，创伤面也就比较小，血管细微，患者会有血丝随着痰液咯出，甚至咯痰中带血丝，晨起时较多、较明显。

3. 胸闷：常与心脏情况混淆，由于肿瘤在气管内，气管壁会因此受到刺激产生不适。随着肿瘤增大，胸闷气短就会愈加严重，这是因为肿瘤堵塞了气道，造成吸入氧气量减少，从而诱发了一系列不适。

4. 声音嘶哑：临床上有部分肺癌患者出现了声音嘶哑症状，因为肿瘤在发展过程中会累及、压迫喉返神经，从而导致声音嘶哑症状出现，严重时会因咳嗽而产生晕厥。部分被误认为是咽喉炎表现，从而忽视了对肺癌的筛查。

5. 其他症状：胸痛、乏力、消瘦、低烧等，亦可以是肺癌的表现。约三分之一的患者在早期没有任何症状，甚至不会出现咳嗽等症状，所以对于肺癌高危人群而言，定期对肺部健康进行筛查很有必要，比如有肺癌家族史人群、长期吸烟人群、接触有害气体的人，都不能忽视肺部健康筛查。

【危险因素】

1. 年龄大于45岁。

2. 吸烟时间大于或等于20年，其中包括戒烟时间不足15年；开始吸烟年龄越小、每日吸烟量越大、持续时间越长，引起肺癌的相对危险度越高。被动吸烟也会增加肺癌的发生。

3. 有职业暴露史：长期接触铀、镭等放射性物质和石棉、氡、砷及其化合物等高致癌物质者更易罹患肺癌。另外，经常接触柴油废气者的肺癌发病率也会升高。

4. 环境污染：室内污染也是导致肺癌发生不容忽视的原因，例如室内烹饪燃烧的烟煤释放的大量苯并芘，其可导致肺癌发病率升高。

5. 有恶性肿瘤病史或肺癌家族史，有慢性阻塞性肺疾病或弥漫性肺纤维化病史等。

【预防措施】

1. 肺癌早期症状表现为刺激性干咳、痰中带血、咯血，对于具有长年吸烟史、近期出现频繁刺激性干咳者，应高度怀疑、警惕肺癌的可能性，建议及时就诊。

2. 对于确诊肺癌患者，除了手术、化疗及放射治疗，随着靶向治疗、免疫治疗等医疗科学技术的发展，肺癌的 5 年生存率有显著提高。

3. 肺癌的三级预防：一级预防是病因干预。除了了解早期症状，戒烟是最主要的预防手段，烟草是肺癌的首要危险因素，戒烟是预防肺癌最关键也最有效的方法。此外厨房油烟、装修污染也要尽量避免。当空气质量较差，在外出时尽量佩戴防雾霾口罩，减少肺癌的各种危害因素的侵扰。二级预防是肺癌的筛查和早期诊断，达到肺癌的早诊早治，切忌讳疾忌医。三级预防为康复预防。

【健康指导】

一、饮食指导

1. 多吃新鲜的水果蔬菜，其含有胡萝卜素，红色、蓝色的蔬菜（如茄子、紫包心菜、桑葚）等含有天然色素即花青素，苹果里含有黄酮类化合物，都能抑制癌细胞生长，有助于预防肺癌。

2.多饮茶，茶中含有的茶素可有效清除体内的放射性物质，可起到防癌抗癌的功效。

3.多食牛奶和酸奶，奶制品中含有大量的维生素 D 及钙质，可与体内的致癌物质相结合，可以帮助排毒，酸奶可有效地抑制体内的肿瘤细胞分裂。

4.调整饮食习惯，多吃瘦肉、鱼、鸡蛋、谷物等低脂、低盐的饮食；减少摄入辛辣刺激性食物，如葱、蒜、姜、花椒等；油煎类食物含有饱和脂肪酸，烟熏、烧烤食物含强致癌物质苯并芘，要少吃。

二、生活方式

1.戒烟限酒。

2.避免被动吸烟，家中增加排烟设施，外出时佩戴口罩隔绝污染气体。

3.每天保证 6～8 小时的睡眠时间，避免熬夜。

4.保持正常体重，避免超重和肥胖。

三、运动指导

可进行游泳、跑步、爬山等体能锻炼，建议每周至少做 150 分钟的中等强度有氧运动（推荐每周 5 次，每次 30 分钟）或至少 70 分钟的高强度有氧运动，能抵抗炎症和癌细胞侵袭，经常锻炼的人患肺癌风险可降低 68%。

【注意事项】

对于肺癌高危人群，建议行低剂量螺旋 CT 筛查，筛查的间隔时间为 1 年，年度筛查正常者，建议每 1～2 年继续筛查；不推荐将 PET/CT 作为肺癌人群常规筛查的方法。

第二节 结直肠癌

【案例介绍】

某员工（女性，53岁）2020年6月起发现间断的大便带血，颜色鲜红，有时候甚至暗红，到8月时，症状有所加重，赶紧去医院就诊检查，做了CT、肠镜检查，诊断为直肠癌。因为位置比较低，要是手术的话，可能不能保留肛门，这让患者很担心，由于其母也是直肠癌，做了造瘘，很不方便，有些排斥治疗。经过医生们多学科会诊（MDT）讨论，需要先做新辅助治疗，后考虑手术，患者接受了新辅助放化疗，达到了完全缓解，保住了肛门，目前病情稳定。

【案例解读】

该员工从病史分析，前期有便血症状时未在意，症状加重才就诊。该患者家族中有直肠癌家族史，为高危人群，需要重点监测，应定期检查粪便隐血、肿瘤标记物及肠镜，同时需要注意改善生活方式、饮食习惯等，做到早期预防、早期发现、早期治疗。结直肠癌位居我国癌症新发病例第二位，癌症死亡第五位，严重危害人民生命健康。

【主要症状】

早期结直肠癌多无症状，随着病情的进展，可能会出现以下症状：1.大便带血；2.排便习惯改变；3.腹痛、腹胀；4.腹部包块；

5.消瘦（体重下降）；6.贫血。

【危险因素】

1.家族性多发性肠道息肉病，直系亲属患病的风险是一般人的4～6倍，癌变风险是一般人的6～10倍；或有结直肠癌家族史。

2.喜欢吃高脂高蛋白食物。

3.长期便秘便血。

4.患肠道疾病、胆囊炎等相关慢性疾病。

5.长期精神抑郁、长期熬夜者。

【预防措施】

预防结直肠癌的最好方法是定期肠镜检查。一旦发现腺瘤性息肉，就可以在肠镜检查下切除息肉，从而阻断肠癌的发展。此外，有必要唤起自我意识，如果有如大便频繁出血、腹痛频繁、大便习惯改变，及时就医，及时肠镜检查。一级预防是减少、消除结直肠癌的致病因素，抑制正常细胞的癌变过程。二级预防普查是重要手段，早期发现、早期诊断、早期治疗以防止或减少肿瘤引起的死亡。肠癌的发生、发展是一个相对漫长的过程，从癌前病变到浸润性癌，需要经过10～15年的时间，这为发现早期病变提供机会。三级预防是采取手术治疗为主，辅以适当的放化疗、中医药治疗、免疫治疗，提高结直肠癌的治疗效果。

【健康指导】

一、饮食指导

增加膳食纤维，饮食要调理。

1.食物要新鲜：应以新鲜、易消化，富含蛋白质、维生素、矿物质的食物为主，每餐必备新鲜的蔬菜水果。

2.多吃具有防癌抗癌作用的食物，如菜花、卷心菜、西兰花、芦笋、豆类、菌类等。

3. 多食粗纤维食物，如小米稀饭、红薯、芹菜等；多吃白肉，如鱼肉、鸭肉。

4. 少食食物：少吃腌制的、熏过的腊肉，包括烧烤、火锅；少吃红肉，如猪肉、牛肉。

二、生活方式

1. 久坐会增加结直肠癌等多种癌症发生风险。建议每1～2小时站起来活动15分钟。

2. 戒烟限酒。

3. 保持正常体重，避免超重和肥胖。

4. 保持良好心态。

三、运动指导

经常锻炼的人患直肠癌的风险直降38%。运动时出汗，既能燃烧多余脂肪，还可促进身体排出多种致癌物；利于肠道蠕动，减少粪便积存时间，降低肠癌风险。

【注意事项】

1. 结直肠癌发病率随年龄的增长而增加。目前，近94%的新发病例发生在45岁以上的成年人中。建议所有50~75岁的进行筛查。

2. 虽然50岁以下的成年人患结直肠癌的绝对风险要低得多，但是对于有家族史、男性群体和其他危险因素（如肥胖、糖尿病、长期吸烟和酗酒）的人群，建议也应从45岁开始接受筛查。

3. 首次筛查需进行高危问卷调查和大便隐血检测，隐血阳性则进一步结肠镜检查，后续每年至少1次大便隐血检测。

4. 部分结直肠癌同遗传有关，因此如果家族中近亲有2人以上患有肠癌，建议至医院就诊专业医师，咨询有无遗传性肠癌风险并接受进一步基因等检查。有遗传性肠癌风险人群接受肠镜筛查年龄将大大提前。

第三节　胃　　癌

【案例介绍】

某单位体检项包含胃镜检查，员工王某觉得自己日常没有异常情况，而且自己的饭量、酒量很好，不会有胃病，听同事说做胃镜极其不舒服，比较抵触，但是按照全民健康体检相关要求，员工每年须要完成所有健康体检项目。检查时是无痛胃镜，全程在睡眠中进行，没有特殊感觉。但在1周后，医院通知他及时来院治疗，入院后，被告知已确诊为胃癌。

【案例解读】

王某发现的胃癌是恶性程度很高的胃癌——"印戒细胞癌"，但是因为是体检发现，发现很及时，病灶只有不到1厘米大小，经过判断，属于早期胃癌，胃镜下切除，复查随访均未再发现异常，一个恶性程度很高的胃癌，仅仅在胃镜下做了个微创手术，不需要化疗放疗，只需要住院1周，就彻底治愈了，这就是早期筛查早期治疗的意义。一般来说，现在比较公认的胃癌演变过程是：出现慢性胃炎，发展至萎缩性胃炎，萎缩后可能出现肠化，甚至可能有不典型增生，最后可能出现癌变。

【主要症状】

绝大多数胃癌早期无明显症状，或仅仅出现上腹不适、反酸、嗳气、食欲减退等非特异性症状，而这些症状和胃炎很相似。晚期胃癌患者常可出现贫血、黑便、消瘦、营养不良甚至恶病质等表现。

【危险因素】

1. 个体的易感性（与遗传基因有关）。

2. 幽门螺旋杆菌感染者。幽门螺旋杆菌感染率与胃癌死亡率明显正相关，感染幽门螺旋杆菌的人群发生胃癌的危险性是未感染人群的 4 倍。

3. 有不良饮食习惯，如饮食不规律、吃霉变食物、吃饭速度快、喜食腌制和熏制食品、高盐饮食、少食新鲜蔬菜者。常食用霉变食物可导致胃液中出现杂色曲霉、黄曲霉、镰刀菌等霉菌感染，产生的杂色曲霉毒素、黄曲霉毒素都是强烈的致癌物质。

4. 长期酗酒及吸烟。

5. 有胃癌或食管癌家族史。

【预防措施】

积极治疗胃溃疡、慢性胃炎，治疗胃内幽门螺杆菌感染，对有胃黏膜癌前病变患者根除幽门螺杆菌有助于预防胃癌。对高发区及高危人群进行胃癌的普查。

【健康指导】

一、饮食指导

1. 改变饮食结构，多食蔬菜、水果，豆类食物和牛奶，鲜鱼、肉、蛋。提倡食用大蒜、绿茶。

2. 改变不良饮食习惯，避免暴饮暴食、三餐不定时；进食不宜过快、过烫、过硬；少食熏腌食品，避免高盐饮食。

3. 做好粮食的防霉去霉工作，保护饮用水的卫生。

二、生活方式

1. 保持充足睡眠，提升机体免疫和抗病能力。

2. 保持正常体重，避免超重和肥胖。

3. 少饮烈性酒，不吸烟。

4. 生活中要尽量保持身心放松，向他人倾诉、写日记、做感兴趣的事等方式都有助于排解不良情绪，远离焦虑。

三、运动指导

可进行游泳、跑步、爬山等体能锻炼，建议每周至少做 150 分钟的中等强度有氧运动（推荐每周 5 次，每次 30 分钟）或至少 70 分钟的高强度有氧运动，能抵抗炎症和癌细胞侵袭。

【注意事项】

1. 根据我国国情和胃癌流行病学，40 岁以上人群胃癌发生率显著上升，因此建议以 40 岁为胃癌筛查的起始年龄。特别是胃癌高危人群，应作为重点筛查对象。

2. 筛查方法有血清胃蛋白酶原、胃泌素 17 检测，上消化道钡餐检查，胃镜检查等。胃镜活检组织病理学诊断是确诊和治疗的依据。

中国是胃癌发病率较高的国家之一，根据 2015 年中国癌症数据报告显示，我国每年胃癌预估新发病例高达 67.9 万例，约占全球 42.6%，死亡病例达 49.8 万例，约占全球 45.0%。胃癌的防治已成为一个重要的公共健康问题。预防是降低胃癌发病率和死亡率的最好策略，最大化发现早期胃癌，是目前降低死亡率的最有效手段。

第四节 肝 癌

【案例介绍】

　　某单位职工尹某（男性，58岁）于2021年7月开始无明显诱因出现上腹胀，饱食后尤为明显，伴体重减轻20千克。未给予重视，自行口服护胃、促消化等药物，腹胀逐渐加重，遂到医院就诊，胸腹盆CT提示：肝硬化，肝左叶占位，考虑肿瘤性病变，血甲胎蛋白异常升高。尹某母亲因肝癌过世，本人有乙型病毒性肝炎20余年，吸烟20余年，10支/天，饮酒史20余年，平均300克/天，戒酒10余年，后外院手术治疗。

【案例解读】

　　肝癌一般不会遗传，但有家族史的发病率比普通人群高，多数考虑病毒性肝炎通过母婴传播发展的结果。80%肝癌患者有病毒性肝炎、肝硬化的病史，通过对肝炎、肝硬化的治疗，可以减少肝癌的发生。该员工有乙型病毒性肝炎20余年，有肝癌家族史等高危因素，同时有长期大量吸烟饮酒史，未积极治疗乙型肝炎，未进行定期体检，最终发病。另外，出现腹胀、消瘦未及时就诊，延误病情，影响治疗效果。

【主要症状】

　　早期一般没有任何症状，当患者出现明显的肝癌晚期症状时病情往往已经比较严重。肝癌典型症状发生率国内外基本相同，首发症状以肝区疼痛最为常见，其次是上腹部包块、食欲差、乏力、消瘦、原因不明发热、腹泻、腹痛、右肩酸痛等，也有部分患者表现为肝硬化的一些并发症，如黑便、呕血、黄疸等。少数患者因转移灶引起的症状而入院，这些症状多不具有特殊性。

【危险因素】

慢性乙肝、慢性丙肝、酒精性肝硬化患者；食用被黄曲霉菌及其霉素污染的食物、接触化学致癌物等。

【预防措施】

1.避免黄曲霉污染食物的摄入，包括不要吃霉变的一些食物。还要改善饮用水洁净状况，同时避免大量酒精的摄入，也可以在一定程度上预防肝癌的发生。

2.常见的肝癌病因为慢性乙肝、慢性丙肝、酒精性肝硬化，此类患者为高危人群，建议每半年进行一次体检。体检项目包括肝功能、肿瘤标志物（如甲胎蛋白、癌胚抗原、糖类抗原19-9），以及腹部 B 超。发现可疑病灶者，应进一步腹部增强 CT、腹部增强磁共振等检查，提高早期检出率，提高肝癌患者的整体治疗疗效。

3.肝癌患者多伴有慢性肝炎的病理基础，所以应按时接种肝炎疫苗，定期体检，以减少肝炎的患病率，可在一定程度上预防肝癌的发生。目前全球范围内肝癌最常见的为乙型肝炎和丙型肝炎，其中绝大多数的乙型肝炎都与乙肝病毒有关，对于活动性肝炎，应积极治疗。

【健康指导】

一、饮食指导

肝脏是营养代谢的重要器官，合理的饮食可以改善患者的营养状况，促进肝细胞的再生和修复，有利于肝功能恢复。

1.各型肝炎均严格戒酒，除了戒酒以外，还要忌吃其他的辛辣、刺激性的食物。

2.要保证患者摄入足够的热量、适当的蛋白质，可以适当吃瘦肉，比如牛肉、羊肉、鱼类，但是脂肪不宜过多，而且要禁用动物油，可以少吃植物油，避免脂肪在肝内的沉积而诱发其他的疾病。

3.多吃水果及绿叶的蔬菜，补充丰富的维生素保护肝脏。

4.食物不能太粗糙，如出现肝硬化、门静脉高压症，过为粗糙的食物容易导致食管下段静脉曲张破裂、出血。

5.最好少食多餐，不容易增加肝脏的负担。

6.饮食禁忌：不可长期摄入高糖高热量饮食，尤其是有糖尿病倾向及肥胖者，以防诱发糖尿病和脂肪肝，腹胀者需减少产气食品（牛奶、豆制品）的摄入，禁食酸菜等腌制食品，其含有较多的亚硝酸盐，易加重肝功能损害。

二、生活方式

远离烟酒，日常饮用水一定要确保来源安全，劳逸结合，充足睡眠，不熬夜，不过度劳累。

三、运动指导

增加步行、骑行等户外运动，参加体育活动和保持健康的体重预计能减少肝癌发生率30%～40%。

【注意事项】

原发性肝癌在我国高发，是第4位常见恶性肿瘤和第2位肿瘤致死病因。因此对于男性35岁以上及女性45岁以上的高危人群，应定期筛查。建议至少每6个月查血清甲胎蛋白等肿瘤标志物，同时肝脏超声检查。超声检查可疑则予增强CT或磁共振检查。

肝癌如果确诊，首先考虑外科手术治疗，如患者不能进行手术，可以介入治疗，目前免疫联合抗血管靶向治疗也取得良好疗效。

第五节 乳 腺 癌

【案例介绍】

某员工（女性，50岁）2018年发现乳腺癌，当时看到检查结果吓蒙了，不相信自己得了大病，匆匆到外地做了检查，诊断还是乳腺癌，建议尽快手术，由于害怕，纠结了一个月才做了手术，手术后没有规范治疗，也没有按时复查，不幸的是一年多就出现问题，发生了转移，经过医生积极规范的治疗，治疗效果很好，病灶消失了，目前病情稳定。

【案例解读】

该员工诊断乳腺癌后，出现了明显心理排斥、害怕，治疗延迟一个月，术后未能按时复查及规范治疗，导致短期内出现病情进展，这和患者缺乏乳腺癌的相关知识有关。后期经过医护人员的宣教及规范的治疗，现在取得了好的疗效。

【主要症状】

乳腺癌早期常无明显的临床症状，或仅表现为轻微的乳房疼痛，性质多为钝痛或隐痛，少数为针刺样，常呈间歇性或局限于病变处，疼痛不随月经周期而变化。乳房肿块是促使患者就诊的主要症状，80%以上为患者自己偶然发现。其他警告信号：乳头流出液体、乳头凹陷、乳房形状和大小改变、皮肤凹陷——"酒窝征"、外表改变——"橘皮征"、腋窝肿块等。

【危险因素】

1. 有乳腺癌家族史。

2. 有慢性乳腺疾病史（如导管上皮不典型增生、乳头状瘤病等）。

3. 初潮年龄小于 12 岁，绝经年龄大于 55 岁。

4. 第一次妊娠年龄大于 30 岁，或未生育及未哺乳妇女。

5. 长期应用雌激素的妇女。

6. 与生活方式相关的危险因素，包括饮酒、进食过多动物脂肪、超重或肥胖、不运动等。

【预防措施】

1. 适龄生育，女性最佳生育年龄是 25～33 岁，尽量母乳喂养。

2. 勿长期、大量食用含雌激素高的食物或药物，如蜂蜜、蜂王浆、花粉、避孕药、部分补肾的中药，以及有美白、保持年轻状态功效的保健品等。

3. 中年以上的女性应少饮咖啡、少吃巧克力。

4. 选择棉质内衣，松紧适宜，夜间睡眠时去除。

【健康指导】

一、饮食指导

1. 控制高脂肪饮食：含有较高卡路里的食品能导致肥胖，对绝经后女性是一个患乳腺癌的危险因素。

2. 水果和蔬菜：乳腺癌的风险会随着蔬菜消耗量的增高而降低，随着水果的摄入适度降低。建议每天食用 5 种以上的水果蔬菜。

3. 控制酒精摄入：饮酒会增加患乳腺癌的风险，且随着饮酒量的增加，患乳腺癌的风险增加。

二、生活方式

舒缓生活压力、控制不良情绪、避免频繁夜班。

1. 现代社会女性在工作和生活中承担的压力增大，也是乳腺癌在高教育水平、高收入女性中发病率较高的原因之一。

2. 焦虑、抑郁、多疑、好生闷气等不良情绪也是癌细胞产生和发展的媒介。

3. 频繁上夜班者患乳腺癌的概率也会增加，适当控制、舒缓生活压力，做好情绪管理，在力所能及的范围内避免频繁夜班，均有助于降低乳腺癌风险。

三、运动指导

1. 有规律的锻炼可以防止肥胖和体重增加，降低性激素（包括雌激素）水平，并降低血中胰岛素水平，这些均有助于降低乳腺癌风险。

2. 体力活动可以平均降低乳腺癌风险30%～40%，此外，体力活动不仅能减少患癌（如乳腺癌）风险，还有助于预防心脏病，降低糖尿病风险。

3. 建议每周坚持至少150分钟的中等强度运动或75分钟的高强度运动。

【注意事项】

据2020年世界卫生组织统计数据显示，乳腺癌的发病跃居全球第一，在我国发病居第四位，女性中位居首位，极大地危害了女性身体健康。乳腺癌发病人数增加，根本原因之一是乳腺癌风险因素的不断变化，如推迟生育、生育次数减少，超重，肥胖，以及缺乏运动等。

建议对乳腺癌高危人群提前进行筛查（40岁后），筛查间期推荐每半年1次，筛查手段除了常用的临床体检、B超、乳房X线检查之外，可以应用MRI等新的影像学手段。

乳腺自我检查：每月 1 次，绝经前妇女建议选择月经来潮后 7～10 天进行，绝经后妇女可固定在一天检查。

自我检查的内容步骤：

1. 脱去上衣，充分暴露上半身，站立于镜前，两手自然下垂，观察两侧乳房外形有无异常，包括形状、大小、表皮凹陷或隆起、脱屑、红肿、起皱纹等，再注意乳头有无分泌物、变形或糜烂、凹陷等。

2. 双手握住置于脑后，手稍往前压，注意观察镜中乳房外形、轮廓是否有前述异常。

3. 双手放在腰部，上身往前倾，肩膀及手肘稍往前压，观察镜中乳房有无前述异常。

4. 抬高手臂，右手指头并拢，用手指掌面仔细轻柔地按压左侧乳房。检查时可将乳房想象成一面钟，由 12 点顺时针方向仔细绕圈按压，再回到 12 点，由外往内至乳头，仔细检查乳房每个部分，并特别注意乳房外上四分之一及腋窝处。

5. 轻轻挤压乳头，注意有无分泌物。检查完左侧乳房，检查右侧乳房。

6. 平躺在床上，于左肩后垫个小枕头或浴巾，因肩部垫高，乳房的重心会往内侧移，使得乳房变得平扁易于检查，重复 4、5 步骤。

7. 检查时须轻柔按压，以防肿瘤扩散，也不可用手指抓捏乳房，以防把正常的乳腺小叶错误认为是乳房肿块。

第六节　前列腺癌

【案例介绍】

　　某员工（男性，53岁）1个月前没有明显原因出现发热的症状，体温38.2～38.6℃，发热多在下午5—6点出现，同时还有畏寒、乏力、食欲不振、夜间盗汗、消瘦，以及腰背部、骨盆处肌肉酸痛等症状，予头孢（具体不详）或左氧氟沙星等抗感染药物治疗，体温恢复正常，其他症状没有改善，停药后体温再次升高，为了明确诊断前来医院就诊。住院期间检查肿瘤标志物提示：总前列腺特异性抗原大于100.00ng/mL（纳克/毫升），游离前列腺特异性抗原42.08ng/mL，碱性磷酸酶371.90U/L（单位/升）。盆腔磁共振检查提示前列腺癌，两侧髂血管旁多发淋巴结转移。骨盆多发骨质信号异常，考虑转移。之后局麻下行前列腺穿刺，病理提示：前列腺低分化腺癌。患者确诊前列腺癌晚期，失去手术根治的机会，选择内分泌药物治疗。

【案例解读】

　　该员工首发症状为不明原因发热，伴有乏力、食欲不振、夜间盗汗、消瘦，以及腰背部、骨盆处肌肉酸痛，针对发热给予完善结核等相关炎性指标检查，以及口服抗炎等对症治疗，期间发热症状用药后能改善，但是忽略了存在乏力、消瘦及腰背部、骨盆处肌肉酸痛等全身症状，且骨转移癌疼痛和椎间盘突出等导致的疼痛混在一起不易区分，导致诊断困难，最终由血清前列腺特异性抗原（PSA）升高引起重视，进一步检查确诊。

【主要症状】

前列腺骨转移的常见部位在骨盆、腰椎、股骨，其次是肋骨、胸椎及颅骨等。骨转移癌的主要症状为逐渐加重的局部疼痛，晚期可有病理性骨折，脊髓和神经压迫，甚至出现高钙血症。

1. 早期前列腺癌多数无明显症状，随着肿瘤生长，前列腺癌可表现为下尿路梗阻症状，如尿频、尿急、尿流缓慢、排尿费力，甚至尿潴留或尿失禁等。

2. 晚期前列腺癌会发生转移，可转移至淋巴结、骨骼，也可转移至肺、肝、脑等部位，可出现盆腔或腹膜后淋巴结肿大、腰背痛、胸痛、腹痛、头痛等症状，以及前列腺癌晚期引起全身营养不良，出现消瘦、乏力、贫血等症状，肿瘤侵犯到盆腔大血管或肠道，还会出现下肢水肿、排便困难或便血等症状。

3. 对于症状不明显，特别是首发症状不是前列腺表现的更容易被忽视，要增强健康意识并及时就诊。

【危险因素】

1. 年龄是前列腺癌发病主要高危因素，在国外 70% 以上前列腺癌患者年龄超过 65 岁，超过 50 岁发病率呈指数增长。

2. 种族：黑人发病率全世界最高，亚洲人种发病率最低。

3. 饮食结构：高动物脂肪饮食是重要的危险因素，随着亚洲人种膳食结构改变，长寿人群增多，前列腺癌发病率逐年攀升。

4. 遗传：如果兄弟或父亲患有前列腺癌，其本人患前列腺癌的风险会增加 1 倍。

【预防措施】

早期前列腺癌手术能达到治愈的可能，晚期前列腺癌总体治疗效果不甚理想。因此，主动筛查是最好的预防手段。目前没有明确的能预防前列腺癌的措施。在前列腺癌的风险因素中，如年龄、人种和家族史等，是无法人为改变的，但通过以下行为，能对前列腺癌起到预防作用。

1. 保持健康体重：对于超重或肥胖人群，减重至正常范围，能降低前列腺癌患者的死亡风险，起一定的预防作用。

2. 服用维生素 E 或硒补充剂等，可降低前列腺癌的发生风险。

3. 某些药物，如用来治疗良性前列腺增生的 5-α 还原酶制剂，能在一定程度上降低前列腺癌的发生风险。阿司匹林也被发现能够降低前列腺癌的发生风险。

【健康指导】

一、饮食指导

1. 多吃蔬菜（例如西兰花）或豆类、鱼类，西红柿中含有番茄红素，具有预防及治疗前列腺癌的作用。

2. 多喝绿茶及吃富含硼元素的食物，包括花生、杏、葡萄、干果、鳄梨等。

二、生活方式

1. 不要长时间久坐不动，尽量少穿牛仔裤或过紧裤子，避免前列腺局部充血。

2. 多饮水，多排尿，保持心情舒畅，注意个人卫生，保持充足的睡眠，有节制的性生活。

三、运动指导

1. 积极参加身体锻炼，日常经常快走、跳舞及任何能够加快心跳和流汗的运动方式。

2. 经常锻炼腹部、大腿及臀部可使前列腺得到按摩，改善血液循环和淋巴循环，增强内部抵抗力，减少前列腺癌的发生率。

【注意事项】

前列腺癌只要能早期发现、早期诊断，其治愈率相当高。患者无法选择根治性手术，只能选择全身综合治疗，予内分泌（抗雄激素）、化疗、放疗、核素治疗、双磷酸盐及止痛药物等治疗方法，以减轻患者的痛苦，提高生存质量。中国肿瘤年报数据显示，接受前列腺癌根治术的早期病人，其5年生存率接近100%。筛查建议：

1. 对身体状况良好，且预期寿命10年以上的男性开展基于前列腺特异性抗原检测（PSA）的前列腺癌筛查。

2. 血清PSA检测每2年进行1次，根据患者的年龄和身体状况决定PSA检测的终止时间。

3. 对前列腺癌高危人群要尽早开展血清PSA检测。

第四章

心理健康

　　本章介绍抑郁、焦虑、失眠这三种常见亚健康状态。希望通过本章的学习，能够帮助员工认识、了解心理健康，及时发现并调整自己的心理状态，拥有良好的心理素质，乐观积极面对生活中的挑战，创造和谐的人际关系，提高生活质量。

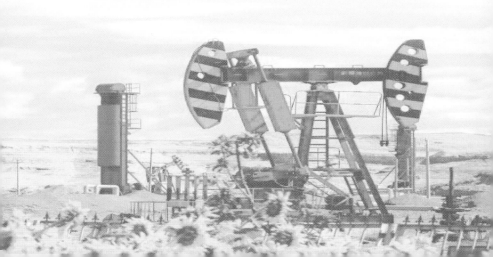

第一节 认识抑郁

【案例介绍】

某单位曹某（女性，29岁，大学文化，已婚）性格开朗，与同事相处关系好，平时工作勤快，常常受到表扬。两个月前因为工作的差错被领导批评后，晚上睡不着觉，感到茶饭不香，人生无味，全身乏力，精力明显减退，有时头痛、头晕，经常服用"止痛片""谷维素""地西泮"等治疗，没有明显效果。一个月前病情加重，感觉自己成了废人，活着没意思，有时候烦躁不安，有时候说自己已经患上了"癌症"，悲观厌世，多次企图自杀，均被阻止。发病以来，消瘦明显，体重减轻近4千克，经常入睡困难、早醒，体检未见异常。临床诊断：抑郁症。治疗方案：抗抑郁药物、心理治疗、物理治疗等。

【案例解读】

在生活当中，会遇到很多磨难和挫折，以及欲求无法得到满足、无法实现。曹某被领导批评后，不高兴，认为自己不被接受，否定自己，惆怅的情绪逐渐积累，抑郁情绪流动性变差。抑郁会带来低能量的反应，有抑郁情绪的人往往开心不起来，情绪低落、难过、委屈，认为做什么事都没意思，什么都做不好。抑郁症的三个特点：第一，情绪低落，时常开心不起来；第二，对什么都提不起兴趣，喜欢的事情也不想做；第三，什么都不想做，感到力不从心。抑郁会导致严重的后果：自我攻击、自杀倾向等。

【主要症状】

1. 情绪低落，高兴不起来。
2. 对以往喜欢的事情缺乏兴趣。
3. 没有精力，容易疲劳。
4. 反应慢、注意力不集中。
5. 感觉没有用处、没有希望。
6. 常常想到死或企图自杀。
7. 睡眠不足、难以入睡、早醒。
8. 胃口不好，吃饭不香，体重减轻或增加。
9. 出现头痛、胃疼或身体不适等。

【正确认识抑郁】

抑郁这种令人难受、后果严重的情绪有没有积极意义呢？答案是肯定的。那么，抑郁情绪的功能是什么？第一，抑郁可以触发人们对自己的观察、了解和反思；第二，抑郁有可能让人们重新调整生命的目标。人们的痛苦往往来自两个方面：第一，病痛的原因让我们觉得很难受，这是一种纯粹的痛苦；第二，更重要的是我们觉得这种痛苦没有意义，比如早起来看日出，很早起床对你来说很痛苦，但是有些人可能觉得这种痛苦有意义，因为这种痛苦换来非常壮美的风景。

【危险因素】

生活环境的改变会诱发抑郁，比如离婚、失去亲人、失业等，特别值得重视的是患有高血压、中风、糖尿病、关节炎等慢性病的人也较容易继发抑郁症。

【康复指导】

患上抑郁症之后，内心痛苦，生活质量明显下降，影响学习、社会交往、工作或前途，轻度抑郁建议到专科医院进行心理治疗。中度、重度抑郁症的人需要在专科医生指导下进行规范系统化治疗。

【运动指导】

1.跑步：跑步时，人类大脑会分泌一种叫作内啡肽的物质，这种物质会让人兴奋。这会让人们感到快乐。所以抑郁的朋友通常可以通过跑步来缓解他们的坏心情。慢跑是最好的跑步方式，但是对于心肺功能较弱的朋友来说，避免跑得太快，不要引起心肺不适。

2.跳绳：跳绳属于有氧运动，在运动过程中可以很好地锻炼心肺功能，让人变得放松，让心情自然地改变。抑郁症患者可以在平时练习跳绳，长期坚持不仅能改善各种不良情绪，还能使身体更健康。

3.健身运动：健身运动是一项追求人类健康和美丽的运动。通常跳跃健身运动需要配合轻音乐，音乐和运动的结合可以让人更快乐，所以抑郁症患者通常可以通过健身运动来释放心理压力。

【饮食指导】

1.番茄含有丰富的叶酸和硫辛酸，抑郁症与叶酸缺乏症有关。叶酸可抑制过量的同半胱氨酸，这种物质会阻碍一些对情绪有正面影响的神经递质生成，如血清素、多巴胺和去甲肾上腺素。而硫辛酸与脑部健康有关，可以调节情绪。

2.蓝莓、红莓、草莓、黑莓这类的浆果具有较强的抗氧化能力，能修复细胞和 DNA，预防癌症，也可帮助对抗抑郁症和焦虑症。

3.核桃有丰富的 Omega-3 脂肪酸，可以维持脑部运作和舒缓抑郁的症状。

4.三文鱼有丰富的 Omega-3 脂肪酸，可以支持脑部的运作，对抗抑郁。

【注意事项】

医生的诊断治疗与患者的积极配合，可以使症状缓解至不影响生活、学习、工作。抑郁症的发生主要与大脑神经突触间 5-羟色胺（5-HT）、去甲肾上腺素、多巴胺等神经递质含量减少有关，而抗抑郁药物可以有效增加这些物质的含量，因此药物治疗是非常必要的。当然，根据疾病的严重程度还可以进行心理治疗和物理治疗。

有两点需要注意：第一，足量足疗程。一般来讲，对于首次确诊抑郁症患者，在保证充足剂量的前提下，至少需要坚持服药 6～9个月，反复发作的患者则需要更长时间的治疗。第二，定期复诊。抑郁症容易复发，患者在用药期间要坚持定期复诊，如果未经医生允许，自行过早减药、停药，会增加抑郁症复发可能，从而增加治疗的难度，延长治疗时间。

第二节 认识焦虑

【案例介绍】

案例1：某单位员工（女性，40岁，大学文化，已婚）一年前患者的父亲因"心脏病"住院治疗，需要患者陪护，同时单位有重大项目需要患者负责，时间紧、任务重，逐渐出现睡眠差、入睡困难，反复思考工作问题，入睡后似睡非睡，晨起头脑昏沉，坚持工作但效率降低。最近半年来睡眠更差，整天紧张不安、提心吊胆，任何事情都往不好的方面想，如担心孩子上学在路上不安全，丈夫出差会出事等，脑海里还出现各种想象的出事画面，为此坐立不安，来回踱步。偶尔有心悸、胸闷、出汗、四肢发麻，有时持续2小时以上。该员工感到非常痛苦，食欲差，体力弱，以致不能上班工作。在门诊接受药物治疗后效果不好，又担心病好不了，要"疯了"，要"失去控制了"。记性差，爱唠叨，反复诉说自己的担心和不适，询问家里的人自己是否好不了。每日从下午就开始紧张，担心晚上睡不着，经常哭，不让丈夫离开自己，否则就发脾气，认为丈夫不理解自己，又觉得自己给丈夫带来很多麻烦。有时想到一死了之，又担心孩子还小，自己死后没人照顾。

案例2：某单位员工（女性，51岁，已婚）上班途中突然出现呼吸困难、透不过气、心跳减慢，仿佛要立刻停止一般，内心极度恐慌害怕，有强烈的濒死感，几分钟后自行缓解。因此前曾患"支气管炎"在当地医院补液治疗12天，咳嗽、咳痰症状已痊愈，因此自己怀疑是病情复发，立即到医院查心电图、心肌酶谱、胸部 CT 等，但均未见异常。一个月来平均每周出现 2～3 次的类似发作，每次持续几分钟到十几分钟后自行缓解，多次到医院就诊，检查均未发现明显的躯体疾病。该员工担心得了"不治之症"，没救了，要医生反复保证其生命安全。发作间歇期也不敢独处或外出，担心发作时得不到及时医治而死。逐渐出现情绪低落、对什么都提不起劲、食欲减退、入睡困难等症状。

【主要症状】

1. 广泛性焦虑障碍（慢性焦虑）：莫名其妙的担心、紧张不安、害怕，显著的自主神经功能紊乱，肌肉紧张、运动性不安。能认识到这种情绪过度、不恰当，但是控制不了，因难以忍受而很痛苦。

2. 惊恐障碍（急性焦虑）：

（1）惊恐发作：无特殊情景的处境下，突然出现紧张、害怕、恐惧感，有失控感、发疯感、濒死感，伴有心慌、胸闷、呼吸困难、过度通气、出汗、肌肉紧张、坐立不安、全身发抖等。

（2）预期焦虑：担心症状再次出现，或担心症状出现后带来的不良后果。

（3）回避行为：大部分患者会对再次发作有持续性的担忧，出现行为改变，如回避工作、学习场景及开会、排队、过桥、开车、乘坐交通工具等。

【正确认识焦虑】

急性焦虑的症状和心脏病的症状有些相似之处，当第一次出现症状时，建议到急诊科或心内科就诊，排除器质性疾病后到精神心理科就诊，这时应该庆幸原来自己没有心脏病，只是惊恐发作了，因为这种症状貌似很严重、很痛苦，但不会危及生命。

急性焦虑自救的方法：

1. 当感觉到情绪特别激动，想平复情绪，可以放下现在所有工作、改变姿势、运动，让自己脱离可能造成焦虑的场景、状态。

2. 喝水，深呼吸，环顾四周，使自己和周围的环境有接触，这都是告知自己处在安全的现实环境、能够协助平复情绪的技巧。

3. 如果仍然觉得刺激或恐惧感过大，找地方坐下或躺下，用简单的方法把自己与外界隔离，如从头到脚盖上毛毯；亲朋好友在旁边陪着是有帮助的，因为一个人在这种情况下可能会害怕被抛弃、被伤害，在这种情况下如果能够抓住周围亲朋好友的手，暗示自己身旁有人陪伴，能够有助于缓解焦虑情绪。

4. 急性焦虑时，会消耗大量的能量，导致暂时的血糖降低，适度补充血糖可有缓解焦虑的作用。

生活中碰到重大的刺激时，偶尔会出现失控、失态的情况，但是如果发生次数多，或发生时周围环境的刺激足以引起自己的恐慌、焦虑时，可能需要专业治疗。

【危险因素】

性格特点、健康状况、生活事件、压力的积累、其他精神疾病（如抑郁症）、药物或酒精的使用或误用、咖啡因和尼古丁等成瘾性物质。

【预防措施】

通常起病于青少年晚期或成年早期，从发病原因分析，预防焦虑要从孩童时期开始，在教养的过程中，避免早期和母亲分离，避免进行过当管教，给孩子更多关心关爱、鼓励、支持，营造和谐有爱的家庭关系，培养自信，尊重孩子的自尊心等。

【运动指导】

制订适当的日常运动计划，可以改善患者情绪、保持心情愉悦，刚开始的运动量以较低为宜，然后逐步增加运动量和运动强度。

【饮食指导】

1. 避免油炸食品。

2. 多吃水果、蔬菜、粗粮和鱼类。

3. 应避免摄入酒精、咖啡因、烟草等物质。

【治疗措施】

治疗目标：缓解症状、改善睡眠、恢复正常社会功能（工作、学习、家务、人际交往等）。

案例1诊断：广泛性焦虑障碍。治疗方案：抗焦虑药物、心理治疗、物理治疗。

案例2诊断：惊恐障碍。治疗方案：药物治疗，同时辅予心理教育、放松训练等治疗。

治疗效果评估：治疗2周时症状减轻，治疗1个月时症状不再发作，可以工作、独自出门买菜、坐车等。

【注意事项】

针对焦虑情绪有哪些心理治疗？

1. 认知行为治疗：临床心理医师或精神科医师进行的专业治疗。

2. 放松训练（请每日坚持）：每日2～3次，每次5分钟。

（1）呼吸放松：缓慢吸气（鼻子吸气，缓慢从口吐气）。

（2）肌肉放松：躺在床上全身肌肉放松。

（3）想象放松：在肌肉放松的同时做，想象自己最喜欢、最让自己放松的场景。

3. 日常活动：倾诉、听音乐、锻炼、均衡营养、正向情绪累积等。

第三节 认识失眠

【案例介绍】

某单位员工陈某（女性，25 岁）因长期工作压力大，感到紧张、焦虑，反复失眠，最长曾连续 3 个月，失眠时入睡困难，睡眠浅，容易惊醒，醒后不易再入睡，平均每晚睡眠时间约 4 小时，严重时彻夜不眠，白天昏昏欲睡，烦躁，脾气大，工作中丢三落四、做事注意力不集中，头疼、头晕，不想吃饭。

【正确认识睡眠】

失眠症指各种原因引起的入睡和维持睡眠出现障碍，不能满足个体需求，白天有许多身体不适，影响生活和工作，患病率为 10%～20%。失眠症分为短暂性失眠症、短期失眠症、慢性失眠症。短暂性失眠症：≤1 周，短期失眠症：≤1 个月，慢性失眠症：≥1 个月。

随着年龄增长，失眠的发病率增加，不愉快的生活事件是失眠的重要病因。失眠可以独立出现，也可以发生在抑郁或焦虑患者中。其他病因如躯体疼痛、神经系统疾病等也较为常见。

【危险因素】

躯体疾病：哮喘、溃疡病、带状疱疹、高血压、糖尿病、便秘等。

精神原因：精神分裂症、抑郁症、焦虑症、反应性精神病等。

心理原因：考试、失恋、离婚、吵架等。

生理因素：倒班、倒时差、出差、温度湿度变化等。

药物及活性物质性原因：长期使用镇静、助眠药物后突然停药、使用中枢兴奋剂、酒精滥用等。

【预防措施】

睡眠卫生教育：

1. 每天准时起床（包括节假日）。

2. 睡在床上的时间不超过失眠以前的时间。

3. 不午睡，或午睡不超过 15 分钟。

4. 睡前不看刺激性报刊杂志。

5. 睡前温水浴。

6. 晚餐不过饱。

7. 睡前放松活动（按摩、静坐、生物反馈、打太极拳等）。

克服失眠的心理调适方法：

1. 保持乐观、知足常乐的良好心态。对社会竞争、个人得失等有充分的认识，避免因挫折导致心理失衡。

2. 建立有规律的一日生活制度，保持人的正常睡眠觉醒节律。

3. 创造有利于入睡的条件反射机制。入睡前半小时洗热水澡、泡脚、喝杯牛奶等，只要长期坚持，就会建立起"入睡条件反射"。

4. 白天适度的体育锻炼有助于晚上的入睡。

5. 在睡眠之前要放松自己，可以多听轻柔的音乐。

6. 寻求专业医师的帮助，采用抗抑郁药物或催眠药物等。

【运动指导】

1. 慢跑：慢跑对于运动者身体素质要求相对不高，跑的速度不宜过快，但要保持均匀，运动者主观上不感到难以承受。慢跑的时间不少于 20 分钟，每周 4 次，建议根据年龄和身体状态来选择恰当的运动方案。

2. 游泳：游泳是一种全身性协调运动，它可以使全身大部分肌肉得到锻炼，有助于增强机体的耐寒能力，另外有助于心肺功能的锻炼，促进身体新陈代谢。

3. 爬楼梯：爬楼梯是一项较为日常的健身运动，它的运动方式简单有效，且容易开展，不受场地限制。

4. 散步：如果以上几种方法对改善睡眠并没有起到很大作用，不妨可以尝试一下散步。散步能够加快身体代谢循环，并在一定程度上缓解脚部疲劳，并且在散完步后，还可以用双手对双脚进行一定的按揉，做到最大限度地缓解疲劳，放松身心。

5. 睡前适度活动：

（1）睡前拉伸。

很多时候在睡觉时总会辗转反侧，认为是床不舒服或者是其他的客观环境造成自己不能入睡。但其实，很多时候真正的原因是并没有彻底放松自己，让自己的身体处于一种舒服的状态。而要想改善这一问题，睡前拉伸则是很有必要的。通过一定的拉伸方式，可以让自己的身体逐渐舒展开，从而放松身心，为快速入睡做好一定准备。

（2）注意腰部拉伸。

如果是一个上班族，腰酸背痛可能是常态。试想在腰部酸痛的情况下，如何能快速入睡呢？因此，如果长期伏案工作，在临睡之前，有必要做一做腰部拉伸，让腰部舒适。经常的腰部锻炼不仅可以帮助改善后背僵硬状况，更能够缓解疲劳，提高睡眠质量。

（3）双腿靠墙，放松腿部。

双腿靠墙能够帮助缓解双腿疲劳，促进腿部血液循环流动，从而调动全身的气血，还能够帮助放松腰部肌肉，避免出现腰部肌肉僵硬的状况。不断的放松更能使身体从一种紧张状态中逐渐缓解出来，摆脱疲倦感，拥有更高质量的睡眠。

【饮食指导】

1.日常膳食应以清淡宜消化为主，如豆类、奶类、谷类、蛋类、鱼类、冬瓜、菠菜、苹果、橘子等。

2.晚餐不可过饱，睡前2小时内不宜进食，不宜大量饮水，避免因胃肠的刺激而兴奋大脑皮质，或夜尿增多而入睡困难。

【治疗措施】

治疗方法包括心理治疗、生活方式调整和药物治疗等。失眠症的治疗目的是增加有效睡眠时间和（或）改善睡眠质量，改善失眠相关性日间损害，减少或防止短期失眠症转向慢性失眠症，减少与失眠相关的躯体疾病或精神障碍共病的风险。克服不良的生活与睡眠习惯，营造舒适的睡眠环境。限制或禁止白天小睡。睡前可听一些轻柔舒缓的音乐，放松心情。

【注意事项】

睡眠知识问与答：

1.问：我常失眠，看病时，医生总是开安眠药给我，请问：如果我经常服用安眠药，会不会成瘾？

答：由于各种科普读物的宣传，使人们担心服用安眠药会成瘾，拒绝服用安眠药改善睡眠，从而使失眠问题难以解决，建议在专科医生的指导下合理使用催眠药，从而改善睡眠质量，减低药物的依赖。

2.问：我晚上经常失眠，尤其在考试前难以入睡。每当看到他人上床就能睡着，心里非常羡慕，我不明白我为什么会失眠，而别人没有？

答：失眠是在普通人群及患有各种躯体和精神病的患者中一个

最常见的主诉，通常大约有三分之一的人认为自己的睡眠不好。据调查发现，大约三分之一的成年人称自己睡眠紊乱，其中35%的人认为只是在某一段时间内有睡眠不好，另外约有12%的人认为自己有长期的睡眠问题。妇女和35岁以下的人更倾向抱怨自己有失眠，因而失眠在普通人群中非常普遍，各种压力是导致失眠的常见原因。

3.问：我听人讲，人每天正常睡眠要睡8个小时，而我每天只要睡6.5个小时左右，而且白天精力充沛，工作良好，请问我是不是睡眠有问题？

答：每天需要多少睡眠时间，需要通过每个人睡觉后第二天的精力是否充沛来判断。事实上，每个人所需要的睡眠时间因人而异，并且与遗传因素有关。极少数人每晚只需睡5个小时，就能达到白天精力充沛的状态，保证身体健康良好，而有些人可能要睡上11个小时，才能保持精力够用，身体感觉舒适。成年人正常睡眠时间通常为6~8小时。